AF750081

QUESTIONS ACTUELLES SUR L'ORGANISATION NORMALE ET PATHOLOGIQUE DU NOURRISSON

© L'Harmattan, 2014
5-7, rue de l'Ecole polytechnique, 75005 Paris

http://www.harmattan.fr
diffusion.harmattan@wanadoo.fr
harmattan1@wanadoo.fr
ISBN : 978-2-343-04329-6
EAN : 9782343043296

Sous la direction de

Irit Abramson

QUESTIONS ACTUELLES SUR L'ORGANISATION NORMALE ET PATHOLOGIQUE DU NOURRISSON

Cahiers de l'Infantile

Unité Transversale de Recherche
Psychogenèse et Psychopathologie
EA 3413

Université Paris 13, Sorbonne Paris Cité

L'Harmattan

CAHIERS DE L'INFANTILE

DIRECTEURS
Marie-Claude FOURMENT-APTEKMAN et Philippe LÉVY

SECRÉTARIAT D'ÉDITION
François-Xavier MAS

Les manuscrits doivent être adressés à :
Marie-Claude FOURMENT-APTEKMAN
25 Villa Daviel – 75013 Paris
(courriel : marie-claude.fourment@wanadoo.fr)

COMITÉ DE RÉDACTION
Irit ABRAMSON, Steve BUENO, Élisabeth CHAPUIS,
Olivier OUVRY et Alix SEIGNEURIC

COMITÉ SCIENTIFIQUE

Professeurs membres de l'UTRPP, Université Paris 13 Sorbonne Paris Cité :

É. BIDAUD, M.-C. FOURMENT-APTEKMAN, P. LÉVY (Professeur honoraire), H. MEGHERBI, M. R. MORO

Enseignants universitaires hors unité de recherche :

D. BRUN (Paris 7), P. COLLE (Chambéry), M. J. DEL VOLGO (Aix-Marseille), O. DOUVILLE (Paris 10), A. DUCOUSSO-LACAZE (Bordeaux 2), R. GORI (Aix-Marseille), P. GUTTON (Aix-Marseille), C. HOFFMANN (Paris 7), S. LESOURD (Nice), M. PORTE (Brest), J.-J. RASSIAL (Aix-Marseille-I), A. VANIER (Paris 7), A. WEIL-BARAIS (Angers), M. WOLF-FEDIDA (Paris 7)

Professeurs étrangers :

J. BIRMAN (université de Rio de Janeiro), M.-C. KUPFER (université de Sao Paulo), L. DE LAJONQUIÈRE (université de Sao Paulo), P. DE NEUTER (université de Louvain), Ana COSTA (Brésil), Jane OAKHILL (UK)

Personnalités extérieures :

J. BERGÈS † (psychiatre et psychanalyste, Paris), A. COEN (psychiatre P. H. honoraire, psychanalyste), I. CORREA (Récife, Brésil)

RESPONSABLE DE LA RUBRIQUE
« Notes de lecture »
Éric BIDAUD (maître de conférences HDR, université Paris 13)

Sommaire

Dans nos sociétés contemporaines, l'adolescent n'est plus un enfant, mais n'a pas encore sa place d'adulte, cela en raison du décalage entre maturité sexuelle et maturité psychoaffective ancré dans le contexte socioculturel. L'adolescent, de part ses compétences nouvellement acquises, et en particulier la réflexivité, drainant avec elle la rencontre avec l'altérité, se met, et est mis, aux prises avec sa « place dans le monde », et cette rencontre s'actualise le plus souvent dans l'espace public dont l'adolescent fait l'expérience, en ce qu'il y acquiert une visibilité nouvelle. En effet, à l'adolescence de nouvelles libertés sont concédées et, parmi elles, figure la possibilité d'occuper, seul ou entre pairs, partiellement et ponctuellement, les espaces publics. Ainsi le foyer familial, domus, lieu de la vie privée, de l'intimité, espace protégé, espace de l'infans et de l'enfant, serait peu à peu désinvesti par l'adolescent pour qu'une place plus importante soit accordée à l'espace public, agora, lieu du débat, de la réflexivité, de la représentation et de la participation (citoyenne). Ce faisant, le sujet adolescent s'engage dans un processus dont les enjeux correspondent aux phénomènes de continuité et de discontinuité imposés par la persistance de l'infantile en soi articulés aux transformations propres à l'adolescence.

Prendre visage par le rythme.
Réflexions sur la thérapie d'un enfant autiste

Pascal Dupond 243

Prolongeant certaines positions de F. Dolto, cette étude formule l'hypothèse que l'enfant autiste échoue à « prendre visage » en s'inscrivant dans un lien au premier objet où il serait « lui-même l'autre ». Manquant la liaison oppositive, le lien qui sépare, la séparation qui unit, enfermé dans un excès de présence qui se

Éditorial

Irit Abramson

Le panorama des connaissances sur l'organisation normale et pathologique du nourrisson évolue vers une analyse toujours plus précise des corrélations qui existent entre les données de la neurophysiologie, de la psychologie développementale, et de la psychanalyse. Cette ouverture entre les différentes conceptualisations théoriques est cruciale, non seulement parce qu'elle génère des divergences souvent fécondes, mais aussi parce qu'elle permet de dégager des éléments de convergence thérapeutiques. Une périnatalité privée de la richesse qu'apportent les études cliniques transversales resterait cantonnée au clivage des disciplines.

Inversement, l'effort d'articulation entre ces différentes disciplines ne saurait être gouverné par des concessions excessives qui aboutiraient à une confusion des différents modèles du vivant : celui de l'organisme des somaticiens et celui du corps de la psychanalyse.

S'il est possible qu'il y ait une liaison entre la mise en route des mécanismes fonctionnels et l'organisation élémentaire du désir, elle n'a cependant pas à être structurale. Les sémiologies de la physiologie et de la psychopathologie peuvent s'enrichir l'une l'autre de leurs découvertes sans pour autant détourner le but initial de chacune des disciplines, c'est-à-dire les activités physiologiques fondamentales d'une part, et la structure du désir inconscient d'autre part. L'origine scientifique d'une hypothèse peut donner lieu à une ouverture interprétative sur la propension à habiter un corps, sans pour autant être prise pour un résultat sur les origines. Il en va de même pour l'interprétation des déséquilibres somatiques qui repose sur des modèles inconvertibles : l'un s'efforce d'apporter une réponse à l'origine biologique d'un impact physique, l'autre actualise la question des origines sur la scène du corps.

Vouloir considérer le nourrisson dans sa globalité nous mène ainsi tout droit vers une position frontière qui inclut autant les mécanismes régulateurs homéostatiques que mentaux.

Admettre cette position frontière requiert, cependant, une exigence. La description des phénomènes, notamment au cours des premières semaines de la vie du nourrisson, nécessite un cadre conceptuel tolérant d'un certain degré d'indétermination et de modifications possibles. Il en va ainsi pour l'activité cérébrale de la physiologie et l'activité mentale de la psychopathologie. Bien qu'elles diffèrent par leur définition, elles ne s'excluent pas.

Les pédiatres et les psychanalystes qui travaillent ensemble savent bien que la clinique du nourrisson oblige à examiner les processus de corrélation primaire – ou plutôt de cohabitation – entre deux types d'événements : celui d'un organisme en état de fonctionnement et celui d'un corps en état de désir. Or, la mise en relation des connaissances soulève une question qui reste très délicate : comment la réponse physiologique s'articule-t-elle à l'expressivité du signe ?

Si l'on examine les conditions régulatrices de l'homéostasie du nourrisson, un rapport fonctionnel apparaît d'emblée entre les mécanismes biologiques et les événements externes. Chaque nouvelle information qui se présente au corps du nourrisson est susceptible d'actualiser les indices sensoriels par lesquels il peut se manifester.

Alors que les tensions fonctionnelles encore indifférenciées chez le nouveau-né résultent de déséquilibres physiologiques, elles ont une prise directe sur les premières modalités d'échanges, ces réponses physiques à l'environnement dont naît la reconnaissance des expériences sensorielles, mais aussi les schèmes de toute représentance. Les rythmes biologiques, constitutifs des réponses fonctionnelles réflexes et de la tonicité, jouent un rôle déterminant dans le développement des premières modalités expressives.

Toutefois, envisager la psychogénèse à partir de son rapport linéaire avec le développement de l'organisme reviendrait à fonder la causalité psychique sur une architecture aussi incomplète qu'automatisée. D'évidence, l'édifice psychosomatique depuis lequel le nourrisson commence à communiquer avec son environnement n'est pas seulement un processus maturatif temporel. Il résulte aussi, à un niveau plus élevé, du processus d'intégration simultanée du signe fonctionnel et de sa valeur communicative.

Élargissons alors notre question : quelles relations peut-on établir entre les modalités d'échanges qui précèdent le langage verbal et l'apparition du désordre fonctionnel ?

Certains éléments de réponse ont été apportés par ceux qui, parmi les observateurs des pathologies somatiques du nourrisson, ont ouvert le champ de la physiologie à celui de la psychanalyse. De nombreuses recherches, initiées par Spitz et Kreisler, montrent que si la présence de facteurs physiopathologiques est un critère étiologique du trouble fonctionnel chez le nourrisson, les facteurs environnementaux jouent souvent un rôle précipitant. Quand bien même le symptôme fonctionnel s'explique par un changement d'état physique, il se matérialise, chez le nourrisson, par l'exagération d'une excitabilité interactive qui peut faire obstacle à la guérison.

Toutefois, la question reste complexe. À cet âge, les conditions endogènes et psychogènes du développement s'avèrent aussi intriquées dans l'évolution des différents niveaux des capacités fonctionnelles que dans l'apparition d'un déséquilibre local. En raison de cette intrication, la recherche sur la corrélation entre la sensibilité et les désordres fonctionnels du nourrisson demeure très fragmentaire.

En conséquence, la précision des connaissances physiologiques et psychologiques de cliniciens et de chercheurs ne peut que contribuer à lever l'étanchéité entre les différents modèles explicatifs du développement du nourrisson d'une part, et entre les grilles sémiologiques médicale et psychologique des désordres fonctionnels d'autre part.

Le rassemblement de différents niveaux de lecture de la corrélation entre les modalités de soins au nourrisson et ses réponses fonctionnelles permet, en outre, de faire le point sur les différentes approches, physiologique, développementale et psychopathologique, ainsi que sur leur articulation dans la clinique.

Ce volume ne prétend pas aller au bout des connaissances actuelles dans ce domaine. Il tente de soulever des questions actuelles et sa lecture ne manquera pas de confronter la présentation du nourrisson par des pédiatres et des psychanalystes qui le côtoient quotidiennement à l'inévitable subjectivité de nos représentations.

Le premier objectif de ce numéro est de donner quelques bases générales concernant les principaux processus impliqués dans les interactions précoces, ce qui recouvre la relation physique avec l'environnement, l'émergence de la symbolisation et l'influence réciproque de ces différents phénomènes sur l'organisation normale ou pathologique du développement.

À l'issue d'un repérage des différents niveaux d'expérience du nourrisson, quelques études transversales resituent l'ensemble de ces éléments dans les contextes particuliers de la prématurité, de l'infiltration des perceptions par les fantasmes parentaux, ainsi que du symptôme et de sa prise en charge.

Marie-Claude Fourment-Aptekman soulève une question complexe et depuis longtemps discutée : l'existence ou non d'une période d'indifférenciation initiale entre le bébé et le monde extérieur. Tout en rappelant les résultats des expérimentations qui ont permis un approfondissement du débat actuel sur l'origine de l'autisme, l'auteur ouvre la « boîte noire » de la psychogénèse en faisant état des recherches transversales sur la capacité de différenciation du bébé. L'auteur éclaire la notion d'altérité, c'est-à-dire le rapport à l'autre comme semblable, en exposant les recherches expérimentales qui visent à rendre visibles les processus subjectifs dont la psychanalyse fait l'hypothèse.

Comme l'indiquent Karine Durand et Benoist Schaal, les interactions entre le nouveau-né et son environnement sont essentielles, et en particulier les stimulations maternelles qui favorisent le développement des capacités attentionnelles et mnésiques. Ces stimulations se révèlent déterminantes dans l'organisation nerveuse et cognitive néonatale, depuis leur traitement cérébral jusqu'à l'ajustement de la cognition à l'environnement. Les auteurs soulignent que ce corpus d'acquisitions précoces est renforcé par des « attentes sensorielles » déjà orientées par l'expérience prénatale et constituent une base biologique de familiarité conservée en mémoire par le nouveau-né (corrélation positive entre le niveau d'ocytocine en situation pré et post-natale et la synchronisation des interactions mère-enfant). Cette communauté d'effets conduit à considérer l'action conjuguée des stimulations maternelles et de la plasticité adaptative de l'organisme.

Naïma Boukhalfa décrit la place des interactions précoces dans l'émergence de la pensée en définissant les notions de compétences sensorielles chez le fœtus, de signifiants archaïques et de symbolisation qui comptent parmi les termes couramment utilisés dans la clinique périnatale. L'auteur montre le devenir psychique des premiers messages par lesquels peuvent s'articuler les sensations et les signifiants, mais aussi le retentissement des variations émotionnelles maternelles sur les capacités d'autorégulation du bébé. Un cas clinique illustre la relation entre troubles de l'accordage et réactualisation d'événements de vie traumatiques pour la mère, ainsi que l'effet thérapeutique de sa capacité à se remémorer consciemment ces événements de façon détaillée, à les intégrer dans sa mémoire et à leur donner un sens dans la relation avec le nourrisson.

L'enfant engendré, partenaire de la rencontre avec ses parents, occupe une place hétérogène, imaginaire et réelle, à la fois déjà construite et à reconstruire dans l'espace psychique parental. À côté des bébés qui font l'objet d'un coup de foudre à leur naissance, d'autres se présentent dans des conditions dramatiques, comme partenaires d'une épreuve traumatique.

Comme le décrit Bettina Presutti, la naissance prématurée, inattendue et brutale, génère des productions fantasmatiques morbides chez les parents autant qu'elle réactive l'angoisse issue des séductions manquées de l'enfance. Le soutien imaginaire des forces vitales du nourrisson, en concurrence avec l'inquiétude qu'il soulève, convoque un sentiment d'étrangeté. Face au désir d'enfant imaginaire surgissent des alertes médicales pouvant confirmer un renoncement réel. Les signes physiques du nourrisson qui suggèrent ce renoncement possible alternent avec une séduction narcissique s'imposant comme un souhait de « faire vivre » qui n'en finit pas. L'auteur décrit précisément un service de néonatalogie, présente les différents acteurs de cet univers ultra-médicalisé et souligne cet effacement des limites entre l'éprouvé étrange des jeunes accouchées et la réalité inquiétante dans laquelle elles deviennent mère.

Nul doute que pour le bébé à naître, le stress anténatal donne lieu à des attentes sensorielles qui, lors du passage au monde extra-utérin, confrontent les parents à une inquiétude prolongeant parfois celle d'une grossesse « à risque ». Jacky Israël explique les vicissitudes rencontrées par le nourrisson et sa mère sur ce chemin de l'accordage. La clinique pédiatrique des nourrissons dont les parents ont eu recours à l'assistance médicale à la procréation est particulièrement représentative de ces obstacles maternels inconscients, qui brouillent les messages d'amour mais aussi les repères sensoriels anténataux dont le bébé a besoin pour trouver l'apaisement. Comme l'explique l'auteur, sortir de cette « folie maternelle primaire », qui condamne parfois mère et bébé à un corps à corps permanent, devient possible quand les contretemps de la relation prennent le dessus. Ces pleurs incessants, cette excitabilité qui prive les bébés de sommeil et désorganise les rythmes fonctionnels, sont amplifiés par l'attente de la réponse adéquate. Cependant, ces symptômes font aussi l'objet de consultations et de récits chargés d'une inquiétude où se mêlent pertes anciennes, interprétation d'un rejet par le bébé de la compétence maternelle, mais aussi acceptation d'un nouvel éclairage sur leur rencontre.

L'effet réciproque des désordres fonctionnels et des réponses parentales liées à un état dépressif ou à un événement traumatique constitue une grande part des symptômes somatiques dits « intermédiaires » du nourrisson. Il est manifeste que les facteurs biologiques, associés à des facteurs provoqués par les réponses de l'environnement, s'intègrent naturellement dans la prise en charge du déséquilibre fonctionnel du nourrisson. Comme l'indique Irit Abramson, on ne peut isoler le phénomène de régulation biologique des excitations du contexte interactif dans lequel elles se déploient. Si l'excitation prend sa source dans les tensions de l'organisme, son amplitude dépend de la réponse émotionnelle aux stimuli extérieurs. Elle joue un rôle d'avertisseur des déséquilibres mais est également le témoin sensible de l'induction de la réponse physique par l'émotion, ce qui lui confère une place déterminante dans l'installation du déséquilibre fonctionnel.

Le niveau de développement du nourrisson est également à prendre en compte dans la réponse physique aux sensations désagréables. Ainsi, la douleur prénatale et postnatale précoce a ouvert tout un champ de recherche sur les perceptions et la mémorisation des mécanismes neurobiologiques qui les accompagnent.

Après un rappel des connaissances actuelles sur l'évaluation de la perception de la douleur, Natahalie Goubet décrit les mécanismes physiologiques et psychologiques impliqués dans la réaction des nourrissons aux stimulations douloureuses. Si on s'accorde aujourd'hui sur le fait que la composante émotionnelle de la douleur est médiatisée par la conscience et que la nociception correspond à un mouvement réflexe induit par des récepteurs périphériques, qu'en est-il chez le nouveau-né : nociception ou douleur? Les échelles d'identification de la douleur, notamment chez le nouveau-né prématuré qui subit de nombreux gestes douloureux, semblent indiquer que sa capacité à encoder rapidement les constantes et les irrégularités de son environnement sensoriel engendre une sensibilité accrue à certaines stimulations sensorielles. Alors qu'il est encore difficile de distinguer les effets de la prématurité ou de la douleur sur la diminution des capacités cognitives ultérieures, la douleur du nouveau-né est reconnue unanimement. L'auteur présente les interventions non pharmacologiques antalgiques permettant d'éviter le développement de cette hypersensibilité à long terme.

La clinique de la douleur et de ses manifestations chez le nourrisson permet de localiser un trouble et son contexte. Le cri, par exemple, n'est qu'un paramètre parmi l'ensemble des processus physiologiques, émotionnels et comportementaux intervenant dans l'augmentation de la sensibilité aux stimulations ou dans l'expression d'une souffrance viscérale.

Comme le souligne Nathalie Boige, la souffrance du nourrisson en gastro-entérologie n'est pas qu'une médecine d'organes. Si les fonctions digestives obéissent à un enchaînement d'événements biologiques, l'atmosphère relationnelle compte également parmi les facteurs de discordance dans les échanges. Les coliques dont la composante interactive est parfois la seule manifeste se révèlent être autant l'effet d'une maturation digestive encore incomplète que de la mise en route d'un apprentissage de la parentalité. Le symptôme fonctionnel digestif, polysémique, nécessite plusieurs grilles de lecture : médicale sémiologique, psychodynamique et parentale. Outre l'examen médical, l'action thérapeutique du gastropédiatre réside dans une empathie et une réflexion contre-transférentielle qui contribuent à ouvrir l'anamnèse d'un symptôme sur un nouveau registre interprétatif.

La pratique médicale confronte le pédiatre aux symptômes immédiats ainsi qu'aux complications susceptibles de leur être associées. La prise en compte des différents facteurs biologiques, psychiques et comportementaux et leur mise en convergence constitue une nouvelle possibilité de pratiquer une médecine globale.

Laurence Le Clainche-Viala aborde ainsi conjointement la question de l'évaluation de la douleur chez des nourrissons et des enfants porteurs de maladies chroniques graves et aux capacités d'expression limitées, et celle du repérage de leur rôle actif dans le développement de moyens alternatifs de communication avec l'entourage. Alors que l'essentiel des publications portant sur l'altération des moyens de communication du nourrisson concerne les enfants atteints de troubles mentaux ou de troubles de l'attention (à type d'autisme), l'examen des mécanismes de langage alternatifs chez des enfants atteints de maladies chroniques constitue cependant un champ des plus importants pour la recherche actuelle.

Contrairement aux idées reçues et mettant en parallèle le non-développement des fonctions langagières et l'absence de contact avec les parents, l'auteur fait état de travaux suggestifs d'une facilitation de la communication non verbale par l'étroite surveillance et l'étude de l'expressivité du nourrisson renforçant, chez celui-ci, le développement d'extraordinaires capacités d'adaptation et d'échange.

La sensibilité des bébés à leurs partenaires dans l'interaction s'impose finalement, autant dans le développement de capacités interactives alternatives à des déficits physiologiques majeurs que dans l'adaptation symptomatique à un psychisme maternel hanté par des fantasmes mortifères.

Comme le décrit Francis Drossart, les consultations d'enfant donnent l'occasion d'observer la genèse d'un trouble affectif et de mettre à jour les éléments constitutifs de son expression mécanique. La présentation d'un cas clinique illustre la trame non chronologique du temps traversé par ce précurseur d'un « je » désirant d'affects.

La manifestation physique de l'enfant, très représentative d'un moi « en boule » est un engagement dans l'échange thérapeutique. Par la mise en corps de ses premiers éprouvés, l'enfant parle deux fois : il s'engage dans la relation et, en même temps, demande une facilitation à s'exprimer dans un niveau de langage apparent et donc déchiffrable. Selon l'auteur, l'accordage affectif initié par le bébé illustre ainsi la reconstruction, au prix d'un symptôme, de cette préoccupation maternelle primaire par laquelle l'acte de l'enfant n'est pas seulement un signe, mais fait aussi l'objet d'une hypothèse sur son vécu.

Marie-Laure Abécassis montre l'importance d'offrir au nourrisson et à ses partenaires de vie un lieu d'accueil d'orientation psychanalytique. L'auteur montre la fonction de support des liens dans ce lieu intermédiaire qui ouvre sur la création d'un espace interpsychique. L'écoute et les échanges reposent sur la coexistence des espaces du dedans et du dehors et tiennent lieu de vecteurs de la rencontre entre l'enfant et ses parents. Par ce dispositif spécifique qui favorise la circulation de la parole et la diffraction du transfert, l'engagement de tous les partenaires implique plus qu'un accueil dans une collectivité. Sans avoir de vocation thérapeutique à proprement parler, cet espace a pour vocation de permettre à la subjectivité de chacun d'évoluer, tant par les effets de la rencontre avec des pairs que de la socialisation.

Suite à cette recension rapide des thèmes abordés dans cet ouvrage, il reste maintenant au lecteur à découvrir l'éclairage réciproque apporté par les auteurs pédiatres, psychiatres et psychanalystes.

L'indifférenciation initiale du bébé en question

Marie-Claude Fourment-Aptekman *

Il s'agit ici d'éclairer un débat ancien mais qui revient dans l'actualité en raison, entre autres, des nombreux travaux sur les bébés autistes. Ce débat concerne l'existence, ou non, d'une période d'indifférenciation initiale entre le bébé et le monde extérieur, le bébé et l'autre, ou les autres, jusqu'à 2 ou 3 mois environ. Il n'est d'ailleurs pas certain que ces deux questions se recouvrent entièrement et elles feront l'objet d'un traitement séparé, bien qu'il s'agisse dans les deux cas de « la naissance de l'objet » comme l'indique le titre de l'ouvrage de Golse et Roussillon (2010). Cette question concerne les *processus originaires* précédant chronologiquement les processus primaires.

Ce débat a été lancé par Freud dès 1895 à propos de « l'épreuve de satisfaction », décrite plus tard (1915) comme « le modèle et l'expression de la satisfaction sexuelle qu'il [le bébé] connaîtra plus tard ». La satisfaction fait suite à l'état de détresse ou de « désaide » (selon la nouvelle traduction de l'*Hilflosigkeit*) du nourrisson, et elle est apportée par le *Nebenmensch*, que l'on peut traduire de manière approximative comme « l'être secourable du voisinage ». C'est cet être, non identifié encore par l'enfant, qui va lui fournir la première expérience de satisfaction dont il gardera à jamais la nostalgie.

À propos de l'expérience de satisfaction, Freud insiste sur deux points : l'autoérotisme du nourrisson qui ressent la satisfaction dans une centration sur son propre corps, comme s'il était lui-même à l'origine de cette satisfaction, et le *Nebenmensch* sans qui la satisfaction ne pourrait

---

*. Professeur émérite de psychologie de l'enfant, Université Paris 13, Sorbonne Paris Cité.

être obtenue. Ce faisant, Freud introduit d'emblée une équivoque puisque l'autoérotisme ne laisse pas de place à un autre. L'équivoque porte sur le fait de savoir si le bébé perçoit, ou a conscience de la présence de cet autre. Par la suite, dans le travail de Freud, il ne sera plus jamais question du *Nebenmensch*, mais il n'est pas interdit de penser que « le Grand Autre » lacanien entretient une filiation avec ce *Nebenmensch*.

Le fait que Freud n'ait plus jamais évoqué cette présence est sans doute la raison pour laquelle les psychanalystes d'enfants, à la suite de Freud, vont suivre la voie de l'autoérotisme et du narcissisme primaire en oubliant l'équivoque initiale posée par Freud. Cette position va donner lieu à de multiples notions allant toutes dans le même sens, y compris chez les développementalistes classiques : fusion mère-enfant, indifférenciation, dyade, « autisme primaire normal » (Mahler, 1973 ; Tustin, 1977), phase « symbiotique » (Mahler, 1973), et même « adualisme initial » chez Piaget.

Pour Klein, cette période correspond à la position « schizo-paranoïde », caractérisée par un clivage de l'objet entre bon et mauvais objet, objets partiels renvoyant à un « sujet » lui-même morcelé. Les processus d'introjection et de projection semblent indiquer que ces objets partiels se situent à l'intérieur du sujet et non dans le monde extérieur.

Winnicott (1956) introduit une subtilité avec la notion « d'illusion » fournie par la mère au cours de la « préoccupation maternelle primaire » et qui consiste à faire apparaître l'objet au moment même où l'enfant le désire. L'enfant a ainsi l'illusion que l'objet fait partie de lui, mais la mère n'est pas dupe, puisqu'elle sait qu'elle fournit cette illusion à l'enfant.

Le succès de cette notion générale d'indifférenciation initiale semble lié à la possibilité qu'elle engendre d'envisager de manière simple, car linéaire, la psychogénèse comme le fait Mahler (1973) : à la première période de fusion mère-enfant, qu'elle compare, à la suite de Freud, à celle du poussin dans l'œuf, succède une longue période de « séparation / individuation », comme s'il s'agissait juste pour l'enfant de prendre de la distance et de l'autonomie par rapport à la personne dont on a été entièrement dépendant de longs mois.

Ce qui semble crucial, à la lecture de ces différents auteurs, c'est la notion de séparation, qui occupe une place importante dans les écrits de chacun d'eux. Cette notion ne peut succéder qu'à un état antérieur où il n'y avait pas de séparation. Certains affirment (Benhaim), en dépit de leurs observations cliniques qui leur montrent que le bébé est d'emblée sensible au monde qui l'entoure, qu'il s'agit d'un temps logique qui permet d'élaborer une théorie de la psychogenèse. Un autre point, sur lequel insistent aussi bien des psychanalystes comme Tustin ou Winnicott, que des cognitivistes comme Lécuyer ou Streri, concerne le fait que le bébé fait des expériences disparates (expériences sensorielles internes et externes, émotions) qui nécessitent la mise en place d'un intégrateur qui ne saurait être présent à la naissance, cet intégrateur pouvant être global ou concerner la seule sphère cognitive.

Les travaux sur le développement cognitif

Cette unanimité, qui touchait les psychanalystes, mais également des auteurs comme Piaget et Wallon (« stade émotionnel »), a été rompue dans la seconde moitié du XXe siècle, tout d'abord avec Lacan, suivi par Balbo et Bergès, puis, à partir des années 1970, par l'explosion de travaux portant sur le développement cognitif du bébé, qui seront pris en compte par certains psychanalystes d'enfants (Tustin, 1986; Stern, 1989).

Ces travaux mettent en cause la tradition attachée à Piaget (1936) et à Wallon (1945) selon laquelle l'action représente l'élément de base sur lequel repose la construction psychique liée à l'émergence de la représentation, et partant, à la symbolisation. Les nouvelles recherches, initiées par Bower (1970), mettent au départ de la construction psychique, non plus l'action, mais les perceptions précoces du nourrisson à partir d'observations courantes : un nouveau-né oriente la tête vers l'origine d'un bruit violent, ce qui semblerait indiquer qu'il situe ce bruit dans le monde extérieur. Bower, Baillargeon et Lécuyer (1990), ainsi que Streri et Milhet (1988), utilisent le paradigme de l'habituation[1] alliée à la succion non nutritive, pour étudier les perceptions visuelles, tactiles, auditives des bébés, ainsi que les liaisons entre ces

1. Habituation : « terme désignant la diminution progressive et la disparition d'une réponse normalement provoquée par un stimulus lorsque ce dernier est répété » (*Encyclopedia universalis*).

perceptions dont Piaget pensait qu'elles étaient isolées les unes des autres pendant les premiers mois de la vie.

Ces expériences ont montré que les bébés distinguaient précocement les formes, les couleurs, mais aussi les sons des langues des autres stimuli auditifs comme les notes de musique (Dehaene-Lambertz, Christophe & Van Ooijen, 2000). Mais elles ont aussi montré qu'au cours des deux premiers mois de la vie, les perceptions étaient liées entre elles, car il existe un phénomène propre à cette période appelé « amodalité sensorielle » qui indique que les modalités sensorielles ne sont pas encore séparées. L'expérience qui a suscité le plus grand nombre de commentaires est sans doute celle de Meltzoff et Borton (1979). Elle concernait trente-deux bébés âgés de 3 semaines : on donne à la moitié des bébés, après leur avoir préalablement mis un bandeau sur les yeux, une sucette en caoutchouc ordinaire, et à l'autre moitié, une sucette en caoutchouc comportant des picots. Ils exploraient buccalement les sucettes pendant 90 secondes. On leur retirait ensuite, on enlevait le bandeau des yeux, et on leur montrait visuellement les deux sucettes, qui étaient alors beaucoup plus grandes que celle qu'ils avaient eue dans la bouche. Les résultats montrent que les bébés regardent significativement plus longtemps la sucette qu'ils ont eue dans la bouche plutôt que l'autre. Les auteurs ont pris la précaution de contrebalancer l'apparition à gauche ou à droite de chacune des sucettes. Le sexe ne joue pas de rôle, ni le fait que le bébé ait été jusque-là nourri au sein ou au biberon.

Comment interpréter cette expérience? Quels sont les mécanismes qui permettent à d'aussi jeunes nourrissons de reconnaître visuellement ce qu'ils ont eu précédemment dans la bouche? C'est là qu'intervient tout d'abord l'amodalité sensorielle : si le bébé reconnaît des choses présentées sous deux modalités différentes, c'est bien qu'il existe, à cette époque, une indistinction entre les modalités sensorielles (cette capacité disparaît aux alentours de 2 mois). Pour les auteurs de l'expérience, c'est le point principal qu'ils souhaitaient démontrer. De façon annexe, il semble ne faire aucun doute pour eux que les sucettes reconnues visuellement sont situées de manière claire par le bébé, dans le monde extérieur. Or, rien ne permet de l'affirmer. Cette perception pouvant être du même ordre que l'hallucination du sein telle que la décrit Freud.

Pour Tustin, cette capacité de transposer une perception d'une modalité sensorielle à une autre, préfigure la capacité à symboliser et « contraste de façon saisissante avec la manière dont l'enfant psychotique à carapace isole et sépare chaque registre sensoriel l'un de l'autre » (1986, p. 162). Pour Stern en revanche, cela renforce l'idée selon laquelle les nourrissons « ne vivent jamais une période d'indifférenciation totale soi/autre [...] et ne font jamais l'expérience d'une phase de type autistique » (1989, p. 21). À partir de cela, Stern attaque également l'idée de « pare-excitation » qui, selon lui, a conduit directement à « l'autisme primaire normal », notion qui conduit elle-même à l'idée d'indifférenciation initiale, c'est-à-dire à l'idée selon laquelle il n'existerait subjectivement, pour le bébé, aucun monde social susceptible de l'aider (p. 65). Le pare-excitation est ici conçu comme un instrument mécanique, tel le pare-feu, qui met l'enfant à l'abri des stimulations provenant du monde extérieur, des objets physiques, comme des personnes. Chez Freud, cette idée est déjà à l'œuvre dans l'*Esquisse d'une psychologie scientifique* (1895) et sera développée plus tard (1920) en faisant du pare-excitation un appareil dont la fonction est de protéger l'organisme contre les excitations du monde extérieur. Il s'agirait d'une sorte de filtre, et non d'une personne qui ferait le lien entre monde intérieur et extérieur. De ce point de vue, le pare-excitation semble de fait ne pas permettre à l'enfant de s'inscrire d'emblée dans le monde intersubjectif, puisqu'il est lié à une certaine passivité de l'enfant. La notion de pare-excitation telle qu'elle est développée par Stern contredit la notion « d'intersubjectivité innée » défendue par Trevarthen.

Tustin (1997) fera son autocritique sur la notion d'« autisme primaire normal » qu'elle appuie sur les travaux de Stern dont elle avoue avoir ignoré les remarques jusque-là, en raison d'une fidélité indéfectible vis-à-vis de Freud qui, pour elle, sans aucune ambiguïté prône l'idée d'une indifférenciation initiale à travers la notion de « narcissisme primaire » (1914) qui serait alors un stade anobjectal. Mais ce n'est pas sur ce point fondamental que porte l'autocritique de Tustin. Elle pense en effet que l'erreur qu'elle a commise, ainsi que Mahler, consiste à extrapoler une situation pathologique à une situation normale. En l'occurrence, il ne saurait y avoir d'autisme primaire normal, puisque l'autisme est une pathologie grave, et en aucun cas il ne représente une régression à un stade antérieur normal. C'est également ainsi qu'a procédé Klein (sans jamais se désister) en faisant de la position « schizo-paranoïde » un passage normal pour tout enfant, mais vers lequel il était possible de régresser de façon pathologique.

Cela pose la question de la manière dont les psychanalystes d'enfants, dans une continuité avec Freud, ont envisagé la psychogenèse comme une période à haut risque, comprenant des périodes spécialement dangereuses, vers lesquelles il était toujours possible de régresser pour des raisons le plus souvent indéterminées, en faisant de la psychopathologie la référence obligée à un développement normal, comme s'il n'existait pas de différence qualitative entre développement normal et pathologique. À l'inverse, les développementalistes font du développement « normal », c'est-à-dire celui du plus grand nombre, le cadre de référence, et la psychopathologie représenterait alors une déviation ou une sortie de ce cadre de référence.

Ces positions divergentes posent également la question importante de la causalité en psychopathologie de l'enfant.

La différenciation soi/autre

À Stern qui déclare : « Il n'y a jamais de confusion entre le soi et l'autre au début ou au cours de la première enfance » (1989, p. 65), Bergès peut ajouter : « la dyade, ça n'existe pas ».

Ces deux affirmations, similaires dans leur contenu, s'étayent sur des champs théoriques radicalement différents.

Pour Stern (1989), le « monde interpersonnel du nourrisson » est à la source de son développement psychique et de la construction de ce qu'il appelle « un sens de soi » à partir d'un « soi noyau » très précoce. C'est à travers « l'accordage affectif » en particulier, qui n'est jamais parfait comme le note également Winnicott, que ce « sens de soi » peut émerger. Lorsque le nourrisson vocalise, il reçoit en retour, dans tous les cas, un phénomène de résonance dans son propre corps. En revanche, l'effet produit sur la mère n'est pas garanti à cent pour cent. On peut faire la même remarque pour le regard : quand le regard se déplace, la perception des choses change, mais cela n'attire pas obligatoirement le regard de la mère. Cela permettrait, selon Stern, de distinguer l'activité propre de celle de l'autre et de celle sur l'autre. Il s'agit donc d'une position qui s'origine explicitement sur la théorie du renforcement et sur les travaux de Watson.

Pour Bergès, l'absence de dyade a des fondements bien différents. C'est la question du phallus qui lui permet d'affirmer l'impossibilité de la dyade sauf dans les cas gravement pathologiques. Toute mère sait que ce n'est pas son enfant qui la fait jouir, sauf peut-être dans les tout premiers moments de la vie, et qu'il n'y a pas de relation duelle dès lors que l'enfant n'est pas en lieu et place du phallus, qui vient faire tiers.

De manière plus pragmatique, Golse (2006) pose la question de l'intersubjectivité comme « le vécu qui nous fait ressentir que soi et l'autre, ça fait deux ». La question est alors : quand cela arrive-t-il ?

Trevarthen, le pionnier de cette notion, fait l'hypothèse que, dès la naissance, l'être humain cherche à entrer en relation avec un autre « sujet ». De plus, le sujet humain aurait la capacité d'ajuster ou d'adapter « son contrôle subjectif à la subjectivité des autres » (2003, p. 315). Il s'agit de la définition même de l'intersubjectivité, qui serait innée. Ces définitions postulent une différenciation minimum soi/autre dès la naissance, ainsi qu'une capacité d'anticipation de ce que l'autre va faire ou dire. Cela se vérifie par l'expérience dite « still face » (Ainsworth, 1978 ; Trevarthen, 1978) au cours de laquelle la mère présente un visage immobile et impénétrable à l'enfant après un moment d'interaction. Ce dernier réagit par un évitement, puis des pleurs si l'expérience se prolonge. Il manifeste ainsi qu'il est dérouté par l'attitude de sa mère qui est bien une autre personne, et qui suscite des attentes particulières. Les bébés sont âgés de 2 mois.

Une autre recherche effectuée par Nagy (1994) concerne cette fois des bébés âgés d'à peine 48 heures. Dans un premier temps, la mère exécute un geste simple face au nourrisson et obtient une imitation en situation de face à face. Puis elle s'arrête et se contente de regarder son bébé. Après deux minutes, c'est le bébé qui exécute le même geste pour provoquer la mère, l'inviter à poursuivre l'interaction. Le rythme cardiaque montre que le bébé attend une réponse et qu'il est perturbé si cette réponse ne se produit pas. L'existence de l'autre serait donc acquise dès l'âge de 2 jours. Cette expérience montre que l'existence de neurones miroirs est insuffisante pour expliquer le comportement des nourrissons.

Si pour beaucoup de psychanalystes l'autoérotisme renvoie à un supposé stade anobjectal, tel que l'a décrit Spitz par exemple, pour Lacan, il est clair que l'autoérotisme ne signifie en aucun cas que le nourrisson se désintéresse de ce qui entre dans son champ de perception, et pour lui « qu'il y ait des objets dès les temps les plus précoces de la vie néonatale, c'est ce qui ne fait aucun doute. *Autoerorotisch* ne peut absolument pas avoir le sens de désintérêt à leur égard » (Lacan, 1964/1973, p. 174). Lacan ajoute que « l'*autoerotisch* consiste en ceci – et Freud le souligne lui-même – qu'il n'y aurait pas de surgissement des objets s'il n'y avait pas des objets bons pour moi. Il est le critère du surgissement et de la répartition des objets » (*ibid.*). Déjà en 1958, Lacan déclarait :

> « Jusqu'à nouvel ordre, nous devons de même porter le plus grand doute sur la prétendue absence des objets chez le nourrisson, son prétendu *autisme*. Si vous voulez m'en croire, vous tiendrez cette notion pour purement illusoire. » (Lacan, 1957/1998, p. 413-414)

La remarque de Lacan à propos de Freud sur le surgissement des objets, manifeste que le sujet va intégrer ce qui est bon pour lui, ce que l'on peut interpréter comme présentant quelque chose que l'on peut anticiper, qui n'est pas trop différent de ce que l'on attend. Cela pose toute la question de l'altérité, du rapport à l'autre comme notre « semblable ».

Depuis plus d'un demi-siècle, Lacan s'est efforcé de sortir les psychanalystes d'une vision restrictive de l'autoérotisme, mais le plus souvent sans grand succès, même parmi ses élèves.

Discussion

Sur les réponses données à ces questions : différenciation monde intérieur / monde extérieur, et différenciation soi / autre, plusieurs écoles s'affrontent, y compris parmi les psychanalystes. Celle fondée sur la prééminence du narcissisme primaire et du monde pulsionnel, aboutissant à l'idée que le bébé ne se différencie pas du monde extérieur ni de l'autre pendant les deux premiers mois de la vie environ, s'oppose à celle fondée sur l'idée de l'existence d'une relation d'objet précoce, d'une perception immédiate du monde extérieur comme extérieur à soi, et qui ne nécessiterait pas de postuler une indifférenciation initiale du nouveau-né. Les tenants de la seconde hypothèse se divisent à nouveau en deux catégories : ceux qui font, comme Stern, l'hypothèse d'un *soi émergent* dès la naissance, et d'autres, développementalistes en général, s'appuyant sur les perceptions précoces du monde extérieur qui permettraient d'emblée de s'en différencier. Ces deux positions ne sont pas équivalentes. Dans le premier cas, l'accent est mis sur une dynamique interne, en lien avec l'univers pulsionnel et *le monde interpersonnel du nourrisson*, donc sa relation à l'autre, dans le second cas, il est mis sur la puissance des stimulations sensorielles venues de l'extérieur, que le nourrisson perçoit comme telles, et qui permettent la constitution d'un moi émergent.

La recherche expérimentale en psychologie du développement est rarement contestée car peu connue de ses détracteurs qui la nient en bloc. Cependant, elle pose de nombreux problèmes d'interprétation, en particulier pour ce qui concerne les recherches utilisant l'habituation. En effet, dans certains cas, c'est la nouveauté qui attire le bébé, et dans d'autres cas, c'est ce qui est déjà connu qui va retenir son attention. Le postulat même de ces recherches – l'attrait pour la nouveauté – est donc remis en cause. Les recherches cliniques dans le même champ, indifférenciation avec le monde extérieur et/ou avec l'autre, sont critiquées pour leur manque de scientificité car elles se font généralement dans le cadre d'une relation transférentielle, non objective par définition.

Sur toutes ces questions, y compris celle de savoir si le bébé ressent son corps comme morcelé ou unifié, il s'agit plus d'une bataille de postulats que d'un véritable débat apportant des données sur lesquelles il serait possible de discuter. Ces études existent en psychologie du développement et permettent d'affirmer, par exemple, qu'il existe une intense activité pré-linguistique au cours de la première année. Mais ces recherches visent la généralité, et non la subjectivité du bébé. De plus, elles éliminent les sujets « déviants », alors que l'étude de ces derniers pourrait s'avérer très instructive. C'est d'ailleurs la démarche adoptée par Tustin qui s'est emparée de la célèbre recherche de Meltzoff et Borton (1979) pour détecter les enfants autistes.

Les recherches expérimentales réalisées dans différents domaines permettent dans certains cas de rendre visibles des processus intrasubjectifs, comme en témoigne l'étude des interactions précoces réalisée dans le cadre théorique de l'attachement ou dans un cadre développemental (citons le beau travail de Mira Stambak sur les relations entre pairs à la crèche dans les années 1960), ou encore en neurosciences, qui permettent de comprendre comment les neurones non activés chez le tout jeune bébé en raison de l'évitement du regard par exemple, dégénèrent et rendent l'activité d'imitation de plus en plus difficile.

Prenons l'exemple des travaux de Laznik qui a fort bien compris l'écueil des recherches cliniques quant à leur scientificité. Ses recherches sur l'autisme partent du postulat lacanien concernant le troisième temps pulsionnel, qui serait absent chez l'enfant autiste. Son talent clinique consiste à rendre visible pour le profane ce troisième temps qui surgit lorsque le bébé ou jeune enfant sont capables de se faire objet du désir de l'autre, « se faire bouffer par l'autre », comme le dit Lacan. Le postulat devient alors une hypothèse vérifiable qui donne lieu à des réponses réplicables dans des situations analogues, le jeu avec la mère en présence de l'analyste par exemple. De même, son hypothèse sur l'importance de la prosodie pour attirer l'enfant rétif dans le monde de la parole est appuyée par les travaux de linguistes qui ont analysé les fréquences vocales de différentes mères permettant de montrer que la prosodie n'est pas juste un postulat, mais une réalité vérifiable et mesurable, du moins dans ce cas.

Les croisements entre disciplines s'avèrent indispensables chez le bébé pour tenter de rendre observables les processus intrapsychiques dont la psychanalyse fait l'hypothèse et dont elle doit se servir pour avoir la place qu'elle mérite dans le monde de la recherche.

Les travaux sur les bébés autistes sont également d'un immense intérêt pour la question à première vue théorique qui nous occupe. En effet, diverses observations filmées montrent que des bébés de quelques heures évitent de toutes leurs forces le regard de la mère, et peut-être leur voix, ce qui est moins perceptible. Cela indiquerait que d'entrée de jeu, chez ces bébés du moins, la personne à qui ils ont affaire dès le début de leur vie est bien perçue comme autre et sans doute trop radicalement autre pour être acceptée. Cela ouvre de nombreuses réflexions qui restent à élaborer, en considérant le rôle de l'entourage, l'importance du monde extérieur dans la capacité à se constituer un « soi » ou un « moi » précoce, ce qui revient à interroger la causalité en psychopathologie de l'enfant.

Bibliographie

Balbo, G. & Bergès, J. (2001). *Psychose, autisme et défaillance cognitive.* Ramonville-Saint-Agne : Érès.

Bower, T. G. R., Broughton, J. M. & Moore M. K. 1970. The coordination of visual and tactual input in infants. *Perception & Psychophysics 8(1)*, 51-53.

Dehaene-Lambertz, G., Christophe, A. & Van Ooijen, B. 2000. Les bases cérébrales de l'acquisition du langage. In M. Kail & M. Fayol (dir.), *L'émergence du langage* (vol. 1, p. 61-93). Paris : PUF.

Freud, S. (1973). Esquisse d'une psychologie scientifique. In *La naissance de la psychanalyse* (p. 336-338). Paris : PUF (publication originale 1895).

Freud, S. (1920). Au-delà du principe de plaisir. In *Essais de Psychanalyse* (p. 9). Paris : Payot (Publication originale 1920).

Golse, B. & Roussillon, R. (2010). *La naissance de l'objet.* Paris : PUF.

Lacan, J. (1994). *Séminaire IV, La relation d'objet.* Paris : Seuil (Publication originale 1956-1957).

Lacan, J. (1998). *Séminaire V, les formations de l'inconscient.* Paris : Seuil (Publciation originale 1957-1958).

Lacan, J. (1973). *Séminaire XI, Les quatre concepts fondamentaux de la psychanalyse.* Paris : Seuil (Publication originale 1964).

Lécuyer, R. (1990). Vitesse d'habituation visuelle chez des bébés ivoiriens et français, *International Journal of Psychology 25(2)*, 337-342.

Lécuyer, R. (Éd.). (2004). *Le développement du nourrisson : du cerveau au milieu social et du foetus au jeune enfant*. Paris : Dunod.

Mahler, M.(1973). *Symbiose humaine et individuation*, t. I, *Psychoses infantiles*. Paris : Payot.

Meltzoff A. N. & Borton R. W. (1979). Intermodal matching by human neonates. *Nature 282*, 403-404.

Piaget, J. (1972). *La naissance de l'intelligence chez l'enfant*. Neufchâtel, Paris : Delachaux et Niestlé (Publication originale 1936).

Streri, A. & Milhet, S. 1988. Équivalences intermodales de la forme des objets entre la vision et le toucher chez les bébés de 2 mois. *L'année psychologique 88(3)*, 329-341.

Stern, D. N. (1989). *Le monde interpersonnel du nourrisson*. Paris : PUF.

Trevarthen, C. & Aitken, D. (2003). Intersubjectivité chez le nourrisson : recherche, théorie et application clinique. *Devenir*, *34(4)*, 309-428.

Tustin, F. (1977). *Autisme et psychose de l'enfant*. Paris : Seuil.

Tustin, F. (1986). *Les états autistiques chez l'enfant*. Paris : Seuil.

Tustin, F. (2006). Le stade autistique primaire de l'enfant : une erreur qui a fait long feu. *Journal de la Psychanalyse de l'Enfant*, *38*, 115-137.

Wallon, H. (1945) : *Les origines de la pensée chez l'enfant*. Paris : PUF.

Winnicott, D. W. (1956). La préoccupation maternelle primaire. In J. Kalmanovitch (Éd. et trad.). *De la pédiatrie à la psychanalyse* (p. 168-174). Paris : Payot.

Résumé. La question de l'existence ou non d'une période d'indifférenciation initiale entre le bébé et le monde extérieur est envisagée à partir des expérimentations qui ont permis un approfondissement du débat actuel sur l'origine de l'autisme, ainsi que des recherches transversales sur la capacité de différenciation du bébé. La notion d'altérité, c'est-à-dire du rapport à l'autre comme semblable, implique ainsi de prendre en compte les recherches expérimentales qui visent à rendre visibles les processus subjectifs dont la psychanalyse fait l'hypothèse.

Mots-clés. Bébé, indifférenciation, altérité, processus subjectifs, psychanalyse

Abstract. The question of the existence or not of a period of initial lack of differentiation between the baby and the external world is considered starting from the experiments which allowed a deepening of the current debate on the origin of the autism, as of transverse research on the capacity of differentiation of the baby. The notion of otherness, i.e. the report to the other like similar, thus implies to take into account experimental research which aims at making visible the subjective processes whose psychoanalysis makes the assumption.

Keywords. Baby, differentiation, otherness, subjective processes, psychoanalysis

La mosaïque maternelle et le nouveau-né

Karine Durand [*] et **Benoist Schaal** [**]

Introduction

Au cours des dernières décades, la psychologie du développement a été marquée par la mise en évidence d'une cognition néonatale (Lécuyer, 2004 ; Molina & Jouen, 2007), voire d'une cognition fœtale (Lecanuet, Fifer, Krasnegor & Smotherman, 1995). Ces travaux ont révélé le rôle essentiel des interactions que le nouveau-né humain entretient avec son environnement social dans l'organisation précoce des aptitudes cognitives. Ils insistent sur la nécessité de « situer » cet environnement quant à ses possibilités organisatrices de la perception et des apprentissages. Plus précisément, ces études invitent à considérer les stimulations maternelles non plus seulement sous l'angle de la protection, des soins, de la nourriture ou encore de l'empathie apportées au jeune enfant, mais aussi de manière plus « élémentaire », sous l'angle des possibilités d'expériences sensorielles *nombreuses*, *variées*, *coordonnées* et *dynamiques* dans l'espace et dans le temps. Cet article vise à examiner les propriétés des stimulations sensorielles de l'environnement maternel qui, en « exploitant » les moyens dont

*. Maître de conférences en psychologie du développement. Centre des sciences du goût et de l'alimentation, CNRS (UMR 6265), Université de Bourgogne-Inra. Courriel : Karine.durand@u-bourgogne.fr.

**. Directeur de recherche, Centre des sciences du goût et de l'alimentation, CNRS (UMR 6265), Université de Bourgogne-Inra. Courriel : benoist.schaal@u-bourgogne.fr.

dispose le nourrisson pour y répondre, participent activement à l'organisation précoce du fonctionnement cognitif.

Les relations mère-enfant ont fait l'objet de nombreuses recherches et observations cliniques (Pierrehumbert, 2003). Historiquement, ce domaine a longtemps été réservé aux cliniciens concernés par le développement affectif du jeune enfant (cf., par exemple, Bowlby, 1969 ; Lebovici & Stoléru, 1983 ; Guédeney *et al.*, 2008 ; N. Guédeney & A. Guédeney, 2006 ; Baudier & Céleste, 2010). En 1969, Winnicott déclarait que « le potentiel inné d'un enfant ne peut devenir que s'il est couplé à des soins maternels » et proposait une théorie dans laquelle il définissait les fonctions de la mère. Il y a élaboré les liens entre qualités des soins maternels et processus de maturation du moi de l'enfant. Winnicott introduisit alors la notion de « préoccupation maternelle primaire » pour décrire l'état psychologique de la mère face à l'enfant qui vient de naître. Il reconnaît trois fonctions principales à la mère : le *holding* (la manière dont l'enfant est « tenu contre soi », porté, soutien à la fois physique et psychique), le *handling* (la façon dont il est soigné, manipulé, traité) et l'*object presenting* (la manière « ajustée » avec laquelle la mère présente les objets) (Golse, 1989).

Parallèlement, dans sa synthèse entre les connaissances issues de son expérience clinique et les données de l'éthologie, Bowlby (1969) élabore la théorie de l'attachement, et d'autres auteurs vont définir deux dimensions qui caractérisent les comportements et attitudes de la mère envers l'enfant. Le *bonding*, définissant l'engagement (investissement) affectif dirigé vers le nouveau-né (Klaus & Kennell, 1976), et le *caregiving*, c'est-à-dire le répertoire des attitudes et comportements maternels en « réponse » au besoin d'attachement exprimé par l'enfant. La qualité de l'attachement maternel n'est pas seulement essentielle au développement affectif et social de l'enfant, mais elle influence aussi – à long terme – son développement perceptif et cognitif, bien que traditionnellement ces derniers aient été considérés comme relevant d'un domaine d'investigation séparé (Bruner, 1990 ; Stern, 1985). L'attachement précoce favorise la progression ultérieure vers le détachement chez le jeune enfant. Dans cette perspective, un attachement « sécurisé » permet à l'enfant d'utiliser la figure d'attachement comme « base de sécurité » à partir de laquelle il explore son environnement et construit ses connaissances par son expérience propre (Ainsworth & Wittig, 1969). Il n'est pas inutile de rappeler ici que les conceptions théoriques qui ont longtemps prévalu dans ce champ ont largement ignoré les conséquences cognitives – à court terme – des comportements maternels.

Compétences précoces et interactions

L'avancée des connaissances en psychologie fœtale et infantile, associée à celle de la psychobiologie du développement, a permis un renouveau théorique sur la compréhension de l'importance des interactions mère / enfant dans le développement de ce dernier. Plusieurs travaux ont montré que le nouveau-né de quelques heures est capable de traitements sélectifs et de réponses différenciées ou flexibles, ajustées au contexte de la stimulation et de l'offre environnementale. On peut citer notamment les compétences discriminatives et les préférences pour certaines stimulations auditives (voix et langue maternelles; DeCasper & Fifer, 1980), visuelles (visage maternel ou familier; Field *et al.*, 1984; Bushnell *et al.*, 1989; Bushnell, 2001 ; Pascalis *et al.*, 1995) ou encore olfactives (odeurs du liquide amniotique ou du lait; Schaal *et al.*, 2000, 2005; Marlier & Schaal, 2005). Les sources causales de réponses différenciées aussi précoces invitent à s'intéresser à des approches écologiques et dynamiques du développement. Parmi celles-ci, mentionnons le courant de l'épigénèse probabiliste (Gottlieb *et al.*, 2007) qui envisage le développement comme résultant à tout moment de coactions entre facteurs biologiques (génétiques et nerveux), comportementaux (actions propres au sujet) et environnementaux (congénères et objets physiques). Dans cette perspective, les apprentissages résultent des interactions sujet / environnement et de l'expérience qu'ils inscrivent de façon non déterministe dans l'organisation nerveuse et cognitive. Le développement précoce est conditionné par les acquisitions établies dans l'environnement sensoriel créé par la mère. On peut souligner que, dès la période fœtale, les stimulations maternelles se révèlent déterminantes pour le développement des structures et des fonctions cérébrales. Les stimulations qui parviennent au fœtus contribuent en effet à la construction fine des régions du cerveau dédiées à leur traitement à travers de multiples processus anatomiques et fonctionnels (neurogenèse, stabilisation des synapses, sélection neuronale, organisation fonctionnelle des champs récepteurs et moteurs). Très tôt, l'expérience reçue est ainsi l'un des moteurs de la plasticité cérébrale et de l'ajustement de la perception et de la cognition à l'environnement. Elle conditionne le développement des systèmes perceptifs (Lecanuet *et al.*, 1995 ; Schaal *et al.*, 1995), comme le démontrent nombre de recherches menées sur des modèles animaux. Les stimulations issues de l'environnement maternel ont ainsi un impact majeur sur l'organisation du fonctionnement neurosensoriel et neurocomportemental typique de l'espèce (Colombus & Lickliter, 1998). Par exemple, dès l'éclosion, la préférence spontanée et sélective des canetons pour le cri d'une cane n'émerge pas si ces derniers n'ont pas été exposés à des vocalisations de cane (ou à leurs propres vocalisations) durant la période embryonnaire (Gottlieb, 1991). Par ailleurs, des lapereaux sont perturbés s'ils sont mis en adoption auprès de femelles allaitantes dont les propriétés olfactives diffèrent de celles de leur mère biologique. La performance de tétée est ainsi perturbée lorsque les lapereaux sont exposés à une discontinuité entre les odeurs amniotiques et lactées (Coureaud *et al.*, 2002). L'exposition olfactive fœtale détermine en effet des modifications marquées à la fois du tissu nerveux qui traite l'information olfactive (l'organe olfactif devient plus sensible aux odeurs d'exposition et les chaînes nerveuses plus efficaces en pouvoir de résolution) et des comportements (qui marquent des préférences marquées pour les odorants d'expositions) (Todrank *et al.*, 2011).

Un corps constructeur de sens

L'espèce humaine se caractérise par une période prénatale et infantile prolongée et un régime quasi constant des relations mère-enfant (Hrdy, 1999). Avant la naissance, les stimulations transmises à l'environnement fœtal par la médiation maternelle touchent l'ensemble des systèmes sensoriels (Lecanuet & Schaal, 1996) (à l'exception, peut-être, de la vision ; cf. Eswaran *et al.*, 2004). Après la naissance, l'écologie sensorielle néonatale est d'abord essentiellement composée du corps de la mère et des stimulations, matières et commodités qu'il fournit, et rapidement, d'autres personnes enrichissent cette écologie sensorielle de leurs apports propres. Sitôt né, l'enfant est placé contre ou auprès de la mère, et l'environnement auquel il est exposé est en théorie (c'est-à-dire pour l'observateur adulte qui le perçoit avec ses propres sens) complexe et varié en stimulations qui sollicitent toutes les entrées sensorielles : tactiles, thermiques, kinesthésiques, olfactives ou encore gustatives, sonores et visuelles.

Les systèmes somesthésiques et kinesthésiques engendrent les sensations issues du contact corporel (éventuellement peau à peau) ou inhérentes au portage de l'enfant par la mère : contention douce, caresses et toucher léger dit « social », chaleur, mouvements imprimés au corps entier ou partiel, bercements (Field *et al.*, 1986 ; 2006). Dans certains cas, l'intensité des stimulations somesthésiques peut dépasser le seuil de l'inconfort et de la douleur, générant des réponses néonatales régulatrices. L'enfant est aussi affecté par les nouvelles sensations provoquées par ses propres actions (toucher haptique, agrippement, saisie orale et succion, auto-contacts main-bouche). La naissance modifie en quantité, qualité et constance les différents modes de contact, surtout la contention corporelle généralisée et la chaleur qui sont interrompues de façon évidente. Cette discontinuité entre les écologies tactiles fœtale et néonatale est en principe compensée par de fréquentes occasions d'être touché et de toucher procurées par l'environnement social et physique.

Certaines stimulations proprioceptives et intéroceptives associées aux interactions maternelles semblent inédites pour le nouveau-né. Par exemple, l'exercice de la prise orale et de la succion du mamelon non seulement détermine des sensations tactiles dynamiques où la sensation se tisse avec l'action, et des entrées olfactives et gustatives particulières au fluide nutritif, mais il conditionne la libération des hormones gastro-intestinales et met en place les mécanismes du rassasiement qui constituent un puissant agent d'apprentissage à retardement des stimulations inhérentes à la prise lactée.

Une large palette d'odeurs nouvelles ou familières – odeurs amniotiques et lactées, odeurs du corps maternel (sein, cou, bouche, mains) – et de saveurs (colostrum et lait maternel, ou lait artificiel) sont perçues en même temps que l'enfant est actif (succion, léchage, *grasping*) au contact de la peau maternelle (Schaal, 2005). Plusieurs recherches suggèrent l'existence d'une relative continuité transnatale de la chimioréception et de la mémoire des odeurs du fait de la ressemblance chimiosensorielle entre le liquide amniotique et le colostrum, le premier lait sécrété avant même la naissance. Des nouveau-nés (âgés de quelques heures à 2 jours) exposés aux odeurs de leur liquide amniotique et du colostrum maternel s'orientent en effet autant vers l'une que vers l'autre (Marlier *et al.*, 1997). Les deux fluides significatifs d'avant et d'après la naissance seraient ainsi porteurs d'une valeur sensorielle et/ou motivationnelle équivalente. La première parce qu'elle est apprise in utéro, et est donc familière. La seconde parce qu'elle contient des éléments déjà présents in utéro, en particulier des arômes alimentaires.

Dans le domaine auditif, les stimulations maternelles reçues par l'enfant sont celles correspondant aux bruits physiologiques (respiration, battement cardiaque, bruits digestifs) et aux productions vocales de la mère (DeCasper & Fifer, 1980 ; DeCasper & Sigafoos, 1983) ou de l'enfant lui-même. Ce dernier manifeste dès les premiers jours des capacités de discrimination et des préférences nettement marquées en faveur de la voix maternelle. Enfin, les stimulations visuelles associées à la mère se composent le plus souvent de scènes de visage et de regards dirigés dans les yeux de l'enfant (Bushnell, 2001), de scènes liées à l'exposition régulière au corps maternel ou à certaines régions (le sein maternel si l'enfant est nourri au sein), et parfois aussi à des objets manipulés par la mère (biberon).

Ces différentes stimulations émises par (ou liées à) la mère sont perceptibles par l'ensemble des systèmes de réception du nouveau-né et peuvent être regroupées en deux catégories. Certaines relèvent du fonctionnement physiologique et ne dépendent pas immédiatement de comportements volontaires de la mère. C'est le cas de la chaleur, des odeurs et saveurs, des bruits corporels perceptibles au contact direct du corps maternel, ou encore des conséquences intéroceptives des interactions (alimentation ou réduction du stress). Il est intéressant de souligner que ces stimulations sont en continuité directe avec les mêmes flux sensoriels que le nouveau-né a pu recevoir in utéro. Les autres stimulations maternelles (certaines aussi reçues de façon anticipatoire in utéro) sont plus directement liées aux intentions communicatives et instrumentales de la mère à l'égard de l'enfant. Ainsi, les stimulations confondues avec les façons de toucher, porter, bercer, soigner ou d'interagir à faible distance par la présentation du visage et de la voix… des mouvements de tête rythmés, une bouche qui s'ouvre et parle ou chante, des yeux ouverts sur soi. Cette dernière catégorie de stimulations, la plus évidente pour un observateur extérieur et qui a reçu beaucoup d'attention de la part des psychologues scientifiques et des cliniciens, constitue la « matière » des interactions directionnelles, c'est-à-dire qui orientent l'attention et les prises de connaissance de l'enfant. En revanche, la première catégorie de stimulations peut être assimilée aux « processus régulateurs cachés », selon les termes de Hofer (1994), pour désigner l'ensemble des stimulations secondaires à toute interaction proximale entre deux interactants et auxquelles ils sont réceptifs de façon implicite, automatique. Cet auteur a montré à quel point ces stimulations cachées sont essentielles pour le développement typique du nouveau-né de mammifère.

Une abondante littérature en psychologie du nourrisson porte sur les effets de ces différentes stimulations chez le nouveau-né et le nourrisson (Durand, 2004). Les études réalisées en laboratoire selon des procédures visant à en mesurer avec précision les effets comportementaux et physiologiques, varient selon les modalités considérées, mais elles ont classiquement consisté à les mobiliser de manière isolée (unimodale). Bien que l'état actuel de nos connaissances soit inégal[1], les données révèlent des effets globalement « positifs » de ces stimulations, en termes d'attention, d'orientation, d'intérêt, d'attraction et d'acquisition. Le nouveau-né âgé de quelques jours (parfois de quelques heures), non seulement discrimine la voix maternelle lorsqu'elle est opposée à une voix féminine étrangère, mais il la reconnaît et la préfère (il tète plus pour l'entendre ; DeCasper & Fifer, 1980).

1. Ces décalages peuvent s'expliquer selon l'importance accordée à chacune des modalités sensorielles dans les études en psychologie. Les recherches sur la perception aussi bien chez l'adulte que chez l'enfant et le nourrisson ont davantage porté sur les modalités considérées comme génératrices de connaissances, principalement vision et audition, au détriment des autres modalités (Durand & Lécuyer, 2011).

Il en va de même pour le visage maternel (Field *et al.*, 1989) ou encore pour les odeurs du corps maternel (Schaal, 2005) qui déclenchent des orientations positives. Au niveau physiologique, la présence d'odeurs, les bercements et la voix maternelle diminuent la durée des pleurs, et évoquent l'attention (pour revue cf. Nadel & Muir, 2005). De même, le contact peau à peau avec la mère (mais aussi avec le père) est avantageux en termes de régulation physiologique du nouveau-né (normalisation de la respiration et du rythme cardiaque, stabilisation thermique et métabolique, diminution du cortisol, prise de poids) ou encore améliore la qualité du sommeil (Trevarthen, 1997 ; Bigelow & Power, 2012).

Mais l'intérêt porté par les chercheurs aux stimulations sensorielles issues de l'environnement maternel ne se limite pas à énumérer la diversité des modalités qui les convoient. Celles-ci sont caractérisées par une autre qualité remarquable en ce sens qu'elles paraissent fournir la *meilleure forme possible* de stimulation en arrivant à l'enfant. L'établissement de cette « optimisation » des stimulations maternelles suit quelques principes qui, en fait, révèlent comment le nouveau-né et l'enfant agissent pour sélectionner la façon dont on s'adresse à eux.

Quelques principes fonctionnels

Un premier principe concerne l'*intensité* des stimulations adressées à l'enfant. Très généralement, au début de la vie, elles sont globalement faibles. Si l'on prend l'exemple de l'olfaction, il est toujours surprenant de constater que l'odeur du lait maternel, ou encore celle du sein maternel allaitant, puissent évoquer des réponses marquées chez les nouveau-nés de quelques heures ou jours, alors que ces mêmes odeurs sont ténues, voire imperceptibles pour le nez adulte (Macfarlane, 1975). On ne sait pas si cette différence de détection est liée à des aptitudes olfactives particulières à la période néonatale. De même, le nouveau-né réagit positivement à des touchers liés à des pressions peu intenses et appliquées sur de larges parties corporelles, plutôt qu'à des pressions localisées et soutenues (Field *et al.*, 2006). Mentionnons encore la qualité et l'intensité des vocalisations de la mère en direction de son enfant. Ce flux vocal orienté vers le nouveau-né ou « *motherese* » (ou encore « *Infant Directed Speech* ») possède des caractéristiques rythmiques, tonales et mélodiques tout à fait particulières (Papousek, 1994 ; 1996). Le fait que tout adulte qui s'adresse à un nourrisson produise ce même type de vocalisation indique que les réponses contingentes de l'enfant semblent décodées par l'émetteur et suggère que l'enfant calibre le comportement vocal qu'on lui dirige par ses manifestations d'attention, d'orientation et de plaisir / déplaisir. Au total, les éléments sensoriels qui lui parviennent de l'environnement maternel stimulent le nourrisson de manière ajustée au niveau d'acuité des systèmes perceptifs, certes fonctionnels mais en plein développement (on connaît les effets délétères de la sur-stimulation, en particulier de la sur-stimulation somesthésique et sonore, chez l'enfant prématuré en service de néonatalogie, Mellier, 2004). Tout semble se passer comme si le nouveau-né « réglait » ses réponses à l'intensité des stimulations sensorielles reçues en fonction de références intensitives établies dans les conditions de l'environnement fœtal, lorsque la mère jouait le rôle de filtre au sens propre. On se trouve donc ici en présence de coadaptations sensorielles entre la mère et son enfant.

Un deuxième principe, d'ordre temporel, insiste sur la *récurrence* et la *régularité* des stimulations sensorielles. Plusieurs fois par jour (et par nuit), le nourrisson est exposé à l'itération de situations commandées par des besoins internes et des cycles, associés au nourrissage, aux soins, au contact de (ré)confort avec la mère. Le contenu sensoriel du maternage potentialise alors la perception de ces régularités sensori-psychophysiologiques par l'enfant. Par exemple, au début de la vie, les interactions mère-enfant se déroulent en face à face à faible distance du visage du nourrisson, de sorte que la mère se rend visible tout en contrôlant finement les effets de ses comportements sur l'enfant. Dans le domaine du développement cognitif, la régularité est une condition de base à l'élaboration de règles du fonctionnement du monde social et physique (Lécuyer & Durand, 2012). À partir des régularités ressenties dans les interactions quotidiennes, le nourrisson peut élaborer et consolider ses apprentissages. La régularité des stimulations sensorielles alimente ainsi le développement des compétences mnésiques du nourrisson en permettant l'exercice de deux processus de base de la mémoire, l'association et la reconnaissance.

Selon un principe additionnel, les stimulations sensorielles maternelles sont *dynamiques*, notion que l'on peut comprendre de deux manières. Elle renvoie d'abord au mouvement, au déplacement, l'une des caractéristiques majeures des stimulations est leur pouvoir de mobilisation de l'attention et de l'intérêt. La perception du mouvement est en effet une source d'informations essentielle pour la structuration cognitive de l'environnement par l'enfant entre le mobile et l'immobile (Lécuyer, 1996). Or, l'« objet » le plus mobile à s'activer autour du très jeune enfant est sans doute la mère ou d'autres donneurs de soin (ou des objets animés par eux ou la nature). À un second niveau, la qualité dynamique des stimulations renvoie à leur caractère changeant. Si, comme nous venons de le voir, le nourrisson est environné de régularités sensorielles, il n'est pas moins vrai que ces régularités sont relatives : les situations se ressemblent tout en changeant en permanence. Le visage maternel n'est jamais exactement le même, bien qu'il s'agisse de la même personne : de face ou de profil, souriant ou neutre, vocal ou silencieux, éveillé ou fatigué, naturel ou fardé… On pourrait de même énoncer les variations dynamiques des touchers, des vocalisations, des odeurs, à l'égard desquelles le système perceptif de l'enfant est tolérant, bien que réactif. Il y est d'autant plus tolérant que, en général, cette impermanence ne touche pas toutes les modalités sensorielles en même temps, et que celles-ci n'ont pas le même pouvoir régulateur à tout moment. Cette dynamique d'importation constante de touches de nouveauté dans les stimulations maternelles permet de capter l'attention du nourrisson, d'actualiser et de réactualiser ses aptitudes de cognition sociale dans un environnement où les interactants sont multiples et appelés à se diversifier rapidement. Enfin, ce « tonus » de nouveauté injecté en permanence dans l'interaction est un mécanisme essentiel de mobilisation des ressources neurocognitives qui supportent les apprentissages et la réactivité émotionnelle (et d'une certaine manière, le tempérament en formation).

En complément du principe précédent, on peut énoncer un principe de *continuité* (déjà abordé plus haut lorsque nous mentionnions le principe d'intensité). Les composants sensoriels de l'environnement maternel véhiculent des éléments de *familiarité*. Ceux-ci sont liés, d'une part, au fait que le cerveau détecte les qualités de l'environnement dès avant la naissance (Lecanuet *et al.*, 1993 ; Granier-Deferre *et al.*, 2004). Dès ce stade, les aptitudes sensorielles se doublent de capacités de mémorisation qui délimitent des éléments perceptifs familiers. Ces affirmations se fondent plus particulièrement sur des études d'audition et d'olfaction chez le fœtus de fin de gestation et sur le nouveau-né auquel on délivre expérimentalement des stimulations rencontrées in utéro. Dans ce cas, les nouveau-nés de 3 jours manifestent une claire affinité pour un bruit cardiaque filtré (qui en reproduit le son intra-utérin), la voix maternelle (mais non celle du père), une voix féminine, la langue maternelle, ou encore une mélodie musicale diffusée et entendue in utéro (DeCasper & Fifer, 1980 ; DeCasper & Spence, 1986 ; Hepper, 1988). Ils préfèrent également une odeur à laquelle ils ont été exposés in utéro, soit spontanément (leur liquide amniotique par comparaison à celui d'un autre enfant ; Schaal, Marlier & Soussignan, 1998), soit de façon expérimentale (une odeur d'anis ou d'ail que la mère a ingéré au cours des dernières semaines de gestation ; Hepper, 1995 ; Schaal, Marlier & Soussignan, 2000). Plus tard, ce corpus d'acquisitions précoces sera enrichi par de nouvelles acquisitions établies dans les conditions particulièrement renforçantes de l'allaitement (Schleidt & Genzel, 1990 ; Delaunay *et al.*, 2010) ou de soins corporels (massages ; Sullivan *et al.*, 1991). Dès avant la naissance, l'enfant est en mesure d'établir des liens entre éléments sensoriels et, en fonction de la régularité de leur succession, d'établir des prédictions sur la séquence des événements à venir. Pris dans les bras et positionné contre le corps maternel en présence de messages internes signalant la faim, l'enfant s'oriente positivement vers le sein ou le biberon, et en intègre les concomitances sensorielles et les récompenses. Le nouveau-né de 2 jours établit en quelques associations un lien prédictif entre une série de caresses sur le front et la délivrance d'une goutte d'eau sucrée sur la langue (Blass *et al.*, 1984). Lorsque cette régularité est ultérieurement interrompue en le privant de la stimulation sucrée suite aux caresses, il manifeste une frustration immédiate. Ce sont ces capacités à lier les stimulations et leurs conséquences hédoniques que nous traduisons en termes d'« attentes sensorielles » (Schaal, 2011). Le répertoire de ces attentes n'est pas vierge à la naissance, on l'a vu, puisque les réponses initiales sont déjà orientées par l'expérience prénatale qui constitue une base référentielle de familiarité que le nouveau-né conserverait en mémoire pendant un certain temps. Les stimulations reçues dans l'environnement postnatal seraient ensuite comparées à cette référence fœtale, une relative ressemblance mobilisant l'approche, la trop grande nouveauté mobilisant l'aversion. Ce principe d'une relative continuité transnatale permettrait la progressivité de la transition de la naissance. On peut spéculer que ce statut de familiarité a une fonction « tutrice » sur la réactivité de l'enfant face à la nouveauté sensorielle. Autrement dit, l'approche d'un mélange odorant nouveau est facilitée si celui-ci contient une note familière, mais cette fonction tutrice de la continuité intervient surtout entre modalités sensorielles distinctes. Ainsi, chez le nouveau-né de quelques jours (nourri au sein), l'odeur du sein maternel stimule l'ouverture des yeux (en particulier, pour une raison non élucidée, chez les garçons) (Doucet *et al.*, 2007). Les impressions olfactives familières pourraient ainsi guider, éveiller ou encore catalyser l'attention envers les informations visuelles, et promouvoir les apprentissages correspondants[2].

À ces quelques principes fonctionnels, ajoutons celui de la *multimodalité*. L'importance de la coopération intersensorielle est à présent bien démontrée dans les mécanismes de prise d'information dès le tout début de la vie postnatale (Bremner, Lewkowicz & Spence, 2012). Dès la naissance, l'exposition à un contexte multisensoriel favorise davantage les apprentissages du nourrisson qu'un contexte unisensoriel (Bahrick, Lickliter & Flom, 2004 ; Bahrick, Flom & Hernandez-Reif, 2005). L'environnement maternel est par nature multisensoriel. On l'a vu, il est fait d'une multitude de stimulations qui agissent sur les entrées sensorielles du nourrisson de manière régulière et synchrone

2. Les psychobiologistes du développement avaient perçu que le sensorium des vertébrés se développe selon un décours invariant, délimitant des modalités précoces (somesthésie, kinesthésie, chimioréception) et des modalités plus tardives (audition, vision) (Gottlieb, 1971). Cette hétérochronie sensorielle présenterait l'avantage d'une structuration échelonnée des fonctions cérébrales (Turkewitz & Kenny, 1982), limitant la surcharge perceptive et évitant la « *blooming, buzzing confusion* », selon la conception que W. James avait de l'« éblouissement » sensoriel initial du cerveau néonatal.

(ou quasi synchrone, si l'on tient compte des bases de temps propres à chaque modalité fonctionnelle). La plupart du temps, la mère se présente sous forme visuelle, tactile, olfactive, auditive, etc., et le nourrisson est en mesure de lier des indices selon leur co-occurrence ou leur dissociation, leurs décalages et leur séquentialité. Cette organisation multimodale des objets sociaux présente de nombreux avantages. Elle est source de *complémentarité* en apportant des informations de nature distincte et d'organisation spatio-temporelle variée. Elle est également source de *redondance* : certaines informations, dites amodales, relevant de modalités différentes tout en se recoupant par une de leurs propriétés. Par exemple, un toucher, un son et un indice visuel peuvent se présenter selon un même rythme (voir le modèle de la redondance intersensorielle, Bahrick & Lickliter, 2002). Enfin, cette organisation multimodale est source de *contingences*, d'associations systématiques ou non dans l'espace et le temps. Les études sur la perception multisensorielle du jeune enfant ont d'abord mis en scène des objets pour confirmer l'aptitude du nouveau-né à extraire de l'information de cette *relative* complexité (Lewkowicz & Lickliter, 1994). Le jeune enfant comprend très précocement les successions d'informations multiples échangées lors du déroulement d'une situation de communication avec un adulte. Deux procédures ont révélé ces aptitudes : celle du « visage impassible » (ou *still-face*, où un adulte en dialogue avec l'enfant interrompt brusquement tout échange en restant silencieux) et celle de la désynchronisation interactionnelle dans une situation où les interactants se répondent par vidéo interposée (Murray & Trevarthen, 1985 ; Nadel *et al.*, 1999 ; Nagy *et al.*, 2008). Les données issues de ces paradigmes confirment que, très tôt, les nourrissons ont des attentes quant au déroulement d'une situation de communication et réagissent très négativement lorsque celle-ci est perturbée. Ils ont donc rapidement appris, et en conséquence s'attendent, à dialoguer dans un contexte multimodal.

L'environnement maternel représente la première source multisensorielle de l'enfant (et sans doute déjà du fœtus en fin de gestation ; cf. Schaal & Durand, 2012). Par sa constance au cours des premiers mois, cet environnement fournit un contexte optimal pour le repérage des co-occurrences et des contingences, et assure des prises d'informations stables et cohérentes. Les stimulations maternelles permettent donc l'organisation du fonctionnement perceptif du nouveau-né, puis du nourrisson. L'un des exemples les plus frappants concerne la reconnaissance du visage maternel chez le nouveau-né de quelques jours (Field *et al.*, 1984 ; Pascalis *et al.*, 1995). Cette performance dépend de l'établissement d'associations visuo-auditives puisque le nouveau-né ne reconnaît le visage de la mère que s'il a pu en entendre préalablement la voix (Saî, 2005). Plus récemment, ce résultat a été reproduit avec un visage nouveau qui n'est appris dès la naissance qu'à condition d'avoir été vu et entendu en train de parler (Coulon *et al.*, 2011).

Un dernier principe fondamental concerne les *qualia* : les propriétés sensorielles de la mère qui reflètent ses émotions, son affectivité, son empathie, son niveau d'énergie. La théorie de l'intersubjectivité primaire propose l'existence d'une réceptivité particulière aux états subjectifs d'autrui chez le nouveau-né (Trevarthen, 1977 ; 1979). Selon Trevarthen, la période périnatale correspond au début de la communication émotionnelle basée sur la compréhension mutuelle et partagée des états émotionnels de chacun. Ces échanges affectifs entre mère et enfant sont à la base de l'attachement et sont médiatisés par les vocalisations, les regards, la chaleur des attitudes et les mimiques faciales. La réception par l'enfant de ces résonances affectives est illustrée au mieux, mais de façon extrême, par le paradigme du visage impassible (voir plus haut). L'encodage multisensoriel du contenu affectif des stimulations maternelles par l'enfant est aussi illustré par l'association entre une odeur et une ambiance émotionnelle. Ainsi, dans des familles où les parents consomment de l'alcool pour atténuer leur dysphorie, les enfants déprécient nettement plus l'odeur d'alcool que dans des familles dont les parents en consomment dans un cadre convivial (Mennella & Garcia, 2000 ; Mennella & Forestell, 2008). De la même façon, des enfants de mères qui fument du tabac pour adoucir leur état de stress apprécient moins l'odeur du tabac que des enfants de mères qui fument pour d'autres raisons (Forestell & Mennella, 2005). Ainsi, des contextes fortement empreints d'affect – négatifs dans les exemples cités, mais qui peuvent être positifs – peuvent transférer leur qualia à toute stimulation contingente. Bien que ces études émanent de participants plus avancés en âge (de 5 à 8 ans), il n'est pas exclu que des phénomènes de conditionnement évaluatif de ce type puissent intervenir plus précocement. La lecture par l'enfant des états maternels, en particulier à son égard, passe par des éléments sensoriels complexes qui fondent le lien d'attachement et son pouvoir de sécurisation, de consolation, de tutorat du développement affectif et cognitif de l'enfant.

Enfin, il faut mentionner que la réception réciproque des stimulations échangées n'est que la « partie émergée de l'iceberg », puisqu'elle enclenche une cascade de réponses biologiques aussi bien chez la mère que chez l'enfant, réponses qui renforcent encore l'effet de ces échanges sensoriels. On commence à mieux connaître les bases biologiques du lien mère-enfant. Les recherches actuelles impliquent l'ocytocine et la vasopressine, deux hormones connues pour leur pouvoir de régulation de l'accouchement et de l'éjection du lait (Strathearn *et al.*, 2009 ; pour une revue, cf. Gordon *et al.*, 2010). Mais, chez notre espèce, comme chez les autres mammifères, l'ocytocine est de plus impliquée dans le déclenchement et le renforcement des comportements maternels (*caregiving*). Chez l'animal, le lien de causalité entre ocytocine et maternage a été établi expérimentalement : une injection d'ocytocine dans le cerveau de rates vierges et de brebis (multipares) facilite l'acceptation du petit à la naissance et engage le répertoire de comportements maternels (Insel & Young, 2001). Dans notre propre espèce, le niveau sanguin d'ocytocine (mesuré en début de grossesse et à un mois post-partum) est positivement corrélé à l'expression des conduites maternelles, telles que les caresses, les vocalisations « douces » et les regards dirigés vers l'enfant (Feldman *et al.*, 2007). L'ocytocine serait donc liée aussi bien à la préparation du maternage qu'à sa réalisation une fois l'enfant né, et ce mécanisme n'est pas exclusif des mères puisqu'il a cours aussi chez les pères et d'autres personnes impliquées dans les soins à l'enfant (Feldman *et al.*, 2011). Certaines données indiquent ainsi que le niveau d'ocytocine est associé avec le déroulement en synchronie des interactions mère-enfant, interprété comme indicateur du plaisir reçu dans l'interaction (Feldman *et al.*, 2011). En schématisant, retenons que l'expérience de satisfaction qui accompagne généralement les comportements de maternage stimulent les circuits de la récompense et du plaisir, et renforcent la motivation maternelle. Parallèlement, l'ocytocine atténue la réactivité maternelle au stress et contribue ainsi à ce que la mère fasse « tampon » entre l'enfant et les tensions qui pourraient l'entourer. Enfin, l'ocytocine est transmise à l'enfant à travers le lait, et pourrait influencer ses réponses à l'égard de la mère. Il convient toutefois de moduler quelque peu l'inconditionnalité du pouvoir euphorisant de l'ocytocine puisqu'il peut varier en fonction de facteurs contextuels et individuels (Bartz *et al.*, 2011 ; Whiffen *et al.*, 2005 ; Stratheam *et al.*, 2012).

Conclusion

Ce rapide survol invite à considérer l'écologie sensorielle créée par la mère comme l'un des fondements de la cognition néonatale. Celle-ci assure au cours de l'ontogénèse précoce le développement et l'ajustement fonctionnel des différents systèmes sensoriels, et en ce sens participe pleinement à l'adaptation du nouveau-né à son nouvel environnement. Retenons aussi qu'à travers son expérience sensorielle, le nourrisson dispose d'informations cohérentes sur l'environnement et sur la manière dont celui-ci fonctionne. Cette expérience sensorielle et sensorimotrice soutient activement le développement des capacités attentionnelles et mnésiques du jeune enfant et organise ainsi son développement perceptif. Liées aux comportements maternels qui encadrent le développement dans un contexte affectif et sécurisé, ces stimulations provoquent les apprentissages et génèrent des connaissances.

Finalement, ce texte ne vise à cautionner aucun parti du débat actuel sur la parentalité et le rôle de la mère dans le développement de l'enfant. Les attentes sensorielles du nouveau-né sont indiscutablement formées en réponse aux stimulations de l'environnement maternel. Toutefois, cette situation inhérente à la biologie fait écho à une autre propriété de l'organisme en début de développement, la plasticité adaptative. Au-delà de la contribution maternelle, c'est l'aptitude à prodiguer des stimulations adéquates dans un contexte de continuité, de régularité et de « tendresse maternante » qui paraît déterminant pour le développement harmonieux du nourrisson.

Bibliographie

Ainsworth, M. & Wittig, B. A. (1969). Attachment and exploratory behavior of one-year olds in a strange situation. In B. M. Foss (Éd), *Determinants of Infant Behavior* (Vol. 4, p. 113-136). London : Methuen.

Bahrick, L. E., Hernandez-Reif, M. & Flom, R. (2005). The development of infant learning about specific face-voice relations. *Developmental Psychology, 41*, 541-552.

Bahrick, L. E., Lickliter, R. & Flom, R. (2004). Intersensory redundancy guides the development of selective attention, perception, and cognition in infancy. *Current Directions in Psychological Science, 13*, 99-102.

Bahrick, L. E. & Lickliter, R. (2002). Intersensory redundancy guides early perceptual and cognitive development. In R. V. Kail (Éd.), *Advances in child development and behavior* (Vol. 30, p. 153-187). San Diego, CA : Academic Press.

Bartz, J. A., Zaki, J., Bolger, N. & Ochsner, K. N. (2011). Social effects of oxytocin in humans: context and person matter. *Trends in Cognitive Science, 15*, 301-309.

Baudier. A. & Céleste, B. (2010). *Le développement affectif et social du jeune enfant* (3e éd.). Paris : Armand Colin.

Bigelow, A. E. & Power, M. (2012). The effect of mother-infant skin-to-skin contact on infants' response to the Still Face Task from newborn to three months of age. *Infant Behavior and Development, 35(2)*, 240-251.

Blass, E. M., Ganshrow, J. R. & Steiner, J. (1984). Classical conditioning in human newborns 2-48 hours of age. *Infant Behavior and Development, 7*, 223-235.

Bowlby, J. (1969). *Attachment and loss, T1. Attachment.* New York : Basic Books. Traduction française : *Attachement et perte*. J. Kalmanovitch. Paris : PUF, 1978.

Bremner, A. J., Lewkowicz, D. J. & Spence, C. (2012). *Multisensory Development*. Oxford : Oxford University Press.

Bruner, J. S. (1990). *Acts of meaning.* Cambridge, MA : Harvard University Press.

Bushnell, I. W. R. (2001). Mother's face recognition in newborn infants: learning and memory. *Infant and Child Development,* 10, 67-74.

Bushnell, I. W. R., Sai, F. & Mullin, J. T. (1989). Neonatal recognition of the mother's face. *British Journal of Developmental Psychology, 7*, 3-15.

Coulon, M., Guellaï, B. & Streri, A. (2011). Recognition of unfamiliar talking faces at birth. *International Journal of Behavioral Development, 35*, 282-287.

Coureaud, G., Schaal, B., Orgeur, P., Hudson, R. & Coudert, P. (2002). Transnatal olfactory continuity in the rabbit: Behavioral evidence and short-term consequence of its disruption. *Developmental Psychobiology, 40*, 372-390.

DeCasper, A. J. & Fifer, W. P. (1980). On human bonding: Newborn prefer their mothers' voices. *Science, 208*, 1174-1176.

DeCasper, A. J. & Spence, M. (1986). Prenatal maternal speech influences newborns' perception of speech sounds. *Infant Behavior and Development, 9,* 133-150.

DeCasper, A. J. & Sigafoos, A. D. (1983). Intra-uterine heartbeat: a potent reinforce for newborns. *Infant Behavior and Development, 6*, 19-25.

Delaunay-El-Allam, M., Soussignan, R., Patris, B., Marlier, L. & Schaal, B. (2010). Long lasting memory for an odor acquired at the mother's breast. *Developmental Science, 13*, 849-863.

Doucet, S., Soussignan, R., Sagot, P. & Schaal, B. (2007). The "smell-scape" of mother's breast: effects of odor making and selective unmasking on neonatal arousal, oral, and visual responses. *Developmental Psychobiology, 49*, 129-138.

Durand, K. (2004). Les perceptions du nourrisson : des contraintes sensorielles aux contrôles cognitifs. In R. Lécuyer (Éd.), *Le Développement Cognitif du Nourrisson*. Paris : Dunod.

Durand, K. & Lécuyer, R. (2010). Les activités perceptives du nourrisson. *EMC - Pédopsychiatrie, 2011:1-8* [Article 37-200-D-26].

Eswaran, H., Lowery, C. L., Wilson, J. D., Murphy, P. & Preissl, H. (2004). Functional development of the visual system in human fetus using magnetoencephalography. *Experimental Neurology, 190*, 52-58.

Feldman, R., Gordon, I. & Zagoory-Sharon, O. (2011). Maternal and paternal plasma, salivary, urinary oxytocin and parent-infant synchrony: considering stress and affiliation components of human bonding. *Developmental science*, *14*, 752-761.

Feldman, R., Weller, A., Zagoory-Sharon, O. & Levine, A. (2007). Evidence for a neuroendocrinological foundation of human affiliation: plasma oxytocin levels across pregnancy and the postpartum period predict mother-infant bonding. *Psychological Science, 18*, 965-970.

Field, T. M., Cohen, D., Garcia, R. & Greenberg, R. (1984). Mother-stranger face discrimination by the newborn. *Infant Behavior and Development, 7*, 19-26.

Field, T. M., Schanberg, S. M., Scafidi, F., Bauer, C. R., Vega-Lahr, N. & Garcia, R. (1986). Tactile/kinesthetic stimulation effects on preterm neonates. *Pediatrics, 77*, 654-658.

Field, T., Hernandez-Reif, M., Feijo, L. & Freedman, J. (2006). Prenatal, Perinatal and neonatal stimulation: A survey of neonatal nurseries. *Infant Behavior and Development, 29*, 24-31.

Forestell, C. A. & Mennella, J. A. (2005). Children's hedonic judgment of cigarette smoke odor: effect of parental smoking and maternal mood. *Psychology of Addiction and Behavior, 19*, 423-432.

Golse, B. (1989). *Le développement affectif et intellectuel du jeune enfant* (3e éd.). Paris : Masson.

Gordon, I., Zagoory-Sharon, O., Leckman, J. F. & Feldman, R. (2010). Oxytocin and the development of parenting in humans. *Biological Psychiatry, 68*, 377-382.

Gottlieb, G. (1971). Ontogenesis of sensory function in birds and mammals. In E. Tobach, I. Aronson & E. Shaw (Éds.), *The Biopsychology of Development* (p. 67-128). New York : Academic Press.

Gottlieb, G., Wahlsten, D. & Lickliter, R. (2007). The Significance of Biology for Human Development: A Developmental Psychobiological Systems View. In R. M. Lerner (Éd.), *Theoretical models of human development* (p. 210-257) [*Handbook of Child Psychology*, vol. 1]. New York : Wiley.

Gottlieb, R. (1991). Social induction of malleability in ducklings. *Animal Behavior, 41*, 953-962.

Granier-Deferre, C., Schaal, B. & De Casper, A. (2004). Les prémisses fœtales de la cognition. In R. Lécuyer (Éd.), *Le développement cognitif du nourrisson* (p. 57-94). Paris : Dunod.

Guedeney, N., Lamas, C., Bekhechi, V., Mintz, A. S. & Guédeney, A. (2008). Développement du processus d'attachement entre un bébé et sa mère. *Archives de Pédiatrie, 15*, 12-19.

Guédeney, N. & Guédeney, A. (2006). *L'attachement : concepts et applications cliniques* (2e éd.). Paris : Masson.

Hepper, P. G. (1995). Human fetal "olfactory" learning. *International Journal of Prenatal and Perinatal Psychology and Medicine, 7*, 147-151.

Hepper, P. G. (1988). Fetal "soap" addiction. *The Lancet, 331(8598)*, 1347-1348.

Hrdy, S. B. (1999). *Mother nature*. New York : Pantheon Press.

Insel, T. R. & Young, L. J. (2001). The neurobiology of attachment. *Nature Reviews Neuroscience, 2*, 129-136.

Klaus, M. H. & Kennell, J. H. (1976). *Maternal infant bonding.* St-Louis : Mosby.

Lebovici, S. & Stoléru, S. (1983). *Le nourrisson, la mère et le psychanalyste. Les interactions précoces.* Paris : Centurion.

Lecanuet, J. P. & Schaal, B. (1996). Fetal competences. *European Journal of Obstetrics, Gynecology and Biology of Reproduction, 68*, 1-23.

Lecanuet, J. P., Krasnegor, N. A., Fifer, W. A. & Smotherman, W. (Éds.). (1995). *Prenatal development, a psychobiological perspective.* Hillsdale, NJ : Lawrence Erlbaum.

Lecanuet, J. P., Granier-Deferre, C. & Schaal, B. (1993). Continuité sensorielle transnatale. In V. Pouthas & F. Jouen (Éds.), *Les comportements du bébé : expression de son savoir?* (p. 33-51). Bruxelles : Mardaga.

Lécuyer, R. & Durand, K. (2012). Aux sources de la connaissance. L'état du débat constructivisme/nativisme chez le très jeune enfant. *Devenir, 24*, 181-214.

Lécuyer, R. (1996). Les sources de la connaissance. In R. Lécuyer, A. Streri & M. G. Pêcheux. *Psychologie cognitive du nourrisson*, (T. II, p. 127-181). Paris : Nathan.

Lécuyer, R. (Éd.). (2004). *Le développement cognitif du nourrisson.* Paris : Dunod.

Lewkowicz, D. J. & Lickliter, R. (Éds.). (1994). *The development of intersensory perception: comparative perspectives.* Hillsdale, NJ : Erlbaum.

Hofer, M. (1994). Early relationships as regulators of infant physiology and behavior. *Acta Pediatrica Suppl., 397*. 9-18.

Macfarlane, A. (1975). Olfaction in the development of social preferences in the human neonate. *Ciba Foundation Symposium,* 33, 103-117.

Marlier, L. & Schaal, B. (2005). Human newborns prefer human milk: conspecific milk odor is attractive without postnatal exposure. *Child Development, 76*, 155-168.

Mellier, D. (2004). Les bébés nés prématurément : quels risques pour le développement psychologique ? In R. Lécuyer (Éd.), *Le développement cognitif du nourrisson* (p. 309-346). Paris : Dunod.

Mennella, J. A. & Forestell, C. A. (2008). Children's hedonic responses to the odors of alcoholic beverages: A window to emotions. *Alcohol: Clinical and Experimental Research, 42*, 249-260.

Mennella, J. A. & Garcia, P. L. (2000). Children's hedonic response to the smell of alcohol: effects of parental drinking habits. *Alcohol: Clinical and Experimental Research, 24*, 1167-1171.

Molina. M. & Jouen, F. (2007). *Naissance et connaissance : la cognition néonatale.* Bruxelles : Mardaga.

Murray, L. & Trevarthen, C. (1985). Emotional regulation of interaction between two-month-olds and their mother's. In T. Field & N. Fox (Éds.), *Social perception in infants* (p. 177-197). Norwood, N. J. : Ablex.

Nadel, J., Carchon, I., Kervella, C., Marcelli, D. & Réserbat-Plantey, D. (1999). Expectancies for social contingencies in 2-month-olds. *Developmental Science, 2*, 164-173.

Nadel, J. & Muir, D. (Éds.). (2005). *Emotional development.* Oxford : Oxford University Press.

Nagy, E. (2008). Innate intersubjectivity: newborns' sensitivity to communication disturbance. *Developmental Psychology, 44*, 1779-1784.

Papousek, M. (1994). Melodies in Caregiver´s speech: a species-specific guidance towards language. *Early Development and Parenting, 3*, 5-17.

Papousek, M. (1996). Intuitive Parenting: a hidden source of musical stimulation in infancy. In I. Deliege & J. Sloboda (Éds.). *Musical Beginnings. Origins and Development of Musical Competence* (p. 88-112). Oxford : Oxford University Press.

Pascalis, O., de Schonen, S., Morton, J., Deruelle, C. & Fabre-Grenet, M. (1995). Mother's face recognition in neonates: A replication and an extension. *Infant Behavior and Development, 18*, 79-85.

Sai, F. Z. (2005). The role of the mother's voice in developing mother's face preference: evidence for intermodal perception at birth. *Infant and Child Development, 14*, 29-50.

Schaal, B., Marlier, L. & Soussignan, R. (1998). Olfactory function in the human fetus: evidence from selective neonatal responsiveness to the odor of amniotic fluid. *Behav. Neurosci., 112*, 1438-1449.

Schaal, B. (2005). From amnion to colostrum to milk: Odour bridging in early developmental transitions. In B. Hopkins & S. Johnson (Éds.), *Prenatal Development of Postnatal Functions* (p. 52-102). Westport, CT : Praeger.

Schaal, B. & Durand, K. (2012). The role of olfaction in human multisensory development. In A. J. Bremner, D. J. Lewkowicz &

C. Spence (Éds). *Multisensory Development* (p. 29-62). Oxford : Oxford University Press.

Schaal, B., Orgeur, P. & Rognon, C. (1995). Odor sensing in the human fœtus: anatomical functional and chemo-ecological bases. In J. P. Lecanuet, W. P. Fifer, N. A. Krasnegor & W. P. Smotherman (Éds). *Fetal development: a psychobiological perspective* (p. 205-238). New York, NJ : Lawrence Erlbaum Associates, Mahwah.

Schaal, B., Marlier, L. & Soussignan, R. (2000). Human foetuses learn odours from their pregnant mother's diet. *Chemical Senses, 25*, 729-737.

Schleidt, M. & Genzel, C. (1990). The significance of mother's perfume for infants in the first weeks of their life. *Ethology and Sociobiology, 11*, 145-154.

Stern, D. N. (1985). *The interpersonal world of the infant.* New York : Basic books.

Strathearn, L., Fonagy, P., Amico, J. A. & Montague, P. R. (2009). Adult attachment predicts mother's brain and oxytocin response to infant cues. *Neuropsychopharmacology, 34*, 2655-2666.

Strathearn, L., Iyengar, U., Fonagy, P. & Kim, S. (2012). Maternal oxytocin response during mother-infant interaction: Associations with adult temperament. *Hormones and Behavior, 61*, 429-435.

Sullivan, R. M., Taborsky, S. B., Mendoza, R., Itano, A., Leon, M., Cotman, CW & Lott, I. (1991). Olfactory classical conditioning in neonates. *Pediatrics, 87*, 511-517.

Todrank, J., Heth, G. & Restrepo, D. (2011). Effects of *in utero* odorant exposure on neuroanatomical development of the olfactory bulb and odour preferences. *Proceedings of the Royal Scociety B 278*, 1949-1955.

Trevarthen, C. (1977). Descriptive analyses of infant communicative behaviour. In H. R. Schaffer (Éd.), *Studies in mother-infant interaction.* Londres : Academic Press.

Trevarthen, C. (1979). Communication and cooperation in early infancy: a description of primary intersubjectivity. In M. Bullowa (Éd.), *Before speech* (p. 321-347). Cambridge : Cambridge University Press.

Trevarthen, C. (1997). Foetal and neonatal psychology: Intrinsic motives and learning behaviour. In F. Cockburn (Éd.), *Advances in Perinatal Medicine* (p. 282-291). (Proceedings of the XVth European Congress of Perinatal Medicine, Glasgow, 10-13 September, 1996). New York/Carnforth, Lancs., UK : Parthenon.

Turkewitz, G. & Kenny, P. A. (1982). Limitations on input as a basis for neural organization and perceptual development: a preliminary theoretical statement. *Developmental Psychobiology,* 15, 357-368.

Whiffen, V. E., Kerr, M. A. & Kallos-Lilly, V. (2005). Maternal Depression, Adult Attachment, and Children's Emotional Distress. *Family Process Journal, 44*, 93-103.

Résumé. Les travaux les plus actuels sur la cognition néonatale montrent le rôle essentiel des interactions que le nouveau-né humain entretient avec son environnement social dans l'organisation des compétences cognitives. Ces travaux insistent sur la nécessité de « situer » cet environnement dynamique quant à ses possibilités organisatrices de la perception et des apprentissages. Cet article se propose d'examiner les stimulations sensorielles offertes par l'environnement maternel, en particulier sous l'angle de leurs propriétés fonctionnelles. Il souligne que les expériences sensorielles et sensorimotrices soutiennent activement le développement des capacités attentionnelles et mnésiques du jeune enfant et organisent ainsi son développement perceptif. Liées aux comportements maternels qui encadrent le développement dans un contexte affectif et sécurisé, ces stimulations provoquent les apprentissages et génèrent des connaissances.

Mots-clés. Interactions mère-enfant, cognition précoce, stimulations sensorielles, développement multisensoriel.

Abstract. Current investigations on early development underscore the essential role of social interactions in the organization of early cognitive skills. In particular, they highlight the importance of situating the properties of this dynamical environment that contribute in shaping perception and learning. This short article aims to examine the range of sensory cues that constitute the maternal environment, with some comments on their functional consequences on the infant's functioning. It shows how sensory and sensorimotor experience actively support attentional and mnesic abilities underlying perception in newborns and infants. In close connection with maternal behavior which sets the stage for emotionally safe conditions, these sensory stimulations are seminal to the earliest learning and to the emergence of initial knowledge.

Keywords. Mother-infant interactions, early cognition, sensory stimulation, multisensory development.

La place des interactions parents-bébé dans la naissance de la vie psychique de l'enfant

Docteur Naïma Boukhalfa *

À la naissance, le bébé est compétent sur le plan perceptivo-sensoriel. Cette compétence débute déjà in utéro, comme le montrent les modifications motrices du fœtus, face aux variations émotionnelles de sa mère.

Dès les premières heures de vie, le bébé plonge dans un bain de stimulations, et il devra extraire de ce flux perceptivo-sensoriel un certain nombre de messages / perceptions appelées aussi signifiants.

Ces messages / signifiants sont perçus au niveau de son corps : il s'agit de l'ancrage corporel. La traduction de ces messages n'a lieu que dans un contexte relationnel, il s'agit de l'ancrage interactif.

Le double ancrage corporel et interactif entre le bébé et son parent est au cœur de la naissance de la vie psychique. Il est notable que l'émergence du moi corporel comme précurseur du moi psychique est au cœur de la théorie psychodynamique. Par ailleurs, les cognitivistes dont Piaget est un précurseur, font aussi la part belle à la place du corps en élaborant le développement de l'intelligence à partir du stade sensorimoteur.

Les compétences du fœtus

Sur le plan sensoriel, elles apparaissent de la manière suivante :

– le système auditif est fonctionnel dès la 20e semaine de grossesse ;

---

*. Chef de service, Centre hospitalier de Pontoise (95), doctorante en psychopathologie et psychanalyse, Université Paris Diderot-Paris 7.

- le fœtus est capable de distinguer dès le 8e mois les changements de locuteurs, comme de mémoriser certaines voix et en l'occurrence celle de sa mère ;
- le système gustatif est fonctionnel dès le 3e mois de gestation ;
- le système olfactif est fonctionnel dès le 6e mois de grossesse ;
- le tact : le fœtus est sensible au toucher, comme le prouve la technique de l'haptonomie.

Il faut y ajouter les interactions mère-fœtus. Il s'agit de la place du fœtus comme enfant imaginaire (Lebovici) dans le monde représentationnel de la mère.

En 1926, Freud écrit déjà : « La vie intra-utérine et la première enfance sont bien plus en continuité que le laisse croire la césure de l'acte de la naissance. » Du point de vue du fœtus, peu de choses sont connues.

La naissance de la vie psychique selon la théorie psychodynamique

À la naissance, le bébé reçoit un flux de stimulations environnementales qu'il est capable de ressentir au niveau corporel. Ces diverses sensations le plongent dans un excès d'excitation. Le bébé va transformer ces sensations en des perceptions, grâce aux pare-excitations maternelles qui lui permettent d'acquérir une capacité de filtrage.

De cette fonction de filtrage, seront distinguées des perceptions corporelles appelées aussi signifiants archaïques. Il s'agit de l'ancrage corporel de l'émergence de la vie psychique.

On distingue plusieurs signifiants archaïques :

1) Les pictogrammes d'Aulagnier (1981) renvoient à une époque archaïque durant laquelle émerge progressivement un décollement entre le sujet et l'objet, sans relation objectale établie (avant l'âge de 6 mois). Ce sont toutes les sensations ressenties au niveau du corps du nouveau-né, sans différenciation entre le dedans et le dehors, entre le soi et le non-soi, entre le corps et sa représentation (stade du narcissisme primaire, stade anobjectal).

2) Les signifiants énigmatiques de Laplanche (1987) correspondent à une conduite de séduction généralisée face à toute situation

qui confronte le sujet à des signifiants énigmatiques, à savoir faire face à tout ressenti ambigu impossible à traduire, qui laisse le sujet passif et impuissant.

La théorie des signifiants énigmatiques, élaborée par Laplanche dans la cure d'adulte, est donc difficilement transposable au nourrisson, en deçà d'une relation objectale établie. Néanmoins la position de détresse et de passivité du bébé face à une carence maternelle est à rapprocher de la théorie de l'empiétement de Winnicott (1969), qui s'appuie sur le concept pulsionnel.

À titre d'exemple, le mouvement de rejet agressif de son bébé de la part de la mère lors des soins corporels, celui-ci les perçoit de façon impulsive et brutale. Il reste en revanche passif et impuissant face à des messages maternels peu contenants, impossibles à comprendre et à métaboliser.

Dans la théorie de l'empiétement, le bébé est confronté à une mère (ou son substitut) en incapacité à s'accorder avec lui et à répondre à ses besoins, sans compter la dimension fantasmatique dans laquelle le bébé peut être « otage ».

Le nourrisson continue à être dynamique, se faisant objet de désir en interpellant l'autre pour se faire câliner (troisième temps de la pulsion).

Cette démarche nous oriente vers les nouvelles théories en faveur de l'existence d'un noyau d'intersubjectivité fugace chez le bébé en deçà d'une relation objectale.

3) Les signifiants de démarcation de Rosolato (1985) : il s'agit de la désignation de l'objet par la communication verbale et infraverbale. Ces désignations ne peuvent trouver leur sens qu'à travers une relation avec l'autre par le biais du langage verbal coloré d'affects, à savoir l'ancrage interactif.

4) Les signifiants formels d'Anzieu (1985-1987) concernent la représentation des contenants psychiques.

Le devenir des messages / perceptions-signifiants archaïques

Ces messages sont perçus au niveau du corps – Moi corps chez Freud, Moi-peau pour Anzieu – de façon récurrente, dans une répétition en boucle d'action-réaction entre le parent et son bébé (double ancrage corporel et interactif).

Le bébé n'a aucune raison à ce stade de distinguer le sens de ces perceptions, telle que la perception des paires contrastées (chaud-froid, faim-satiété...). Cette perception du contraire nécessite l'intervention de l'autre, par le langage verbal et affectif pour faire du lien entre les perceptions. La répétition de ces expériences permet l'inscription des perceptions et leur traduction dans les traces mnésiques du bébé par identification primaire (incorporation orale).

Lors des moments de creux interactif, le bébé sera capable de jouer de son corps à se représenter corporellement telle ou telle fonction maternelle en hallucinant, à partir de ses traces mnésiques, la réponse à venir de sa mère (identifications intracorporelles : Haag, 1991). Il s'agit là de l'émergence de la représentation.

Le concept de trace mnésique a été élaboré par Freud (1915) pour désigner les événements qui s'inscrivent dans la mémoire. Les traces mnésiques sont déposées dans différents systèmes, elles subsistent de façon permanente mais ne sont réactivées qu'une fois investies. Pour Freud, les traces mnésiques ne s'appuient pas sur la sensorialité mais plutôt sur l'affect.

L'exemple de l'allaitement illustre ces propos de façon claire : le bébé pleure, il a faim, la mère le nourrit. Au début de cet échange, le bébé n'a aucune raison de faire la corrélation entre la faim, le nourrissage, le plaisir et la satisfaction.

C'est avec la répétition de cette expérience, dans une boucle positive d'action-réaction (le bébé a faim, il pleure, la mère le nourrit) que le bébé, pris dans cet ancrage corporel et interactif affectif, va inscrire dans ses traces mnésiques la réponse maternelle face à telle ou telle perception.

C'est lors d'un creux interactif et lorsque le bébé ressent dans son corps la perception de la faim qu'il va halluciner le sein de la mère. L'expérience de satisfaction (Freud, 1895) ne réside pas dans le fait d'avoir été nourri suite à la perception de la faim, mais plutôt d'avoir halluciné mentalement la réponse maternelle qui finit par arriver.

C'est donc à partir d'une sensation, puis d'une perception que naît la représentation, dans un bain d'interactions parents-bébé colorées d'affects. Une représentation désigne le contenu concret d'un acte de pensée, et en particulier la reproduction d'une perception antérieure. Selon Freud, la représentation de choses serait tenue par l'enfant comme équivalent de l'objet perçu et investi en son absence.

Ces représentations sont le fruit de perceptions qui s'inscrivent dans les traces mnésiques et qui seront hallucinées comme réalité externe, internalisée grâce aux identifications introjectives (identifications primaires).

L'intervention de l'autre à travers le langage verbal et infraverbal est nécessaire pour faire le lien entre les différentes représentations, ce qui donne naissance à la fonction de symbolisation autour de l'âge de 6 mois.

La symbolisation est la représentation de l'objet en son absence, d'où la représentation du soi et du non-soi, la représentation du présent / absent et donc de relation d'objet.

La naissance de la vie psychique correspond à la mise en place de la symbolisation et de l'intersubjectivité, autrement dit le processus de psychisation du bébé a pour but la symbolisation.

La place des interactions précoces parents-bébé

Plusieurs éléments clés sont à reprendre :

1) Les perceptions corporelles ne peuvent être désignées qu'à travers un ancrage interactif, par le biais de l'intervention de l'autre (langage verbal et coloration affective). C'est le propre du travail de catégorisation qui permet au bébé d'acquérir le sens des paires contrastées sous l'influence du principe de plaisir et de déplaisir.

2) L'expérience de satisfaction selon Freud, consiste en l'apaisement du bébé, suite à sa capacité à halluciner l'objet apaisant en son absence, lors de la tension créée par le besoin et qui finit par arriver. Autrement dit, la satisfaction pour le bébé ne correspond pas à l'expérience de nourrissage, mais plutôt au fait d'avoir halluciné le sein lors de la sensation de faim et qui finit par arriver.

3) Les éléments pré-décrits nous orientent vers la place des interactions parents-bébé dans le cheminement de l'anobjectal vers l'objectal (Spitz, 1968).

Plusieurs types d'interactions :

Interactions langagières

Dès la naissance, le bébé est sensible aux prosodies de la voix. Il reconnaît la voix de ses parents (compétence à 8 mois in utéro). Il est contenu par une enveloppe vocale qui lui permet d'explorer l'intérêt de la communication comme moyen pour affecter l'autre et le toucher. Trevarthen (1979) parle des racines du langage avant la parole en accordant une importance considérable au corps et au jeu entre la mère et son enfant, comme lieu de découverte de la communication et créateur de sens.

Les interactions visuelles

Porté, le bébé agrippé à sa mère, œil à œil, reçoit le message libidinal, traduisant la place idéalisée qu'il occupe aux yeux de son parent. Il peut alors s'identifier (identification primaire) à cette enveloppe psychique (Houzel, 1987) qui constituera le précurseur de ses assises narcissiques. Par ailleurs, Winnicott (1975) désigne le visage de la mère comme le précurseur du stade du miroir, d'où l'importance pour le nourrisson d'être regardé.

Le dialogue tonique

Le concept du dialogue tonique (Wallon, 1941) rejoint celui du holding handling (Winnicott) et tous les travaux de Haag au sujet du moi corporel.

À la naissance, le nourrisson a une capacité d'agrippement et d'ajustement postural, lorsqu'il est contenu par la mère, qui maintient dans l'axe, le dos, la nuque et la tête de son bébé (dans un contexte de regard, œil à œil, de nourrissage et d'interaction langagière) ; ceci confère au bébé une capacité d'enroulement (Bullinger, 2004) comme pour se rassembler, aboutissant à 3 mois à la jonction entre la droite et la gauche du corps, ressenti initialement comme morcelé. Plus tard, à 9 mois, ces interactions autour du dialogue tonique permettent la jonction entre le haut et le bas du corps (Haag, 1991).

Le sentiment de continuité corporelle est directement lié au vécu du holding, du handling et du dialogue tonique. Les bébés non portés resteront plus tard « obnubilés » par la menace de lâchage.

Les interactions fantasmatiques

Il s'agit de la place du bébé dans le monde représentationnel du parent. Il sera ce que les parents ont imaginé pour lui, déjà pendant la grossesse. Il réactualisera certains conflits parentaux projetés sur lui inconsciemment. Ces interactions dépendent de l'histoire du parent, du mandat transgénérationnel (Lebovici), du vécu affectif et environnemental du pré et post-partum, mais aussi de l'espace-temps de l'accouchement.

Un cas clinique pour illustrer des interactions mère-bébé compliquées

Chargées de messages fantasmatiques violents, elles ont des répercussions sur le développement psychoaffectif de l'enfant.

Madame M. se présente en consultation, pour dépression postnatale avec un lien impossible à établir avec son bébé d'une part, et d'autre part des idées suicidaires, à savoir l'envie de sauter dans le vide. Elle vient seule, sans le bébé, précisant d'emblée que la présence de ce dernier lui est insupportable. Elle dit ne pas pouvoir le regarder, comme elle ne supporte pas qu'il la regarde (trouble des interactions visuelles). Maxime, son enfant, est âgé de 3 mois. Depuis sa naissance, il est mis à distance, confié au père. Madame M. ne le prend (contexte de trouble du holding et handling) que pour l'allaitement qu'elle a d'ailleurs prévu d'arrêter. Elle me rapporte des réactions de crispation de Maxime qui évite aussi le regard maternel (concept d'empiétement de Winnicott, 1969).

Madame M. dit ne pas comprendre les réactions de son bébé et préfère ne pas le regarder ; il est alors mis à distance dans une autre pièce (trouble de l'accordage, et impossibilité à traduire les messages de son enfant).

Quant à l'allaitement, l'arrêt fut brutal : la maman a décidé de confier le biberon au père en « disparaissant » de la pièce (sevrage brutal associé à la perte réelle du sein et de la mère). Maxime a réagi activement à cette perte en refusant le biberon. Persécutée par un sentiment de dépendance à son bébé, Madame M. décide de nourrir son enfant à la cuillère dès 4 mois.

Plusieurs consultations ont eu lieu sans que je voie Maxime. J'ai respecté cette demande car, visiblement, l'arrivée de ce dernier réactualise un conflit antérieur qui se fige dans une conduite de rupture entre la mère et son bébé.

Dans l'histoire de Madame M. on note une tentative de suicide à 20 ans, un épisode dépressif à 25 ans, puis un second à 32 ans, mais aucun suivi psychiatrique. À chaque épisode, elle était réprimandée par ses parents de leur causer des problèmes.

Elle n'avait pas le droit d'exprimer sa douleur. Elle a vécu dans une insécurité permanente car violentée par son frère qu'elle décrit comme tyrannique. Il la frappait et la menaçait avec un couteau. Elle dit être terrorisée par le regard de ce dernier, ce même regard qui porte la mort selon elle et qu'il faut éviter pour se préserver.

À chaque conflit avec son père, Madame M. quittait le domicile avec le sentiment d'être lâchée par ses parents qui ne pouvaient pas constituer un tiers sécurisant entre elle et son frère.

La rupture a toujours été une conduite défensive face aux sentiments d'effroi. Madame M. a quitté définitivement le domicile de ses parents à 20 ans, pour fuir le regard de son frère dit-elle. Elle a eu un premier compagnon avec lequel elle s'est séparée car elle vivait avec lui une relation d'emprise et de disqualification. Elle a eu une fille, aujourd'hui âgée de 10 ans. Cette dernière est décrite comme le double de sa mère ; elle est gentille, ne parle jamais, ne se plaint pas et ne gêne personne (selon les dires de madame). Néanmoins, Madame est aujourd'hui persuadée que ses propres parents sont plus liés à sa fille qu'à elle (identification projective).

Madame M. s'est mise avec un second compagnon, le père de Maxime. Ce dernier est décrit comme aimant, étayant, voire une vraie figure d'attachement parentale. Enceinte, elle décide d'accoucher en maison de naissance, dispositif dépendant de la maternité, mais qui se distingue par l'organisation de la prise en charge des futures mamans : ces dernières sont reçues dans un lieu à part, fermé, petit, contenant. Elles sont portées par les mêmes sages-femmes de façon intensive. L'abord corporel est au premier plan, à savoir un holding, massage, « cocooning ». La médicalisation n'est pas au programme.

En somme, ce sont des sages-femmes qui portent et maternent les futures mamans.

Pour Madame M., c'était une occasion d'être sécurisée et portée face à l'angoisse d'enfanter un garçon qui ressemblerait à son frère au regard tyrannique, propos qu'elle a pu me livrer.

Le passage par la maison de naissance était un espace transitionnel (Winnicott, 1969) pour lutter contre cette angoisse et la dépasser. Mais de par ce modèle de prise en charge, ne seront concernées que les grossesses physiologiques sans problème médical.

Madame M. y a été prise en charge jusqu'au huitième mois de grossesse, avant l'arrivée brutale du chaos : elle a présenté une pyélonéphrite avec fièvre importante qui a nécessité une première hospitalisation puis une seconde. Une césarienne a été entreprise, suivie d'une septicémie puis de trois jours de coma en réanimation. À son réveil, ce fut le trou noir (selon ses dires), elle était intubée.

Elle a pu voir Maxime le quatrième jour, elle le trouvait étranger, pensant qu'il ne s'agissait pas de son bébé. Le sien était peut-être mort. Par ailleurs, elle avait décidé qu'elle ne choisirait le prénom de son enfant qu'une fois avoir croisé son regard. Aurait-il le regard bienveillant de sa sœur ou le regard tyrannique de l'oncle maternel ?

Le bébé réel a rejoint le bébé imaginaire ; il a failli tuer la mère. Il a causé son exclusion de la maison de naissance, tout comme son frère a causé sa rupture avec le domicile familial. Il était devenu le persécuteur de Madame. Tous les conflits antérieurs se réactualisent et se figent dans la distorsion du lien mère-bébé.

Lors de son arrivée, Madame avait des idées suicidaires, à savoir sauter dans le trou noir, celui de l'accouchement. Elle se plaignait, trois mois après l'accouchement, de douleurs de gorge qu'elle arrive à associer lors de la psychothérapie au traumatisme de l'intubation.

L'impossibilité de maternage est directement liée à la place de Maxime dans le monde représentationnel de sa mère. Les interactions fantasmatiques sont au cœur de la problématique. Madame M. se protège de son bébé comme elle se protégeait de son frère.

Monsieur M. a pu faire tiers entre Maxime et sa mère. Après plusieurs consultations, nous avons mis en place des visites à domicile, par les infirmières de pédopsychiatrie (dispositif basé sur l'observation Esther Bick). Ce qui était livré à la maison concernait ses difficultés à s'occuper de Maxime. Elle le mettait à distance et n'arrivait pas à le nourrir.

Les infirmières la soutenaient par leur regard bienveillant sans jugement. À l'inverse, lors de mes consultations, elle arrivait à dire son ambivalence envers le bébé, et l'associait avec ses conflits antérieurs. Par ailleurs, Madame M. avait un traitement antidépresseur et anxiolytique.

Le dispositif mis en place faisait le lien entre le dedans (la maison) et le dehors (le lieu de consultation). Elle n'était plus menacée de rupture. Elle a fini, après plusieurs consultations, par amener son enfant qu'elle me confiait très facilement. Elle s'accrochait à mon regard et évitait celui du bébé. Maxime à son tour évitait le regard de sa mère, il était crispé, hypertonique et souvent inconsolable.

Une thérapie mère-bébé a été mise en place avec des entretiens ponctuels associant le père. Il était question de l'examen des interactions (comment la mère porte son enfant, joue avec lui, le regarde, le stimule ou au contraire reste indifférente à sa présence ; et en parallèle, du côté du bébé : sa posture, échange de regard avec sa mère, et la recherche de jeux, cris, sourires, pleurs), de l'écoute du discours parental, du vécu de la grossesse et de l'accouchement, des angoisses et des fantasmes qui ont pu accompagner les premiers moments de la vie de l'enfant.

Au terme de ces consultations, les patterns affectifs mère-nourrisson auront pu être repérés et rattachés à certaines productions fantasmatiques de la mère, souvent en rapport avec sa propre histoire.

Ces consultations ont eu un effet thérapeutique certain. Elles ont permis la mise en mots de ce qui s'est joué dans les interactions à travers un travail interprétatif. Elles ont contribué à une prise de conscience des projections fantasmatiques de la mère sur le bébé qui s'atténuent progressivement pour laisser la place à une danse interactive basée sur un meilleur accordage affectif.

Conclusion

La naissance de la vie psychique est étroitement liée à l'investissement affectif du corps du nouveau-né par la figure maternelle. Et c'est à travers une danse interactive que le bébé fait le cheminement de l'anobjectal à l'objectal. Il s'agit aussi du cheminement du moi corporel vers le moi psychique.

L'émergence de la vie psychique est en partie liée à la qualité des interactions mère-bébé et à l'implication du père dans la triade.

Le cas clinique illustré dans cet article nous rappelle la place des interactions fantasmatiques dans le développement psychoaffectif du bébé : « On voit apparaître des fantômes, objets internes des parents, réincarnés maintenant dans le bébé. Celui-ci devient un partenaire de ce scénario fantasmatique écrit des dizaines d'années auparavant » (Cramer, 1988).

Bibliographie

Aulagnier, P. (1981). *La violence de l'interprétation*. Paris : Seuil.

Anzieu, D. (1985). *Le moi-peau*. Paris : Dunod.

Bullinger, A. (2004). *Le développement sensori-moteur de l'enfant et ses avatars*. Ramonville-Saint-Agne : Érès.

Cramer, B. (1988). *Psychiatrie du bébé : nouvelles frontières*. Paris : Eschel.

Freud, S. (1967). *L'interprétation des rêves*. Paris : PUF (Publication originale 1900).

Freud, S. (1976). *Métapsychologie*. Paris : Gallimard (Publication originale 1915).

Freud, S. (1976). Les traces mnésiques. In *Métapsychologie*. Paris : Gallimard (Publication originale 1915).

Haag, G. (1991). Nature de quelques identifications dans l'image du corps – hypothèse, *Journal de la psychanalyse de l'enfant, 10*, 73-92.

Houzel, D. (1987). Le concept d'enveloppe psychique. In D. Anzieu *et al.* (Éd.). *Les enveloppes psychiques* (p. 23-54). Paris : Dunod.

Piaget, J. (1968). *La naissance de l'intelligence chez l'enfant*. Neuchâtel, Paris : Delachaux et Niestlé.

Rosolato, G. (1985). *Éléments de l'interprétation*. Paris : Gallimard.

Spitz, R. A. (1968). *De la naissance à la parole : la première année de la vie de l'enfant*. Paris : PUF.

Trevarthen, C. (1979). Communication and cooperation in early infancy: a description of primary intersubjectivity. In M. Bullowa (Éd.), *Before speech* (p. 321-347). Cambridge : Cambridge University Press.

Wallon, H. (1941). *Le développement psychologique de l'enfant*. Paris : Armand Colin.

Wallon, H. (1942). *De l'acte à la pensée*. Paris : Flammarion.

Winnicott, D. W. (1969). Objets transitionnels et phénomènes transitionnels. In *De la pédiatrie à la psychanalyse*. Paris : Payot (Publication originale 1951).

Winnicott, D. W. (1975). Le rôle du miroir de la mère et de la famille dans le développement de l'enfant. In *Jeu et réalité*. Paris : Gallimard.

Résumé. La naissance de la vie psychique va de pair avec le cheminement du narcissisme primaire à l'émergence de la symbolisation. Il s'agit du cheminement de l'anobjectal vers l'objectal, c'est aussi le cheminement du Moi corporel vers le Moi psychique. Tout ce processus est étroitement lié aux interactions précoces mère-bébé. Un cas clinique est abordé pour illustrer l'impact de la distorsion des interactions mère-bébé, chargées de messages fantasmatiques violents faisant apparaître des fantômes, objets internes des parents, réincarnés maintenant dans le bébé.

Mots-clés. Naissance de la vie psychique, interactions mère-bébé, interaction fantasmatique, ancrage corporel et interactif, perception, représentation, symbolisation.

Abstract. The birth of the psychic life goes from pair with the advance of the narcissistic primary education to the emergence of symbolization. It is the advance of the anobjectal towards the object one, it is also the advance of Ego body towards Ego psychic. All this process is closely related to the early interactions mother-baby. A clinical case is approached to illustrate the impact of the distortion of the interactions mother-baby, responsible for fantasy messages violent one revealing phantoms, internal objects of the parents, now which been reincarnated in the baby.

Keywords. Psychic birth of life, interactions mother-baby, fantasy interaction, body and interactive anchoring, perception, representation, symbolization.

L'inquiétante étrangeté du bébé prématuré

Bettina Presutti *

La naissance prématurée, de par son caractère brutal et inattendu, est violente. Elle produit un réel séisme psychique au sein de la famille et fait trauma. Parents et fratrie se retrouvent brutalement plongés dans l'univers inconnu et effrayant d'un service de néonatalogie où les soignants, omniprésents, participent activement à la rencontre avec le nouveau-né et avec ce service dans lequel chacun tente de s'y retrouver.

Nous mettrons en lien l'approche psychanalytique de la parentalité et ce que signifie devenir parent d'un enfant prématuré. Qu'est-ce que l'accouchement prématuré vient soudainement interrompre dans ce temps de remaniements psychiques ? Enfin, s'il est difficile d'établir un lien de cause à effet entre une naissance prématurée et les événements psychiques maternels antérieurs, on peut cependant s'interroger sur le sens de certaines naissances prématurées. Parfois, il semble que par la prématurité s'exprime quelque chose d'une souffrance antérieure, souffrance innommable qui n'a pas trouvé à se dire autrement.

La naissance comme une rupture

Toute naissance est une séparation. Toutefois, les modalités de cette séparation sont éminemment variables. Lors d'un accouchement ordinaire, le bébé sort du ventre de la mère et celle-ci l'accueille tout

*. Psychologue clinicienne. Hôpital de Pontoise, néonatalogie. Courriel : presutti.bettina@orange.fr.

contre elle. Mère et bébé se rencontrent enfin : ils se respirent, ils se touchent, ils se regardent. Ils se retrouvent quasi immédiatement dans une enveloppe commune. La rupture n'est ni brutale, ni complète, ni définitive. Dans de nombreux cas, le père est présent auprès de sa femme et son bébé.

Les histoires de naissances prématurées commencent par la séparation de la mère et de son bébé. Le bébé naît, il apparaît très furtivement à la mère et disparaît pour recevoir les soins nécessaires à son état. Le ventre et les bras de la mère sont vides. La séparation a lieu dans le réel, dans un climat d'urgence et de panique. Mère et bébé ont pu être en danger de mort. Le père se retrouve alors seul, dans une pièce à part, à attendre les premières nouvelles. Beaucoup de parents décrivent cette naissance comme un « véritable drame », « une rupture brutale », « violente » avec l'état de grossesse.

La mère de Tom, né à 26 semaines de grossesse, raconte : « Vous comprenez, une mère, elle accueille son bébé à la naissance, elle le prend dans ses bras, l'embrasse, moi, je ne l'ai même pas vu ! »

Ce bébé est né trop tôt, trop petit. Il peut être effrayant, mais dans tous les cas, il est source d'angoisse. Parents et bébé vont alors tenter de se rencontrer et de tisser progressivement des liens à partir de cette séparation. Autant dire que cette rencontre n'est pas aisée. Elle exige des parents des ressources psychiques qui sont impensables pour l'entourage et parfois même pour les professionnels qui les accompagnent.

À la rencontre du bébé prématuré

Le bébé prématuré est hospitalisé dès sa naissance en néonatalogie. Pour entrer dans le service, les parents doivent d'abord sonner à l'interphone, attendre qu'on leur réponde, ce qui peut demander un certain temps, et s'annoncer : « Bonjour, nous sommes les parents de Martin. »

Les présentations sont parfois plus hésitantes : « Nous venons voir Simon » ou encore maladroites : « C'est pour Aicha. » La porte s'ouvre sur le sas d'entrée : les parents doivent se laver les mains et enfiler une casaque. Un protocole d'hygiène réglemente toute entrée dans le service. La peur des microbes, d'une infection est omniprésente.

Dans cet espace intermédiaire, les parents craignent souvent qu'on les accueille avec une mauvaise nouvelle. « À chaque fois que je sonne à l'interphone, dit la mère d'Inès, j'ai le cœur qui bat plus vite, j'ai peur qu'on vienne m'annoncer quelque chose de grave ! » Les parents qualifient ce service « d'autre planète », de « monde étrange », « inhospitalier ». Le visiteur est souvent impressionné par ces très petits bébés dans leur « petite boîte », l'incubateur. Cette boîte n'est pas sans en rappeler une autre, le cercueil. Ce fantasme macabre habite de nombreux parents. L'incubateur est recouvert d'une couette qui protège le bébé de la luminosité. Pour voir le bébé, il faut donc soulever la couette. Ce geste s'accompagne très souvent d'appréhensions pour les parents. La maman de Simon, 750 grammes : « À chaque fois que j'entrais dans sa chambre, je respirais un grand coup avant d'enlever la couverture. C'était toujours un choc de le voir si petit. »

Ces bébés sont branchés de partout, ils sont entourés de nombreux fils, de tuyaux, c'est-à-dire qu'ils sont reliés à la vie par des machines. Les fils sont les électrodes qui surveillent le rythme cardiaque, la fréquence respiratoire et l'oxygénation. Les tuyaux sont la sonde d'alimentation qui apporte le lait de la seringue jusqu'à l'estomac du bébé. L'appareillage respiratoire occupe beaucoup d'espace, tant autour du bébé que sur lui. Et cet environnement de haute technicité n'est pas sans alimenter les fantasmes parentaux d'un bébé monstrueux dont la vie n'est possible que grâce à l'assistance des machines. Le bébé est comme mis au secret dans cet incubateur. Seuls les parents, la fratrie et les grands-parents peuvent venir le voir. La naissance prématurée du bébé empêche la naissance sociale. Du fait de son hospitalisation, il n'est pas présentable aux autres. Son aspect physique peut aussi compliquer cette présentation : « Je ne veux pas montrer de photos de lui si petit, avec tous ces fils, j'attends qu'il soit beau comme un bébé normal ! », raconte la maman de Luis, né il y a deux jours.

Les parents peuvent venir voir leur bébé quand ils le souhaitent, vingt-quatre heures sur vingt-quatre. À leur arrivée, l'infirmière ou la puéricultrice de l'enfant les accueille. Elle leur donne les dernières nouvelles. Dès que l'état de santé du bébé le permet, c'est-à-dire quand il est stable sur le plan cardio-respiratoire, elle leur propose de participer aux soins, de changer la couche, de faire la toilette. Elle met l'enfant dans leurs bras. Pourtant, certains parents se sentent comme « des visiteurs » auprès de leur enfant. Dans ce contexte, il leur est difficile de trouver leur place. « Je me sens inutile, je ne peux rien faire », dit la maman de Sofia, 590 grammes. Malgré les soins qu'ils peuvent faire à leur bébé, les parents se sentent dans une passivité obligée qui leur fait éprouver des sentiments d'impuissance et d'inutilité. Ce n'est qu'à travers les portes de l'incubateur qu'ils peuvent caresser leur bébé et lui parler. Leur regard est fixé sur le scope, ils surveillent les mouvements des courbes, appréhendant la moindre alarme. La maman de Tom, 840 grammes : « J'ai toujours les yeux rivés sur le scope, mon cœur a des palpitations en même temps que celui de Tom ! » Les alarmes sonnent très régulièrement. Il y a des alarmes « angoissantes » qui signalent un problème pour le bébé, une bradycardie, une désaturation, mais aussi celles qui signalent la fin de l'alimentation, d'un médicament, la température de l'incubateur. Les parents apprennent à distinguer ces différentes alarmes afin de ne pas être soumis en permanence à un stress. Cela fait partie de l'adaptation à cet environnement qui finit par leur être familier. Le papa de Mohammed en parle avec une certaine fierté : « Depuis la naissance de Mohammed, j'ai appris à quoi tout cela correspond. Je ne panique plus dès que ça sonne, je n'ai plus besoin d'appeler l'infirmière. » Il énumère alors avec beaucoup de précisions chaque appareil, cherchant ainsi à maîtriser cet univers anxiogène.

Les parents ressentent beaucoup d'émotions auprès de leur petit bébé. Rares sont ceux qui peuvent supporter de passer la journée entière dans sa chambre qui est souvent plongée dans la pénombre pour protéger le bébé des nuisances lumineuses. Tout est silencieux, hormis quand une alarme sonne. L'atmosphère est pesante. Mais tout peut aussi basculer brutalement dans un climat d'agitation lors de l'arrivée d'un nouveau bébé ou lorsque l'un d'eux se dégrade et nécessite des soins d'urgence.

Les soignants sont frappés de la difficulté des parents à venir. Ces difficultés ne sont pas reconnues comme telles par les parents, ils les expliquent plutôt par des causes matérielles (les problèmes de transports, la garde des aînés). En fait, ces « visites » sont émotionnellement éprouvantes pour les parents. La maman de Mathieu s'exprime ainsi : « Après être venue voir Mathieu, je suis toujours vidée, pourtant je ne fais rien, je suis là, assise sur le fauteuil à attendre ! » Tous les parents n'ont pas les ressources psychiques nécessaires pour affronter quotidiennement l'angoisse, les séparations à répétition, le regard permanent de l'équipe soignante. En effet, on s'aperçoit que ce sont les parents ayant des ressources solides qui sont les plus présents, ou ceux présentant une pathologie psychiatrique qui ne leur permet pas, pour se protéger, de mettre de la distance entre eux et cette situation anxiogène. Ils sont alors dans un collage au bébé, donc très présents. Les autres, dans des tentatives de s'adapter à cet « insupportable », vont développer des mécanismes de défense inadaptés tel l'évitement, la fuite. Leurs visites sont irrégulières et brèves. Même téléphoner pour prendre des nouvelles peut être compliqué. Pour certains parents, le temps d'hospitalisation est investi de l'extérieur. Tout se passe comme si l'enfant était encore dans le ventre maternel. Ils attendent alors passivement la sortie qui sera vécue comme la vraie naissance. « Pour moi, la naissance de Jules sera quand il rentrera à la maison », dit sa mère. « Jules est né et pas là, c'est comme si la grossesse continuait. » Il est alors nécessaire de les aider à mettre en mots leurs difficultés et leurs émotions pour qu'ils puissent progressivement investir leur bébé et être présent auprès de lui.

La fratrie à l'épreuve de la prématurité

En néonatalogie, les enfants ne sont pas autorisés à entrer. Toutefois, certains services acceptent d'accueillir les frères et sœurs du bébé. Ces accueils sont plus ou moins protocolisés. Bert décrit deux grands types d'accueil, individuel ou groupal (Bert, 2008, p. 185). Il s'agit d'offrir aux parents et à l'enfant un espace et un temps de parole, puis de les accompagner auprès du bébé, au moins pour la première visite. Ordinairement, la présentation du bébé à l'aîné revient aux parents. Mais dans les situations où l'état précaire du bébé bouleverse les investissements parentaux, la relation fraternelle prend une dimension spécifique et nécessite un accompagnement particulier de la part de l'équipe. Accueillir l'aîné peut l'aider à réaliser que la mère a accouché et à concrétiser le bébé. Cette rencontre peut aussi calmer certaines angoisses et permettre des échanges entre la fratrie et les parents. Ils ont ainsi une préoccupation commune, une complicité peut se créer entre eux autour du bébé. Le chaos qui règne dans le quotidien devient alors compréhensible : l'organisation familiale bouleversée, les allers-retours des parents à l'hôpital.

L'intérêt des parents pour le nouveau-né, l'absence de la mère et son hospitalisation entraînent un déplacement apparent de l'amour parental. En effet, quand le bébé naît prématurément, accaparant ainsi toute l'attention des parents, l'aîné peut se retrouver brutalement désinvesti. Il est soumis à une rupture affective dramatique et sentant sa mère en danger, il se vit lui-même en danger.

Fatimata, 6 ans, est la grande sœur de Doussoumbé. Elle est vêtue très élégamment, bien coiffée. Son apparence semble faire l'objet de beaucoup d'attention. Avant de rencontrer Doussoumbé, Fatimata fait un premier dessin avec la psychologue du service qui l'accueille pour cette première visite. Elle dessine « une star prête à donner un concert ». Cette « star est très belle », « elle aime se faire belle ».

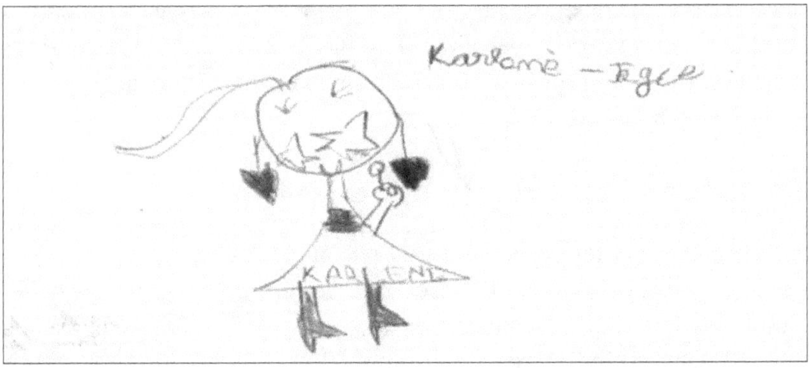

Dessin de Fatimata.

Fatimata dessine avec précision les bijoux de la star, ses vêtements. « Tout le monde l'aime car elle chante bien ! » Dans ce dessin, la petite sœur qu'elle s'apprête à rencontrer n'apparaît pas. Elle se représente au centre. Quelques jours plus tard, en arrivant dans le service, elle demande à revoir la psychologue, ce qui peut être entendu comme un besoin d'attention. Elle dessine alors une princesse et raconte comment cette princesse est tombée dans un trou et a perdu tous ses amis. Elle demande : « Mais pourquoi tout le monde parle toujours de Doussoumbé ?! Maman elle parle toujours de Doussoumbé au téléphone ! J'en ai marre moi !!! »

Ne pas reconnaître les attitudes et réactions des parents déstabilise l'enfant. Avant de rencontrer pour la première fois sa petite sœur Luna, Théo dessine toute sa famille en vert et lui en orange. Vient-il ainsi signifier sa peur de ne plus trouver sa place au sein de sa famille ? la non-reconnaissance des autres ?

La naissance d'un puîné suscite toujours des fantasmes destructeurs et d'envie à l'égard du bébé. Mais dans le cas d'une naissance prématurée, les fantasmes de mort, de disparition qui alimentent l'aîné à l'encontre du cadet entrent en résonance avec la réalité. Le bébé qui est entre la vie et la mort vient alimenter les croyances de l'enfant en la toute-puissance de sa pensée et cela peut engendrer chez lui une grande culpabilité. Ce qu'il avait désiré au fond est en train de se réaliser et il peut se sentir responsable de l'état de santé du bébé. Un tel contexte alimentera encore plus l'agressivité, mais surtout en perturbera l'expression. En effet, les sentiments d'agressivité trouvent difficilement une voie d'expression en raison de la culpabilité qui y est associée. Cette exacerbation des pulsions destructrices, laissant peu de place à la réparation, peut aboutir à un tableau de désintrication pulsionnelle. Dès son arrivée dans le service, Théo dit qu'il n'est pas content d'aller voir sa petite sœur. Il exprime ainsi son hostilité envers elle. De même, une fois près de la couveuse, alors qu'il lui a été dit de faire attention, il a des mouvements brusques envers le bébé. Il touche « sans faire exprès », dit-il, tout ce à quoi il est interdit de toucher, les appareils pour l'alimentation, l'incubateur. Il menace sa mère de « taper le bébé ».

Le désinvestissement momentané de l'aîné par les parents est perceptible au travers de leurs actes et paroles. La maman de Karim, hospitalisé depuis 39 jours, le raconte : « Le soir, je ne supporte pas mes autres enfants, je ne joue pas avec eux, je suis trop fatiguée. Parfois je ne les vois même plus. Ma tête est à l'hôpital, avec Karim. Je me dis qu'ils sont en bonne santé eux. » Le papa de Léon explique : « Ce n'est pas facile de faire les allers-retours quand on en a déjà un à la maison qui, en plus, demande de l'attention ! »

La souffrance des aînés est difficile à percevoir par les parents qui ne peuvent atténuer la violence de leurs émotions et l'hyperinvestissement du bébé. Parfois, la tentation de se taire, pour protéger l'aîné « qui pourrait ne pas comprendre et souffrir », permet d'éviter leur désarroi. En effet, les parents sont face à la détresse de leur enfant, sa souffrance est minimisée voire niée. La maman de Lara : « C'est plutôt de la curiosité que de l'inquiétude », dit-elle pour expliquer les demandes incessantes de son aîné de 6 ans à venir voir sa petite sœur. « Elle ne se rend pas compte de toute façon ! » Les parents n'abordent donc pas toujours spontanément la question de la fratrie, ni même les soignants qui sont tous soucieux de préserver le narcissisme parental, centrés presque exclusivement sur le lien parent-bébé. C'est dans ce contexte potentiellement traumatique que l'institution hospitalière peut soutenir les parents en proposant d'accueillir les aînés et avoir également une fonction réparatrice.

Le rapport des parents à cette institution n'est d'ailleurs pas simple. Ils éprouvent, vis-à-vis de l'équipe, des sentiments souvent très ambivalents. Elle peut être ressentie comme toute-puissante ou idéalisée, ce qui constitue alors une lutte efficace contre les angoisses et facilite également l'adaptation à la situation. La maman de Samuel, né à 26 semaines : « L'équipe est formidable ! Quand je rentre chez moi, je suis tranquille, je me dis qu'il est entre de bonnes mains ici. » Mais, elle peut aussi être perçue comme dévorante, dépossédant du bébé. La mère peut avoir le sentiment « qu'on peut se passer d'elle » et se dévaloriser. La maman de Lilou : « Je ne crois pas que Lilou me reconnaisse comme sa maman. Les infirmières passent plus de temps auprès d'elle que moi. Elles s'en occupent toute la journée et toute la nuit. Moi, je ne fais que passer. »

Connaissant la fragilité sensorielle et somatopsychique du bébé, et la vulnérabilité psychique des parents, les soignants ne prodiguent pas seulement des soins purement somatiques mais aussi des soins psychiques, individualisés, en articulation étroite avec l'évolution du bébé et de ses parents. Il est essentiel que la puéricultrice reconnaisse les parents en tant que tels, les valorise et leur permette une certaine autonomisation dans l'accompagnement qu'elle leur propose. Elle leur explique les besoins sensoriels de leur bébé, tels la présence, le regard, la contenance, le toucher, la parole, le peau à peau. Son objectif est de favoriser l'attachement et l'installation des premiers liens grâce à la continuité des stimulations in utéro familières. La puéricultrice accompagne encore les parents dans la découverte de leur bébé en leur permettant de comprendre ses différentes réactions de bien-être ou d'inconfort, ses compétences, comment il entre en relation. Il ne s'agit pas de leur donner un rôle de soignant mais de leur permettre de se sentir utiles différemment. Comme le dit Françoise Molénat (1989), il est nécessaire que les relations au sein de la triade parents-bébé-soignant se fonde sur la lisibilité des places.

Au départ, le soignant occupe une place centrale auprès du bébé qu'il investit intensément. En même temps, il doit éviter de se substituer aux parents. Ce lien si particulier expose également à des projections parentales négatives qu'il est indispensable d'identifier et d'élaborer afin qu'elles ne parasitent pas leurs relations. Le soignant doit prendre conscience de la position de tiers « pesant » qu'il peut occuper dans cette triade du fait de l'interdépendance qui existe entre eux et de sa présence constante. C'est ce qui aide le soignant à trouver sa place et à passer progressivement aux parents ce relais nécessaire au bon déroulement du processus de parentalisation.

La parentalité à l'épreuve de la prématurité

Pour comprendre au mieux la réaction des parents d'un enfant prématuré, il est important de revenir sur le processus de parentalité. Devenir parent est le résultat d'un long processus psychique.

Pour la psychanalyse, la maternité renvoie au désir d'enfant. Le désir d'enfant est quelque chose d'infiniment complexe. Il a au moins deux origines : un fantasme inconscient et un désir conscient. Dans le service de maternité, il est très fréquent d'entendre les infirmières s'interroger sur les difficultés de certaines mères. Elles évoquent alors cette question du désir d'enfant : « Elle n'arrive pas à s'occuper de son bébé, tout la stresse, elle est vite débordée… pourtant elle m'a dit que c'était un bébé désiré ! », comme si le désir conscient, exprimé clairement par la mère, pouvait tout expliquer. Un bébé désiré augurerait ainsi d'une bonne mère. Tandis que le bébé « surprise »,

« non programmé », donc non désiré consciemment, annoncerait une mauvaise mère.

La psychanalyse situe l'origine du désir d'enfant dans un conflit œdipien : la petite fille, dépourvue d'organe mâle, reste envieuse du pénis. Elle se met alors à fantasmer d'avoir un enfant du père. Le rêve d'enfant serait alors la transposition, le déplacement et la sublimation de ce désir. Freud rapporte ainsi le désir d'enfant au désir d'obtenir du père le pénis, désir relayé par celui d'avoir un enfant.

L'œdipe n'est cependant qu'un versant, fantasmatique, de la maternité. La maternité s'inscrit aussi sur le versant du même sexe : en enfantant, une mère rencontre et touche sa propre mère, elle la prolonge en se différenciant d'elle. Ce désir s'ancre dans les identifications primaires à la mère, les jeux de la petite fille avec ses poupées, quand elle joue à avoir, comme maman, un bébé, le simulacre du papa et de la maman. Le parcours qui mène la petite fille à la maternité est long. Il est emprunt d'événements, de conflits, de paroles qui établiront la maternité comme un événement réalisable ou non. Comme le dit Winnicott, « une mère est naturellement bonne, si elle échoue à être mère, c'est qu'elle porte en elle une blessure plus ancienne qui ne s'est jamais refermée ».

Le désir de paternité se distingue quant à lui du désir maternel, même si son origine est également œdipienne. Il dépend en grande partie de l'image que l'homme a de son propre père. C'est donc l'identification secondaire de l'homme à son père qui prévaut.

Incarner la position paternelle est le résultat d'un long processus psychique pour le père. Ce processus consiste en l'élaboration, l'intégration et la symbolisation de l'ambivalence qui a nourri sa relation à son propre père. Freud, en 1890, opère la distinction entre la fonction paternelle et l'accession psychique à une position paternelle. L'exercice des fonctions du père (pouvoir et devoirs) ne suffit pas à en assurer le statut psychique. Il faut que cette fonction soit introjectée. Ce qui ne va pas de soi. Cette fonction se constitue au travers de l'élaboration des différentes représentations inconscientes du père qui jalonnent le développement psychique infantile du petit garçon parmi lesquelles le père idéalisé, le père rival, le père castrateur, le père tué, le père déchu, le père restauré et enfin le père perdu. Ces représentations qui sont créatrices de la fonction paternelle fonderont sa capacité psychique à être père.

Pour la maternité, comme pour la paternité, on peut donc parler de crise d'identité profonde : passage du statut de fille à celui de mère, de fils à celui de père. Cette crise mutative se traverse en mobilisant de l'énergie, en réveillant de l'anxiété et des conflits latents mais elle se présente aussi comme un nouvel engagement. Comme toute crise, elle est susceptible de s'accompagner de troubles. C'est donc une période de grande vulnérabilité. La particularité du fonctionnement du psychisme chez la femme enceinte a été décrite par de nombreux auteurs. Monique Bydlowski parle ainsi de « transparence psychique », correspondant à un abaissement des résistances habituelles, un surinvestissement de son histoire personnelle et de ses conflits infantiles avec une plasticité importante des représentations mentales. Winnicott (1958, p. 71-91) emploie le terme de « préoccupation maternelle primaire » pour décrire cliniquement la période de la grossesse et des quelques semaines qui suivent la naissance de l'enfant. Il qualifie l'état de la femme enceinte comme un « état psychiatrique qui se développe graduellement pour atteindre un degré de sensibilité accrue pendant la grossesse et spécialement à la fin », c'est-à-dire un état d'hypersensibilité. De ces concepts, il ressort que sous l'influence de la grossesse, l'état psychique particulier de la femme enceinte trouve sa finalité dans l'établissement des interactions précoces mère-bébé. La vulnérabilité psychique permet à la mère de ne pas manquer les signaux de son bébé et d'être alors totalement dévouée aux soins nourriciers.

La naissance prématurée, situation potentiellement traumatique, intervient justement dans ce temps où les parents sont particulièrement vulnérables. Elle vient interrompre brutalement l'expérience physiologique et anticipatrice de la maternité. La mère accouche quand elle commence tout juste à sentir le bébé bouger dans son ventre, à être reconnue par les autres comme une femme enceinte.

La maman de Fatou, née à 26 semaines, revient sur sa grossesse : « Mon ventre ne se voyait pas encore. Et je sentais Fatou bouger vraiment depuis quelques jours. Quand elle est née, on n'avait pas encore choisi son prénom, j'ai refusé de la voir, j'avais peur. »

La maman de David n'arrive pas à réaliser la naissance de son fils : « Je le regarde et c'est comme un cauchemar… Ce n'est pas lui. J'imagine qu'il est encore dans mon ventre. Parfois je le sens bouger. » Les sentiments d'irréalité qui entourent ces naissances particulières s'expriment sous la forme de fantasmes de grossesse à ventre vide. Ainsi, la mère exprime son refus de la séparation d'avec le bébé. Difficile de se penser séparés quand il n'y a rien eu de merveilleux dans la réalité de la naissance. La mère rêve alors qu'elle ne fait toujours qu'un avec son bébé.

Les paroles prudentes des médecins encouragent les parents à vivre « au jour le jour ». Le pédiatre les a prévenus : « il y a l'échéance des premières 24 heures, puis de la première semaine et enfin celle du premier mois ». « Et il y aura des hauts et des bas. » « La prématurité n'est pas un long fleuve tranquille ! » Des paroles qui disent bien tout le paradoxe qu'il y a à investir le bébé. Les investissements parentaux se calquent alors sur ce tempo médical. La maman de Coralie :

> « Les médecins disent qu'elle va bien. Ils m'ont dit qu'ils l'extuberaient bientôt. Elle aura une autre ventilation. Apparemment elle évolue plutôt bien. Elle fait des bradycardies mais ils disent que c'est normal. Moi je ne sais pas. »

Cette maman peine à s'approprier son bébé, objet dans d'autres mains plus expertes. En effet, tant que le bébé est intubé, la mère ne peut le prendre dans ses bras, elle peut seulement lui parler et le caresser à travers l'incubateur. D'ailleurs, les mères parlent du premier peau à peau comme le moment qui leur a permis de se sentir mère.

Les préoccupations des mères de bébé prématuré ont la particularité d'être centrées sur la survie de leur bébé. Leurs nombreuses demandes ne renvoient en fait qu'à une seule : « Est-ce que mon bébé va vivre ? » Elles sont fixées sur la respiration du bébé, son oxygénation, son rythme cardiaque, le nombre de bradycardies ou de désaturations qu'il a fait depuis leur dernière visite. La « préoccupation médicale primaire » remplace la « préoccupation maternelle primaire », ce qui change fondamentalement les rapports des parents avec leur bébé (Druon, 2005). Afin de supporter ce stress, les mères tentent de déguiser leurs angoisses de mort avec des expressions enfantines. La maman de Corentin, né il y a 15 jours : « L'infirmière m'a dit qu'il avait été bien sage, il n'a pas fait de bêtises depuis hier. Il n'a pas sonné une seule fois ! D'habitude, il est plus coquin ! » L'angoisse omniprésente est empreinte de culpabilité. La maman de Paul, 980 grammes : « J'ai mal de le voir comme ça. Je me dis que c'est de ma faute ! Je n'ai pas été capable de le garder bien au chaud. » Pour la mère, mener sa grossesse à terme et mettre au monde un enfant en bonne santé est un travail qui lui incombe. Quand l'enfant naît prématurément, elle le vit comme un échec de sa fonction de mère protectrice et se sent envahie par une culpabilité souvent déplacée sur d'autres événements. Pour l'une, ce sera les courses faites la veille, pour l'autre, la dispute avec le conjoint quelques jours auparavant. La fonction de cette culpabilité est de maîtriser psychiquement ce qui leur a brutalement échappé.

La maman de Rayan a accouché dans un contexte médical très complexe. Elle a présenté de nombreuses complications tout au long de la grossesse. L'accouchement a été déclenché à 26 semaines parce que sa propre santé était en danger. Elle raconte pourtant : « J'aurais dû tenir plus longtemps. Peut-être qu'en me reposant davantage on aurait gagné du temps. Je m'en veux. Rayan ne devrait pas vivre tout ça ! »

Le fantasme d'être une mauvaise mère génère une véritable mise à l'épreuve narcissique pour la mère qui bascule de la grossesse, d'une plénitude narcissique (parfois), de l'omnipotence créatrice à la rencontre réelle avec un bébé prématuré. Les parents le comparent souvent à une « crevette », une « petite grenouille », une « petite chose ». Ces qualificatifs qui relèvent du registre de l'animalité et de l'inanimé traduisent bien la difficulté qu'il y a à penser le bébé prématuré. La maman de Léon, 640 grammes : « Il est tout petit. Sa peau est si fine qu'on voit à travers. Quand je le touche, je sens ses os. Ce n'est pas encore un bébé. C'est ma petite crevette. » L'impossibilité d'investir libidinalement son enfant est également douloureux. Comment mettre ce bébé à une place d'idéal ou la phallicisation serait possible ? La maman de Quentin l'exprime très bien : « Je l'aime, c'est mon fils mais je n'arrive pas à m'émerveiller devant lui. Ma fille aînée, je passais des heures à la regarder, l'admirer. Pas lui. »

Pour ces mères, il y a toujours un travail de deuil, de séparation et de perte à accomplir. Leur manque est réel et c'est lorsqu'elles peuvent le symboliser qu'il leur devient plus facile de décoller l'enfant de l'horreur et de projeter sur lui un avenir possible.

Ces situations de naissance prématurée nous renvoient au concept d'inquiétante étrangeté que Freud a apparenté à ceux d'effroi, de peur et d'angoisse. L'inquiétante étrangeté serait cette sorte de l'effrayant qui se rattache aux choses connues depuis longtemps, et de tout temps familières. Freud décrit ainsi un cas d'inquiétante étrangeté : celui où l'on doute qu'un être en apparence animé ne soit vivant, et inversement, qu'un objet sans vie ne soit en quelque sorte animé. Ce vécu ne s'apparente-t-il pas à ce que peuvent ressentir les parents face à leur enfant prématuré : quelque chose d'un effroi et d'une angoisse face à la vision d'un bébé qu'ils n'arrivent pas à reconnaître comme leur enfant?

La maman de Léon : « Je me disais, en le regardant, c'est mon bébé, celui que je caressais, à qui je parlais quand il était dans mon ventre... Mais je ne le reconnaissais pas. Il me faisait peur. Je n'arrivais pas à le toucher, j'avais peur de lui faire mal. » L'inquiétant et l'étrange est, ici, ce qui aurait dû demeurer caché et qui a reparu. Comme le dit Freud, le sentiment d'inquiétante étrangeté surgit chaque fois où les limites entre imagination et réel s'effacent, où ce qui était tenu pour fantastique s'offre à nous comme réel. Ce qui renvoie à cet éprouvé d'irréalité qui entoure la naissance du bébé prématuré.

Le sentiment d'inquiétante étrangeté qui émane de la toute-puissance de la pensée nous envahit lorsque quelque chose dans notre vie semble apporter une confirmation à de vieilles croyances abandonnées. Tout se passe comme si nous nous disions : serait-il donc possible qu'on puisse faire mourir quelqu'un par la simple force d'un souhait? Les mères d'enfant prématuré font le lien entre leur ambivalence éprouvée pendant la grossesse, les pensées négatives qu'elles ont pu avoir à l'égard du bébé et sa naissance prématurée, ce qui est alors source d'une profonde culpabilité. La maman de Coralie : « Coralie est un bébé surprise. Quand j'ai appris que j'étais enceinte, je me suis effondrée! Je ne voulais pas d'enfant maintenant! Je commençais juste un nouveau boulot, ça me plaisait. C'est peut-être pour ça qu'elle est sortie plus tôt, elle a dû le sentir. »

L'inquiétante étrangeté émane de complexes infantiles refoulés (complexe de castration, fantasme du corps maternel). La clinique des jeunes accouchées en est particulièrement représentative. Certaines femmes vivent la césarienne comme une (nouvelle) castration. Freud a écrit :

> « L'inquiétante étrangeté prend naissance dans la vie réelle lorsque des complexes infantiles refoulés sont ranimés par quelques impressions extérieures ou bien lorsque de primitives convictions surmontées semblent de nouveau être confirmées. » (1919/1933, p. 205)

La naissance prématurée est-elle un symptôme ?

À l'écoute des mères d'enfant prématuré, on ne peut éviter de se poser la question de la prématurité comme symptôme au sens psychanalytique du terme, c'est-à-dire comme l'expression d'un conflit inconscient. Une relation de cause à effet n'est pas si simple. Le sens d'une naissance prématurée n'est jamais le même pour deux sujets. Mais, il est évident que dans ces histoires de naissances prématurées se joue l'ambivalence des mères à l'égard de leur bébé. Bien que l'ambivalence soit toujours présente, elle ne précipite pas forcément la naissance des bébés. Catherine Mathelin (1998) souligne que l'accouchement prématuré est vécu d'autant plus difficilement quand les relations entre la mère et sa propre mère sont particulières. Les femmes qui accouchent prématurément se sentent trahies par leur corps. Elles mettent en cause leur capacité à être mère et convoquent donc au-devant de la scène leur propre mère.

Freud a parlé du lien de la mère à la fille en termes d'« obscurité ». Il nomme « continent noir » le lien archaïque qui les lie, et décrit cette relation comme marquée par la demande d'exclusivité réciproque. De plus, la fille éprouve pour sa mère une violente hostilité doublée par l'angoisse d'être assassinée, l'origine de ces sentiments étant qu'elle rend sa mère responsable de l'avoir mal faite, en d'autres termes d'être castrée (Freud, 1985, p. 75).

De son côté, Lacan (1973, p. 21) parle de la relation mère-fille en termes de relation ravageante. Il souligne l'état de reproche et de dysharmonie qui existe entre elles. On peut envisager le ravage comme « étant l'épreuve même de l'inévitable confrontation avec cet impossible entre elles » (Chatel, 1998, p. 60). Par impossible, elle entend l'impossible similarité malgré l'appartenance à un même sexe, même sexe qui donne une proximité corporelle érotique. Mais aussi, l'impossible prolongement de l'une dans l'autre, l'impossible partage de l'expérience féminine. Marie-Madeleine Chatel (1998) utilise ainsi ce terme de ravage en tant qu'il est une spécificité des rapports mère-fille. Le ravage n'est donc pas un symptôme. Il existe au cœur de toute relation mère-fille, et est nécessaire dans la mesure où il permet de reconnaître l'impossible similarité due à l'illusion d'être du même sexe. Le ravage survient quand la fille commence à devenir femme, que son corps change. La mère perçoit alors des signes qui annoncent un renoncement. Renoncement aux plaisirs érotiques maternels de la première enfance, à ceux du nourrissage, de l'enveloppement, pour laisser place à la mutation vers l'érotique du désir sexuel avec des partenaires à venir. Si le ravage ne s'impose pas nécessairement à l'adolescence, il est toujours convoqué face aux événements du corps féminin, les règles, la grossesse, l'accouchement. La maman de Pierre décrit une grossesse sans difficulté particulière. L'accouchement s'est déclenché brutalement : « J'ai commencé à avoir des contractions d'un coup. Deux heures après, Pierre était là. » Elle rapporte de gros conflits avec sa mère. Il y a toujours eu des tensions entre elles. « Ma mère m'a toujours dit que j'étais trop fragile pour avoir un enfant. Elle disait même que je n'en étais pas capable ! » Elle décrit aussi une relation emprunte d'une grande rivalité, comme si elles n'arrivaient pas à se sortir du ravage : « Ma mère me piquait mes vêtements, et quand on se disputait, elle ne voulait plus me les rendre ! Ça me mettait dans un état de rage pas possible ! Parfois, on se battait même. » Pendant l'hospitalisation de Pierre, sa mère a de grandes difficultés à le prendre dans ses bras, lui faire sa toilette ou encore lui changer sa couche. Elle a toujours besoin de la présence d'une infirmière pour entrer en contact avec son bébé : « J'ai peur de lui faire du mal, de le casser. » Elle craint de s'occuper de Pierre comme si elle était un danger pour lui. Ainsi, elle cherche à le protéger de ses propres pulsions : « J'ai peur de lui transmettre mes angoisses. » C'est pourquoi, quand elle est auprès de Pierre et qu'elle sent l'angoisse monter, elle sort de la chambre pour qu'il ne le ressente pas. Le fait qu'elle ne puisse prendre soin de

Pierre incarne ses difficultés. En effet, à travers les soins physiques, c'est l'amour maternel qui s'exprime. Ces premiers soins donnés au nourrisson dépassent la pensée consciente, l'intention. Ce que la mère peut donner à son enfant, dans ces moments-là, dépend des relations qu'elle entretient avec sa propre expérience de maternage, quand elle était elle-même un bébé. Devenir mère signifie aussi s'identifier à sa propre mère. Comment est-ce possible quand on éprouve à l'égard de celle-ci de tels sentiments d'hostilité : « Des fois je la déteste ! J'ai l'impression que je pourrais la tuer ! Je ne la supporte plus. » De cette histoire ratée avec sa mère rejaillissent des paroles qui interdisent la réalisation d'un désir d'enfant. La maternité est une expérience individuelle mais elle nécessite le soutien et la présence d'autres femmes, notamment des infirmières qui assistent et apportent ainsi l'étayage maternel qui manque. On peut faire l'hypothèse que cet accouchement prématuré reflète sa difficulté à être mère, que dans ses actes, on peut y voir la « griffe » d'une mère (Bydlowski, 2000).

Dans certaines histoires de naissance prématurée, le bébé semble convoqué prématurément pour combler un trou laissé béant par une histoire infantile. Cette clinique se rapproche de la théorie de l'incestuel : « L'enfant qui sert de prothèse vitale, de bouchon à une blessure narcissique plus ancienne » (Racamier, 1995, p. 13). L'incestuel qui a pour origine la séduction narcissique est une relation exclusive et à l'écart du monde. La relation narcissique entre naturellement en concurrence avec les forces de croissance, qui poussent à la différenciation, à l'autonomie, à la séparation, et avec les forces sexuelles. Mais tout n'est pas toujours aussi simple et on observe alors des distorsions de la séduction narcissique : la mère et l'enfant étant liée par une séduction qui n'en finit pas. La relation devient alors dissymétrique, s'exerçant à sens unique, gouvernée par la mère. Pour cette mère, avide de confirmation narcissique, l'enfant est son miroir, miroir lui renvoyant une image flatteuse et rassurante. Il sera son complément, « un organe destiné à la rendre achevée, complète, aboutie » (Racamier, 1995, p. 36). Mais surtout, il sera sa garantie d'identité. Après la séduction narcissique, la deuxième voie qui mène à l'incestuel est l'antœdipe. Le conflit anté-œdipien est celui des origines, opposant les forces vivant à l'incestualité : une organisation qui n'est jamais individuelle, mais duelle et le plus souvent familiale. Le mode d'investissement de l'objet est spécifique. Cet objet incestuel est partiel, il est un bouche-trou, obligatoirement présent, et adulé. Il a tous les pouvoirs et plus particulièrement celui de procurer au parent de la jouissance sexuelle. D'abord séduit par le pouvoir qui lui est conféré, l'objet incestuel devient ensuite complice. Il adhère sans partage, sans distance aux opinions de la mère incestuelle. Mais bientôt les privations se font sentir, l'objet incestuel réalise qu'il a été utilisé, disqualifié.

Les problématiques de la maman de Mathieu, relèvent de ce registre de l'incestualité. Elle parle essentiellement de la séparation d'avec son bébé mais également d'avec sa fille aînée, Lisa. De la souffrance d'être séparée de son bébé, elle dit : « C'est physique, c'est insupportable ! » Elle ajoute : « C'est un enfant important, il remplace beaucoup de choses. » En effet, Lisa est partie vivre en foyer : « Elle n'acceptait pas les règles de la maison (ne pas fumer, ne pas sortir avec son copain). » En quelque sorte, Lisa n'accepte plus les diktats maternels. Tout ce par quoi elle accède à l'autonomie, une vie amoureuse. Lisa a fugué à plusieurs reprises du domicile familial. On comprend aisément qu'avec ce fils si promptement convoqué à « remplacer », à combler de l'extérieur un vide intérieur, la séparation soit d'autant plus mal vécue. Elle fait le lien entre son accouchement prématuré soudain et une situation conflictuelle avec sa fille aînée : « On s'est violemment disputées au téléphone toutes les deux. Après, j'ai commencé à avoir des contractions. Mathieu est né. » La mère vit le départ de sa fille comme un « rejet », c'est une blessure narcissique profonde. Mathieu vient combler l'absence de Lisa. Peu de jours avant la sortie de Mathieu du service de néonatalogie, elle dit : « Je suis heureuse qu'il sorte car il remplace tout ! » Puis elle parle de Lisa : « C'est surtout elle qu'il remplace ! » Cette relation fait clairement apparaître la tonalité narcissique de la relation incestuelle où l'objet est investi tel une idole. Mais cet investissement ne se fait pas à perte : l'idole a impérativement pour fonction d'illuminer l'idolâtre en retour.

La naissance prématurée peut également s'inscrire comme la répétition d'un événement traumatique, notamment la mort d'un enfant. Attendre un enfant après en avoir perdu un premier met en jeu, chez la mère, des processus psychiques complexes : effectuer le deuil de l'enfant perdu, lutter contre la sensation de répétition en tentant de différencier les deux grossesses et les deux enfants. Ainsi, la souffrance psychique domine le vécu de la deuxième grossesse (Molénat, 1989).

La mère d'Inès et Ahmed a déjà eu une première grossesse gémellaire qui s'est terminée en fausse couche tardive. Les enfants sont mort-nés. Pour la deuxième grossesse, elle attend encore des jumeaux. Malgré le suivi qui entoure cette grossesse, les bébés naissent prématurément, sans raison médicale. Toutefois, fait intriguant, les dates de naissance concordent exactement à une année de différence. On peut supposer que cet événement traumatique, la fausse couche tardive, n'a pas pu trouver d'élaboration, il est resté comme figé dans le temps, sans qu'aucune symbolisation ne l'en dégage. Elle dit : « Les bébés sont morts à 20 semaines, ils étaient trop petits, on ne pouvait rien faire. » Elle ne s'autorise pas à souffrir de la perte de ses premiers jumeaux, elle banalise beaucoup cet événement : « C'est comme ça, ça fait partie de la vie. »

L'étrange coïncidence entre la date de la fausse couche et la date de naissance d'Inès et Ahmed viendrait commémorer cet événement passé que cette mère voudrait tant oublier. Elle ne fait d'ailleurs aucun lien entre ces deux dates. La seconde grossesse est venue très rapidement après la perte de la première. Dans ce cas, la lutte contre la sensation de répétition apparaît vaine : attendre à nouveau des jumeaux, un garçon et une fille, à nouveau porteurs de la mort. La mère de Pierre et Inès tente alors d'inscrire cette répétition comme une caractéristique familiale, un trait identitaire : « C'est déjà arrivé dans la famille, ma grand-mère a eu deux grossesses gémellaires. »

Finalement, le deuil des premiers jumeaux n'a pu être fait. D'ailleurs, Inès et Ahmed portent les prénoms qui leur étaient destinés comme s'ils annulaient la mort des autres jumeaux. La mort néonatale réalise les conditions idéales pour la constitution d'un deuil pathologique.

Conclusion

Souvent, pour la mère qui traverse cette épreuve, l'irréalité est complète. Entamer une nouvelle grossesse est l'unique solution pour colmater cette perte. Cela permet peut-être de faire l'économie du travail de deuil, c'est-à-dire un travail où l'épreuve de réalité est prise en compte comme preuve que l'objet aimé n'existe plus, ce qui permet normalement que la libido se retire des liens qui la retiennent à l'objet. S'en écarter ou le différer expose toujours à des complications. La reconnaissance de la perte demande de la peine, de la souffrance et du temps (Bydlowski, 2000, p. 154). Malgré l'arrivée possible d'une seconde gémellité, la lutte contre la sensation de répétition peut être vaine. Prendre la place des disparus n'annule pas leur mort. Une seconde grossesse ne peut que faire barrage à l'élaboration du deuil. Par le processus physique qu'elle implique, elle est au contraire au service de la négation du deuil.

Bibliographie

Bert, C. (2008). *La fratrie à l'épreuve du handicap*. Ramonville-Saint-Agne : Érès.

Bydlowski, M. (2000). *Je rêve un enfant*. Paris : PUF.

Bydlowski, M. (1997). *La dette de vie*. Paris : PUF.

Chatel, M.-M. (1998). *Malaise dans la procréation.* Paris : Albin Michel.

Druon, C. (2005). *À l'écoute du bébé prématuré*. Paris : Flammarion.

Freud, S. (1933). L'inquiétante étrangeté. In *Essai de psychanalyse appliquée* (p. 205). Paris : Gallimard (Publication originale 1919).

Freud, S. (1985). *La question de l'analyse profane*. Paris : Gallimard (Publication originale 1925).

Freud, S. (1969). *La vie sexuelle*. Paris : PUF.

Lacan, J. (1973). L'étourdit. *Scilicet,4*, 5-52.

Mathelin, C. (1998). *Le sourire de la Joconde*. Paris : Denoël.

Molénat, F. (1989). *Psychopathologie du bébé*. Paris : PUF.

Racamier, P.-C. (1995). *L'inceste et l'incestuel.* Paris : Collège Psychanalyse Groupale.

Winnicott D.-W. (1987). *Le bébé et sa mère.* Paris : Sciences de l'homme Payot.

Winnicott D-W. (1958). *De la pédiatrie à la psychanalyse.* Paris : Payot.

Résumé. La naissance prématurée, inattendue et brutale, génère des productions fantasmatiques morbides chez les parents autant qu'elle réactive l'angoisse issue des séductions manquées de l'enfance. Le soutien imaginaire des forces vitales du nourrisson, en concurrence avec l'inquiétude qu'il soulève, convoque un sentiment d'étrangeté. Face au désir d'enfant imaginaire surgissent des alertes médicales pouvant confirmer un renoncement réel. L'auteur décrit un service de néonatalogie et présente les différents acteurs de cet univers ultra-médicalisé en soulignant l'effacement des limites entre l'éprouvé étrange des jeunes accouchées et la réalité inquiétante dans laquelle elles deviennent mère.

Mots-clés. Prématuré, néonatalogie, imaginaire, séduction, sentiment d'étrangeté.

Abstract. The premature, unexpected and brutal birth, generates morbid fantasy productions in the parents as far as it reactivates the anguish resulting from the missed seductions of childhood. The imaginary support of the infant vital forces, in competition with the concern which it raises, convenes a feeling of strangeness. In opposition to the desire of an imaginary child medical alarms emerge as an eventual confirmation of a real renouncement. The author describes a service of neonatology and introduces the various actors of this ultra provided with health care universe underlines of it the obliteration of the limits between the tested strange one of the been confined young people and the worrying reality in which they become mother.

Keywords. Premature, neotanalogy, imaginary, reductio, feeling of strangeness.

Du sens au symptôme

Jacky Israël*

Le nouveau-né est un être sensoriel, son passage du séjour in utéro au monde extérieur signe une véritable rupture au moment où sa maman quitte la quiétude de la grossesse pour plonger dans les incertitudes du post-partum. L'un comme l'autre ont des éprouvés différents mais, de toute évidence, « un bébé seul, ça n'existe pas » (Winnicott, 1952, p. 128), il a besoin de sa maman pour s'adapter aux contraintes de la vie extra-utérine. Ses demandes suscitent parfois des réponses inadaptées alors qu'il est totalement dépendant. De là à manifester son insatisfaction, voire un manque, par une agitation précédant les pleurs, il n'y a qu'un pas. De ce fait, le pédiatre est confronté au langage infraverbal du nourrisson qui véhicule autant son bien-être que son mal-être, qu'il soit malade ou pas. Le bébé n'a malheureusement que les pleurs et son corps comme moyens pour s'exprimer quand il ne va pas bien, contrairement au jeune enfant qui a accès à la parole.

Les attentes sensorielles du nouveau-né (Schaal, Goubet & Delaunay-El-Allam, 2010)

Actuellement, aucun futur parent n'ignore les compétences sensorielles du bébé avant la naissance (Israël & Rapoport, 2011), ce qui favorise l'investissement affectif anténatal de la mère et du père (Israël, 2011a). Le temps du « fœtus » est de l'histoire ancienne, aujourd'hui le bébé est considéré comme une personne ayant des droits, dès la vingtième semaine de gestation (possibilité de déclaration à l'état civil qu'il soit vivant ou pas).

---

*. Pédiatre.

Les interactions précoces entre les parents et le bébé se font par le toucher et la voix, que ce soit par le biais de l'haptonomie ou de manière tout à fait naturelle. Les progrès de l'échographie, notamment la 3D, permettent de voir le bébé et de lui donner encore plus de réalité.

La capacité qu'a le bébé de discerner le plaisir et le déplaisir in utéro donne lieu à de véritables attentes sensorielles. La mémorisation de stimulations répétitives, qu'il s'agisse, par exemple, de la voix, du toucher, du balancement in utéro, de la température, des goûts, inscrit des repères sécurisants pour le bébé à naître, à condition qu'elles soient agréables. À l'inverse, les conditions de stress anténatal (Roegers & Molénat, 2011) provoquent des réactions négatives immédiates, à moyen et à long terme. En ce troisième millénaire, il ne viendrait à personne l'idée de mettre en doute la notion de douleur anténatale (Houfflin Debarge, 2011 ; Fresco, 2004) alors qu'elle a été si longtemps niée.

La « réponse à la demande » préconisée par tous les néonatalogistes ne fait que combler les attentes sensorielles du nouveau-né en lui procurant du plaisir et de la sécurité. Que ce soient les mères ou les pères, dès que le nouveau-né pleure (Israël, 2011b), ils sont prêts à le prendre dans les bras et à le nourrir pour le calmer. Le sein à la demande est un modèle idéal pour répondre aux besoins du bébé : il offre le plaisir oral, la chaleur, l'odeur et la voix de la mère, le contenant des bras, le peau à peau, le regard… bref, une profusion de repères sensoriels qui permettent au bébé de construire son moi, au fur et à mesure de la répétition de ces interactions agréables dans le temps. L'alimentation au biberon n'empêche en rien cette relation, même si elle est moins intime. C'est grâce à une disponibilité de tous les instants durant la période néonatale (2 premiers mois) que la mère atténue la rupture de la naissance et favorise ainsi l'adaptation du bébé au monde extérieur.

Sur le chemin de l'accordage

Quand la grossesse se passe bien, nul besoin de se poser des questions sur le bien-être du bébé et encore moins sur ses besoins. Les échanges physiologiques et l'investissement se font de manière implicite. Après l'accouchement, la mère et le père se retrouvent devant le bébé réel, ils sont confrontés à un petit être qui, au premier abord, leur paraît « inconnu ». Ils ont bien du mal à supporter ses pleurs et voudraient tout comprendre. Quand de surcroît, ils se sentent maladroits pour le manipuler, que ce soit pour le changer, le laver ou l'habiller, le doute s'installe. Le nouveau-né, quant à lui, dépossédé de son nid douillet et de son bercement permanent, se voit confronté brutalement à la lumière intense du jour, à des bruits nouveaux, au froid, à la faim, au vide, etc. La proximité de sa mère est indispensable pour survivre et s'adapter à ces nouveaux éléments.

Le besoin de se combler avec le bébé

À la plénitude de la grossesse succède un sentiment de « viditude » après l'accouchement. La séparation anatomique rompt de manière physiologique l'unité mère-enfant, alors que l'un et l'autre éprouvent le sentiment d'être indissociés. La mère est dans l'impossibilité de quitter son bébé des yeux, elle a une soif inextinguible de le tenir contre elle pour le sentir, même si ce n'est plus comme avant. Cette nécessité de contact (physique) pour combler le vide (de la grossesse) répond parfaitement aux attentes sensorielles du bébé. À la moindre difficulté, le bébé retrouve le contenant sécurisant des bras, le corps à corps quand ce n'est pas le peau à peau, comme un véritable bébé kangourou. Toute séparation précoce entre la mère et son bébé peut nuire aux interactions réciproques et surtout à la sécurité affective du bébé (Dageville, 2011).

« Une mère suffisamment bonne » (Winnicott)

« Mère dévouée ordinaire » ou « suffisamment bonne » « préoccupation maternelle primaire » tout cela concerne l'identification en tant que telle, c'est-à-dire un état d'extrême sensibilité, frôlant l'hallucination, indissociable du corps à corps de la mère et de l'enfant, durant la période périnatale (Winnicott). Autant dire que la période du post-partum est très particulière, dans la mesure où la mère se met au niveau du bébé en puisant dans sa propre histoire en tant que bébé, alors qu'elle est en prise avec les affres de la transparence psychique (Bidlowski, 1997). Que ce soit lors du baby blues ou d'une accumulation excessive de fatigue en fin de journée, il est difficile de faire preuve de disponibilité (psychique), ce qui n'échappe pas au bébé. Durant ces moments éprouvants pour la mère, les pleurs la sollicitent sans arrêt au point qu'il est impossible de le poser. L'allaitement devient si fréquent qu'il assure une « perfusion » quasi continue, ce qui contribue à son épuisement.

Toutes les mères sont soumises au doute et à la hantise de mal faire les premières semaines. Chaque pleur est ressenti comme une souffrance et mis sur le compte de l'incompétence, parfois ressenti comme un véritable échec. Qu'il est difficile de vivre au rythme d'un bébé qui ne fait pas ses nuits pendant 2-3 mois. Or, plus une mère est fatiguée, moins le bébé ressent sa présence et plus il va pleurer. C'est en général ce qui se passe en fin de journée, et l'arrivée du père est en général apaisante, aussi bien pour la mère que pour le bébé. Le père entoure la mère, lui donne un contenant quand elle se sent débordée avec son bébé, alors que ce dernier s'apaise au contact d'une figure d'attachement plus disponible.

Les « coliques » du nouveau-né : une utopie ?

En répondant à la demande, la mère arrive à satisfaire les besoins de son bébé sans pour autant éviter les dérapages, pour ne pas dire les « fausses notes », à savoir les pleurs. Au doute et à la hantise de mal faire des premières semaines va s'ajouter la culpabilité, à moins d'attribuer la cause au bébé. Non seulement le terme de colique déculpabilise, mais il permet de mettre un nom sur ces manifestations de pleurs survenant de manière inopinée et irrégulière, variable d'un jour à l'autre, et nullement associées à des troubles du transit.

Très souvent, ce sont les phases d'éveil agité (Chalamel, 2009) qui sont prises à tort pour des troubles digestifs. Il est évident qu'un bébé s'excite quand il est fatigué, quoi de plus normal alors qu'il pleure, gesticule et se tord comme s'il avait des spasmes. Il arrive que la crise du soir soit aussi mise sur le compte de présumées coliques, ce qui est pour le moins excessif.

Curieusement ces prétendues coliques, attribuées à une immaturité digestive (jamais prouvée), disparaissent comme par miracle vers 3 mois, au moment où le bébé et sa mère sont enfin en phase. C'est le temps nécessaire aux mères pour bien connaître leur bébé (l'accordage) et pour sortir des affres du post-partum, alors que les problèmes d'immaturité digestive ne sont reconnus et démontrés que chez le prématuré avec des conséquences qui nécessitent une alimentation adaptée, notamment par sonde gastrique ou par perfusion intraveineuse.

Le modèle de l'AMP : de la clinique du ressenti au sens clinique

Tout néonatologiste est imprégné par l'abord sensoriel du nouveau-né, ce qui lui confère, en retour, une acuité sensorielle particulièrement affûtée. De ce fait, mon expérience clinique, et notamment ma longue pratique au contact de couples ayant recours à l'assistance médicale à la procréation (AMP) (Israël, 2007a), m'ont rendu attentif à mes ressentis. D'un côté, je suis réceptif à l'atmosphère créée par la présence et les paroles d'une maman, de l'autre j'essaie de me rendre disponible pour le bébé lors de l'examen clinique (Israël, 2007b). En tant que pédiatre, je m'identifie avant tout au bébé en ressentant le « climat » dans lequel il baigne, sans pour autant négliger l'empathie avec sa mère et son père.

Les impressions d'orage

La différence d'atmosphère entre une consultation d'un nouveau-né ou d'un bébé, issus d'une grossesse spontanée (dite « normale ») et celle d'un bébé conçu par AMP après un long parcours d'infertilité est flagrante : la première semble se dérouler sous un ciel serein parcouru de quelques nuages d'incertitudes et de doutes, alors que l'atmosphère de la seconde est lourde, oppressante, électrique comme un ciel d'orage qui menace d'éclater à tout moment. Cette impression de chape de plomb n'est pas spécifique à l'AMP ; elle émane de ces mères qui ont des « fantômes dans les placards » (Fraiberg, 2007), que ce soit une perte d'enfant ou d'autres deuils, pour ne citer que ces exemples. N'échappent à la résurgence d'un problème non élucidé que les femmes qui ont fait un travail psychique antérieur à la grossesse ou à la naissance, et plus rarement, celles qui surmontent leur histoire personnelle sans simplement la refouler.

Les effets de voix

La prosodie de la voix reflète le « parler vrai » (Dolto, 2011) quand la voix est en adéquation avec la conviction profonde de la mère ou du père. Or, lors de certaines difficultés pour procréer, qu'il s'agisse de la durée pour obtenir un bébé (supérieure à 2 ans) ou d'une cause d'infertilité inexpliquée (Israël, 2007a), la voix révèle non seulement des doutes persistants et durables, mais une véritable tension profonde (malgré l'obtention d'un bébé). Elle est souvent terne, peu modulée, d'un débit rapide, alors que la voix d'une mère qui va bien (ou pas trop mal), est plus gaie, plus posée, plus dans l'intention. L'une est libre de toutes contingences, alors que l'autre est parasitée par les « non-dits », la remontée des « spams » de l'inconscient (le disque dur) et surtout, la peur suscitée par le moindre dysfonctionnement du bébé.

Un temps déconnecté

Il est inutile de faire un interrogatoire intrusif et malvenu pour confirmer un diagnostic d'AMP, la plupart de ces mères vous emportent dans un tourbillon de questions, de détails envahissants sur leur vécu « déformé », voir cauchemardesque, de leur quotidien. Difficile de résister aux vagues de leurs états d'âme quand elles vous submergent, quelles que soient vos bonnes intentions. Impossible de faire la part entre ce qui est d'origine psychosomatique et les prémices d'une véritable maladie du bébé, quand vous êtes envahi par une logorrhée sans fin où tout s'enchevêtre dans un imbroglio indémêlable. Autant dire que le pédiatre n'est plus maître du temps de la consultation, il finit par perdre le fil d'une pratique rigoureuse, surtout quand il essaie de répondre au coup par coup, sans pouvoir aller à l'essentiel.

Ces impressions sensorielles se confirment dans les faits : ces mères et ces pères d'AMP sont difficiles à convaincre sur la normalité de leur bébé. Ils sont dans une inquiétude permanente qui dure parfois des années, voire plus. En outre, habitués à la technique (mécanisation) de la grossesse, ils demandent la « réparation » du moindre dysfonctionnement, ce que le meilleur pédiatre au monde ne pourrait leur offrir.

Les réactions aux « faux pas dans la danse » (Stern, 1999)

Si durant le dernier trimestre de grossesse, le bébé se prépare à naître grâce à la stimulation de ses cinq sens, il existe cependant un sens « caché » dont on parle peu. Ce sixième sens, en quelque sorte, est sans doute la résultante de l'effet conjoint des cinq autres, il permet au bébé de sentir si la personne qui s'occupe de lui est disponible, ou pas. Marie-Claire Busnel (2010) a fait une recherche chez les mères enceintes de jumeaux en leur demandant de penser à l'un d'eux, la baisse de son rythme cardiaque alors que celui de l'autre restait constant, a confirmé cette hypothèse. Ce type d'approche, d'« être avec », est indispensable pour une bonne pratique de l'haptonomie (C. Dolto, 2011), même si le toucher y contribue aussi. À tout âge, le bébé (tout comme l'enfant puis l'adolescent) sent très bien les intentions de l'examinateur par sa présence bienveillante ou non, son toucher, son regard et sa voix. Avant de poser son stéthoscope ou de palper un ventre, le pédiatre doit établir une « alliance thérapeutique » en se « présentant » au petit d'homme (Israël, 2007c) et en lui montrant qu'il est là pour lui, sans le juger de quelque manière que ce soit. C'est ainsi qu'il pourra « se surprendre » et « être surpris » quand s'établiront de véritables interactions avec le bébé : ses pleurs s'arrêtent ou (et) il essaie de communiquer pour témoigner de son intérêt et parfois, mieux encore, de son bien-être. Il ne s'agit en aucun cas de stigmatiser les mères durant leurs difficultés du post-partum. Que ce soit la fatigue physique ou un mal-être psychique, voire les deux, ce manque de disponibilité est souvent transitoire. Il peut se reproduire au cours de la même journée, sur plusieurs jours ou quelques semaines au plus. En revanche, il est des états de mal-être maternel qui durent plus longtemps : ils sont soit permanents, soit répétitifs avec trop peu de moments de répit, ce qui ne peut que nuire aux interactions avec le bébé. C'est le cas des parcours difficiles d'AMP quand, contrairement à une mère qui met deux ou trois mois à sortir de la « folie maternelle primaire », ces mères restent encore pendant des mois, voire des années dans la hantise de perdre l'objet « précieux » qu'elles ont eu tant de mal à obtenir (ou qu'elles s'étaient résolues à ne jamais concevoir). Ces femmes n'arrivent pas à investir autrement leur bébé que dans un corps à corps indissociable (de peur qu'il ne disparaisse), ce qui explique bien des difficultés de séparation par la suite. De son côté, le bébé est totalement dépendant de sa mère, que ce soit in utéro ou après, tant qu'il n'aura pas l'autonomie suffisante pour se passer d'elle. Or, en dehors des causes médicales qui l'amènent à souffrir, les interactions avec sa mère conditionnent non seulement sa sécurité affective, mais aussi l'expression épigénétique de ses propres gênes. Il n'est pas question ici d'envisager les effets de la douleur, que ce soit en anténatal (Cambonie, 2011) ou en postnatal, ni ceux du stress durant la grossesse (Cambonie, 2011 ; Van den Bergh Béa, 2011) qui sont très bien démontrés, encore moins les signes précurseurs d'une maladie, mais plutôt les réactions suscitées par les obstacles à la relation mère-bébé. Quand une mère est envahie par les remontées de sa propre histoire ou par le vécu difficile des pleurs de son bébé (lui-même difficile), son manque de sommeil, les « rejets » de son bébé (Israël, 2012), elle vit un véritable cauchemar qui peut faire naître en elle des sentiments contradictoires allant jusqu'à la haine. Face à l'absence psychique de sa mère ou à des ondes négatives, le bébé va réagir à son impression d'être seul ou de ne pas être désiré, par des appels, qui vont peu à peu se transformer en symptômes bien plus difficiles à décrypter.

Les pleurs

C'est l'expression la plus fréquente et la plus banale de l'appel du nouveau-né et du nourrisson. Que ce soit pour satisfaire un besoin physiologique ou exprimer un mal-être, le pleur est le moyen le plus sûr pour déclencher une réponse maternelle. Il provoque une réaction immédiate dans la mesure où la jeune maman ressent ces cris dans sa propre chair, et qu'elle en souffre vraiment, ce qui est loin d'être le cas pour le bébé. Le prendre dans les bras, lui donner à boire à la demande ou une tétée câlin, suffit en général pour apaiser bébé et mettre fin à ses cris déchirants (pour la mère ou le père).

Si le cri du bébé permet d'établir une relation, « les pleurs répétés tentent de faire exister une mère consolatrice, les hurlements cherchent à réanimer une mère absente » (Ciccone & Mellier, 2007). On peut se demander si la crise de pleurs de la nuit du troisième jour en maternité ne joue pas ce rôle. Même s'il s'agit d'une des manifestations du baby blues, le bébé semble aller très bien le lendemain, alors que sa mère est épuisée et en pleurs. Quant aux bébés qui pleurent beaucoup durant les premiers mois, les pédiatres attribuent leurs pleurs avant tout à une douleur de reflux, sans pour autant penser à l'expression d'une extrême « solitude » lors de certains états dépressifs de la mère (Dayan, 2002). Auquel cas, sa « voix blanche » devrait attirer l'attention, car elle témoigne de son absence psychique. Malgré la profusion éventuelle de mots d'amour qui sonnent faux, sa présence physique constante, sans compter son zèle à répondre de manière « mécanique » à la demande, bébé n'est pas dupe. Tant qu'il n'aura pas son compte d'affects, il va continuer à pleurer pour demander son dû.

D'un point de vue clinique, le pédiatre se doit d'être vigilant tout particulièrement quand un allaitement reste encore trop fréquent au bout de quelques mois, ou quand le sevrage s'avère impossible. Ces situations peuvent cacher des difficultés maternelles et donc une incapacité du bébé à se passer du sein : le rythme parfois effréné des tétées est le seul moyen pour lui d'établir le contact et de se calmer. Enfin, qui dit pleurs, dit troubles du sommeil…

Les troubles du sommeil

Les petits incidents du sommeil sont courants les premiers mois, cela peut aller des phases d'éveil agité (souvent mises sur le compte des coliques, comme évoqué plus haut), à la crise de pleurs du soir, en passant par les difficultés d'endormissement. Tous ces troubles mineurs sont passagers et ne préjugent en rien de la qualité du sommeil du bébé qui arrive en définitive à avoir son compte de sommeil.

Il n'en est pas de même pour les bébés qui ne dorment quasiment pas pendant des semaines ou des mois. Leurs cycles de sommeil sont souvent raccourcis et parfois trop courts : au lieu de dormir entre 45 minutes à une heure minimum, ils dorment dix à quinze minutes par ci et par là. Autant un nouveau-né peut dormir quatre à six heures maximum en enchaînant plusieurs cycles de sommeil, au moins une fois par jour le premier mois, autant c'est impossible pour ces bébés-là. Enfin, si le premier mois bébé s'endort au cours d'une tétée ou après, dans la plénitude et le plaisir, ce qui est indispensable pour tomber dans le sommeil agité prédominant à ce stade, ces bébés-là résistent : ils sont dans l'incapacité de s'endormir sans être bercés, voire portés en permanence, et ce pendant des mois.

Ces prétendus « petits dormeurs » (expression usuelle et usurpée) sollicitent en permanence leurs mères par des cris qui finissent par l'épuiser à force de le prendre dans les bras sans arrêt, d'essayer de le calmer avec le sein « tétine » quand elle allaite (ou avec la tétine le cas échéant), et de le bercer de plus en plus fort pour lui faire retrouver le rythme du balancement in utéro (ou tout simplement qu'il s'arrête alors que la rage et le dépit commencent à monter en elle). Inutile de dire que ces bébés sont des adeptes du sommeil partagé (Didier Jean Jouveau, Mac Kenna & Israël, 2004) bien au-delà des premiers mois, et qu'ils vont hurler comme des (con)damnés lors de la séparation du soir, vers le sixième mois.

Pour comprendre ces petits « insomniaques », il suffit d'évoquer l'atmosphère tendue dans laquelle ils baignent en permanence. Qu'il s'agisse d'une naissance suite à une AMP ou de toute autre histoire ancienne (interruption médicale de grossesse, mort d'enfant…), les remontées de l'inconscient maternel brouillent tous les messages d'amour et figent tous les élans (physiques et psychiques). De là à imaginer les ondes négatives que subit le bébé et son impossibilité à se poser pour s'endormir, il n'y a qu'un pas. Non seulement ces bébés sont esclaves des repères sensoriels anténataux, mais en outre, ils sont incapables de s'ouvrir ou de s'adapter à leur nouvelle vie extra-utérine. Ils sont condamnés au « collage » permanent (corps à corps) sans pour autant retrouver la sécurité affective dont ils ont besoin, quand leur mère est prise dans la « tourmente » qui finit parfois en « naufrage ». L'accordage devient impossible quand les contretemps de la relation prennent le dessus (Israël, 2008b). Mais qui dit action, dit réaction : bébé ne se laisse pas abattre, excepté dans certains cas où il capitule en se mettant en retrait. Fraiberg décrit bien les mécanismes de défense précoce contre les affects douloureux et un environnement toxique : « l'évitement, le gel puis la lutte dès l'âge d'un an » donnant de « petits monstres le jour, terriblement anxieux la nuit ».

Aux troubles du sommeil et aux pleurs vont s'ajouter d'autres symptômes : bébé va « ruer » dans les brancards avec les moyens qu'il a, à savoir son corps.

Le langage du corps

Le nouveau-né est très limité dans sa liberté corporelle en raison de son hypertonie segmentaire en flexion et de son hypotonie de l'axe. Dans la position assise, sa tête bien tenue, il peut cependant avoir une « motricité libérée » (Albert Grenier) qui lui permet d'agripper des petits objets. En position couchée, apparaissent progressivement des mouvements des membres, surtout supérieurs. Dès le premier mois, le bébé ébauche des mouvements circulaires harmonieux quand il communique avec l'examinateur. Le deuxième mois, il sourit en gesticulant des quatre membres et en émettant des gazouillis.

À côté de ces bébés qui expriment leur bien-être dans le mouvement ample et lent des bras et des mains, une sorte de danse rythmée du corps, il en est d'autres qui sursautent au moindre bruit ou au moindre geste, et se mettent à battre la sarabande avec leurs mains et leurs pieds, ce sont les bébés excitables. Il y a aussi ceux qui sont excités en permanence : ils pleurent beaucoup, dorment peu, bougent sans arrêt, sans raison apparente, ce sont les bébés actifs. Le portage, le corps à corps, le plaisir oral, toutes les tentatives pour les calmer n'opèrent que transitoirement : ce sont des bébés qui se tordent comme s'ils avaient mal, qui crient fort, qui hurlent… ils sont insupportables.

Au moment où les appels des pleurs ne trouvent pas de réponse adéquate, « la violence de la désorganisation projette au-dehors la confusion interne, des éprouvés émotionnels débordants et cherche au-dehors une limite, un appui, une butée qui fait défaut au-dedans » (Ciccone & Mellier 2007). Ces bébés ont besoin d'être tenus pour ne pas dire « contenus » tout en rétablissant le contact (psychique) de manière positive, ce qui est inimaginable quand les mères ne les supportent plus. « L'échec de la réparation, de la continuité effractée va amener le bébé à fabriquer de la continuité dans des éprouvés corporels tels que les rythmies motrices » (Israël 2008b). C'est le cas des bébés qui se cognent la tête pour s'endormir ou de ceux qui se balancent par la suite. En ce qui concerne le nouveau-né, en l'absence d'une réponse adéquate, il va encore amplifier ses réactions par des symptômes plus organisés, pour ne pas dire organiques (en apparence), comme les troubles de l'appétit ou le reflux gastro-œsophagien, pour ne citer que les plus fréquents.

Lors de l'examen pédiatrique, une simple observation du bébé (couché ou assis) permet de voir son langage spontané du corps. Quand la relation entre le pédiatre et le bébé s'établit, le mouvement des bras participe aux autres moyens du bébé pour communiquer : son regard et sa voix. La simple constatation de mouvements harmonieux permet de montrer bébé sous un angle très positif et de renarcissiser ses parents en leur précisant bien que ce sont eux qui ont initialisé ces compétences et ces interactions, que leur présence les favorise. Ces mouvements témoignent à la fois de son bien-être intérieur et d'un état neurologique normal. Ils permettent de dédramatiser de simples pleurs, des troubles mineurs du sommeil. Mais, devant un bébé agité ou excité en permanence, il est bien plus difficile d'occulter une éventuelle souffrance, notamment quand il pleure beaucoup. Il va être difficile au pédiatre de le donner à voir autrement et de persuader ses parents que « tout n'est pas joué » (Israël, 2005a), surtout quand il pleure sans arrêt, ne dort pas, et leur vomit dessus toute la journée.

Le reflux gastro-œsophagien

C'est le symptôme le plus fréquent du nouveau-né, il survient en général dans les premières semaines de vie et s'aggrave progressivement. Il peut se manifester par de simples « rejets » de lait allant jusqu'aux vomissements, après la tétée ou à distance. Des pleurs liés à une œsophagite (lésion à type de brûlure liée à l'acidité du suc gastrique) peuvent révéler un reflux non extériorisé ou compliquer un reflux connu, de même qu'une toux nocturne consécutive à des remontées acides. Ce n'est pas une maladie mais bien un symptôme qui associe à la fois les pleurs, les troubles du sommeil et le langage corporel, tout en y ajoutant une touche digestive, ce qui n'est pas sans inquiéter les parents, tout en les rassurant sur une probable origine médicale (ce qui les mettrait hors de cause)...

Le problème n'est pas aisé à résoudre dans la mesure où tous les traitements à visée symptomatique sont inefficaces sur le problème mécanique des remontées et que seule l'acidité peut être neutralisée. De ce fait, les autorités de santé ont préconisé une abstention thérapeutique (Israël, 2005a) que les parents n'apprécient guère, dans la mesure où ils voudraient que cela s'arrête au plus vite. Malheureusement, il leur faudra vivre un véritable chemin de croix en subissant des « rejets » permanents dans un cortège de pleurs et de nuits sans sommeil. Mis à part certaines pathologies de reflux liées à de véritables causes organiques (telle une hernie hiatale), la plupart des reflux sont d'étiologie indéterminée. Or, les RGO sont très fréquents ces dernières décennies alors qu'ils ne l'étaient pas autant auparavant. Par ailleurs, la fréquence des vomissements gravidiques semble avoir suivi un chemin opposé durant la même période, puisqu'elle est très réduite actuellement, ce qui pose bien des questions. Faut-il mettre cette constatation en rapport avec les changements de vie ? En effet, si les mères travaillent plus actuellement, les bébés sont plus soumis au mouvement. Deux constatations semblent être en faveur de cette hypothèse ; elles sont le fruit de ma pratique et ne sont donc pas prouvées pour autant. D'une part, les bébés nés de mères en arrêt de travail bien avant les congés normaux de maternité, semblent bien plus calmes que les bébés nés après un délai court d'arrêt des activités. D'autre part, bien des bébés actifs se posent en quelques mois quand la mère accepte leur tempo (en se mettant entièrement à leur disposition) et finit par pouvoir imposer le sien. C'est aussi ce qui se passe avec ces reflux qui disparaissent dès lors que la mère les accepte et les banalise. En qui concerne les RGO persistants, ils surviennent de manière plus fréquente dans le contexte d'une AMP avec un parcours éprouvant de plus de deux ans ou lorsqu'il y a d'autres « fantômes dans les placards ». Ils se manifestent de manière progressive dès la deuxième semaine de vie en moyenne, puis ils deviennent de plus en plus « parlants », quelle que soit la qualité du soutien ou de l'accompagnement pédiatrique. D'où l'importance de répondre aux inquiétudes des parents en leur faisant comprendre que ce n'est pas une maladie mais un symptôme : les remontées sont la conséquence de mouvements intérieurs qui s'intègrent (ou s'ajoutent) aux mouvements extérieurs du corps (l'agitation). En évaluant la douleur et le plus souvent son absence, en proposant des mesures souvent simples comme surélever le bébé, le garder en position verticale après les tétées, le faire roter quand il est au sein, le pédiatre parvient à rassurer, surtout quand l'examen du bébé permet de dédramatiser. En l'absence de traitement radical, il est d'autant plus important de montrer aux parents que c'est surtout grâce à eux que ces remontées seront mieux supportées : en favorisant le portage et le corps à corps, bébé va se rassurer et s'apaiser quand il a mal. Si les douleurs sont récurrentes le traitement anti-acide s'impose pour améliorer le confort du bébé.

Malheureusement on ne supprime pas un symptôme : quelle que soit l'importance d'un reflux, il résiste en général aux nombreux changements de lait (dans l'hypothèse d'une intolérance aux protéines du lait de vache), ne cède au mieux que quelques jours pour recommencer de plus belle après l'administration d'antiacide ou le changement de pédiatre. Quant aux conseils des copines et aux préconisations d'Internet, elles ne font qu'embrouiller la donne. Le pédiatre aura beau rassurer les parents dans un premier temps en leur montrant la qualité des interactions devant les mouvements harmonieux et le sourire du bébé, il aura bien du mal à cacher par la suite les signes de souffrance du bébé : les poings serrés, une hypertonie segmentaire, une excitabilité excessive et surtout, une impossibilité à obtenir un échange calme en cours d'examen. Faire preuve de rigueur médicale et d'une disponibilité sans réserve, notamment au téléphone, sont les conditions indispensables pour accompagner ces parents en détresse. La fréquence des consultations justifiées ou non (l'inquiétude est une urgence comme une autre), permet d'une part de dédramatiser et, d'autre part, de montrer petit à petit le bébé sous un autre jour.

Au cours du cheminement imposé par un reflux persistant, le pédiatre se doit d'éclairer les parents sur la prise en charge du reflux, de répondre à toutes leurs questions, tout en restant en empathie avec eux. Au moindre faux pas, il n'aura plus leur confiance et gare au piège de la culpabilisation (Israël, 2008a). Plutôt que de les mettre en cause, il vaut mieux les impliquer le plus possible dans les mesures à prendre pour aider leur bébé. Certains parents vont petit à petit trouver le bon rythme, d'autres non. Rares sont cependant les mamans qui réalisent au fur et à mesure des consultations qu'elles auraient besoin d'une autre aide et qu'elles tireraient bénéfice d'une thérapie pour démêler leur vécu, qu'elles évoquent ou pas les « fantômes dans les placards ».

Les « en-je(ux) » du langage de l'éprouvé

Le bébé se construit dans ses éprouvés sensoriels qui lui permettront (ou pas) d'avoir une sécurité de base suffisante pour acquérir son autonomie et affronter le monde. Mis à part la maladie, ses symptômes doivent surtout nous interroger sur un éventuel « mal-être », ce sont des alarmes et non des anomalies. Le plus difficile est de résister à la demande des parents qui veulent les effacer, alors qu'il faut d'abord les accepter. C'est en leur restituant leurs compétences, en les positivant (et non en les critiquant), en leur montrant que le bébé compte avant tout sur eux pour sortir de cette situation, que le pédiatre pourra initier des changements. Inutile, pour ne pas dire dangereux, de tomber dans les interprétations : une mère dépressive est rarement consciente de son état, l'adresser au psy sans lui permettre de réaliser son état de fatigue ou d'exprimer certains problèmes non résolus, c'est courir à l'échec. Les mères n'ont pas besoin de nous pour se sentir coupables, le fait de les désigner du doigt n'arrange rien, elles ne sont pas responsables de leur passé et encore moins du transgénérationnel. D'autre part, certains bébés sont difficiles de leur propre fait, ils peuvent être actifs, excitables, avoir un reflux, sans pour autant incriminer leur environnement. Autant une mère doit être à l'écoute du bébé, autant le pédiatre se doit de l'être avec elle, d'une manière aussi neutre que possible (Israël, 2005b). C'est en l'acceptant telle qu'elle est, qu'il pourra établir un dialogue et peut-être, l'amener ailleurs. En outre, il doit lui donner à voir et à entendre durant l'examen du bébé afin qu'elle puisse (avec le père) voir autrement son bébé, dans sa globalité et non simplement à travers son symptôme : l'aimer pour ce qu'il est, et non pour ce qu'il fait (mal). Le but est d'atténuer ou d'oublier le sens littéral du « rejet » pour ne pas répondre par son propre rejet (Israël, 2006).

Le travail effectué dans les réseaux de périnatalité simplifie la prise en charge quand tous les professionnels impliqués (obstétriciens, sages femmes, puéricultrices, pédiatres et surtout psychologues) œuvrent dans un même objectif : soutenir et accompagner, de la grossesse aux premiers mois de vie du bébé. Grâce à leurs échanges, les situations à risque seront dépistées et l'intervention du psy sera plus facilement acceptée. C'est à ce prix qu'on pourra (peut-être) éviter que s'inscrivent de mauvaises « empreintes sensorielles » (Israël, 2009) qui risquent de générer d'autres symptômes tout au long de l'enfance et de la vie d'adulte. L'histoire ne peut que se répéter si on ne la « travaille » pas. Encore faut-il disposer du temps nécessaire, ce qui n'est guère dans l'ère du temps.

Bibliographie

Bidlowski, M. (1997). La transparence psychique due à la grossesse, *La dette de vie. Itinéraire psychanalytique de la maternité*. Paris : PUF.

Busnel, M.-C. (2010). Le développement de la sensorialité fœtale. In R. Frydman & M. Szejer (Éds.), *La naissance* (p. 633-643). Paris : Albin Michel.

Cambonie, G. (2011). Comment agit le stress sur le fœtus ? In L. Roegers & F. Molénat (Éds.). *Stress et Grossesse, quelle prévention pour quel risque* (p. 55-66). Ramonville-Saint-Agne : Érès.

Chalamel, M.-J. (2009). *Le sommeil de l'enfant*. Issy-les-Moulineaux : Elsevier Masson.

Ciccone, A. & Mellier D., (2007). *Le bébé et le temps*. Paris : Dunod.

Dageville, C. (2011). Protéger la rencontre entre la mère et son nouveau-né, *Spirale*, *59*, 99-115.

Dayan, J. (2002). *Maman, pourquoi tu pleures ? Les désordres émotionnels de la grossesse et de la maternité*. Paris : Odile Jacob.

Didier Jean Jouveau, C., Mac Kenna, J. & Israël, J. (2004). *Comment dorment les bébés : pour ou contre le sommeil partagé*. Paris : Belin.

Dolto, C. (2011). Trente ans d'intranquillité. *Spirale, 57*, 55-59.

Fraiberg, S. (2007). *Fantômes dans la chambre d'enfants*. Paris : PUF.

Fresco, O. (2004). *Entendre la douleur du nouveau-né : aux confins de l'oubli*. Paris : Belin.

Houfflin Debarge, V. (2011). Douleur et analgésie fœtale. *Spirale, 59*, 69-78.

Israël, J. (2005a). Tout ne se joue pas in-utéro pour les bébés agités…, *Spirale, 36*, 101-124.

Israël, J. (2005b). De l'illusion de la maitrise à « l'en-je » de la relation. *Spirale*, *34*, 201-208.

Israël, J. (2006). De ton pédiatre, des mots et des remèdes tu attendras. *Spirale, 39*, 176-182.

Israël, J. (2007a). De l'éprouvette à l'éprouvé. In D. Brun (Éd.), *La place de la vie sexuelle dans la médecine* (9e Colloque de médecine et psychanalyse, Paris, 23-25 mars 2007) (p. 307-325). Paris : Études Freudiennes.

Israël, J. (2007b). L'examen du nouveau-né en toute sérénité. *Spirale, 41*, 106-124.

Israël, J. (2007c). Se présenter, être présent, se surprendre, être surpris. *Enfance majuscule, numéro spécial 87-88-89* : *La bientraitance interrogée*, 119.

Israël J. (2008a). L'autorité médicale face à la « toute puissance » maternelle. *Spirale*, *44*, 144-152.

Israël, J. (2008b). J'ai du mal à le supporter : les contretemps de la relation. *Spirale, 45*, 53-68.

Israël, J. (2009). Les empreintes sensorielles, *Revue des auxiliaires de puériculture, 16*, 25-29.

Israël, J. & Rapoport D. (Éd.). (2011). *Spirale, 57, L'aube des sens 1 :une révolution inachevée.*

Israël, J. (2011a). Enfin père après la naissance, *Enfance Majuscule, 117*, 5-11.

Israël, J. (2011b). *Bébé dis moi pourquoi tu pleures*. Ramonville-Saint-Agne : Érès.

Roegers, L. & Molénat F. (Éd.). (2011). *Stress et grossesse : quelle prévention pour quel risque*. Ramonville-Saint-Agne : Érès.

Schaal, B., Goubet N. & Delaunay-El-Allam, M. (2010). Concordances et discordances entre sensorialité et écologie néonatales : attentes sensorielles et réponses adaptatives chez l'enfant prématuré. In D. Mellier (Éd.). *Le développement des enfants nés prématurément* (p. 29-56). Marseille : Solal.

Stern D. N. (1999). *Le monde interpersonnel du nourrisson*. Paris : PUF, 3e éd.

Van den Bergh Béa, R. H. (2011). L'exposition prénatale au stress maternel associée à des altérations neuro-développementales ? In L. Roegers & F. Molénat (Éds.). *Stress et Grossesse, quelle prévention pour quel risque* (p. 67-81). Ramonville-Saint-Agne : Érès.

Winnicott D. (1969). L'angoisse associée à l'insécurité. In *De la pédiatrie à la psychanalyse*. Paris : Payot (Première publication 1952)

Résumé. La sensorialité du nouveau-né est très performante et lui permet de construire son moi dans la sécurité affective de la relation grâce à ses attentes sensorielles. Il ressent si sa mère est ou non disponible. Or, après un long parcours d'infertilité, sa mère est parasitée par ses difficultés et il réagit en lançant des appels. À travers ses pleurs, son langage du corps, le bébé exprime son mal-être. Ses troubles du sommeil et ses symptômes, tels le reflux gastro-œsophagien, ne sont que la traduction d'une désorganisation interne et externe.

Mots clés. Sensorialité, mal-être, pleurs, langage du corps, reflux gastro-œsophagien.

Abstract. The sensorial status of a newborn baby is very effective; his sensorial expectations enable him to build his "self" through the affective security provided by relationship. He can sense his mother's true intentions to him. When having gone through a long period of infertility, the mother is emotionally marked by this period of her life. The baby feels those emotions and expresses his ill-being through cries and body movements. Sleep disorder and other symptoms such as gastro-esophagus reflux, are merely the expression of internal and external disorganization.

Keywords. Sensorial perception, ill-being, cries, body language, gastro-esophagus reflux.

Critères physiopathologiques et psychopathologiques dans l'étiologie du surplus d'excitation chez le nourrisson

Irit Abramson *

Le rapport entre la désorganisation somatique et l'échec de l'élaboration mentale est la conception théorique maîtresse de l'Institut de psychosomatique (Marty, 1990), mais elle doit, dans les formes cliniques les plus précoces, être mise en relation avec la vulnérabilité fonctionnelle du nourrisson aux surcharges d'excitation. Induites ou insuffisamment prises en charge par l'entourage, ces surcharges peuvent entraîner la défaillance des systèmes de protection intrapsychique et conduire rapidement à leur décharge dans le soma (Spitz, 1957/1968, p. 167 ; Kreisler, 1985/1995, p. 2018). Toutefois, il est difficile de préciser la nature quantitative ou qualitative du symptôme. Comme le souligne Kreisler (1985/1995, p. 2031), le cri incessant, que seul la succion apaise, peut révéler une puissante défense autoérotique mais aussi une souffrance viscérale, liée à des crises spasmodiques de l'intestin.

Il n'existe effectivement pas de division, au sens mathématique, entre la perception consciente du manque et la réaction physique à une sensation pénible. L'intensité de la résistance psychique primaire aux perceptions désagréables et l'amplitude du potentiel de sensibilité des récepteurs sensitifs (systèmes sensitifs) relèvent de gradients aléatoires entre l'activité mentale qui commence à s'organiser en système de

*. Psychologue, psychanalyste, Université Paris 13, Sorbonne Paris Cité, UTRPP, Service de pédiatrie du nourrisson de l'Hôpital de Pontoise. Courriel : irit.abramson@free.fr.

pare-excitation et l'état de vigilance réflexe. Il est cependant difficile de savoir quand commence et se termine un système donné. Les voies nerveuses qui orchestrent les différents systèmes sensitifs et les aires cérébrales responsables de l'attention et de la mémoire sont si étroitement interconnectées que l'on ne peut évoquer qu'un rapport de proportion entre les différents systèmes, relativement aux possibilités d'intégration des informations extérieures.

Des facteurs comme les émotions, l'expérience et l'environnement peuvent influencer la correspondance mnésique entre les perceptions, mais elles peuvent aussi provoquer des sensations conscientes sans liaisons entre elles, c'est-à-dire des perceptions primaires inductrices de réactions réflexes excitatrices. En outre, le degré de chevauchement des processus mnésiques et réflexes est considérable, si bien qu'une forte excitation peut rendre inopérantes des correspondances déjà existantes entre les perceptions.

Le risque d'automatisme des défenses organiques repose précisément sur ce phénomène caractéristique de l'organisation psychosomatique du nourrisson : lorsque la valeur significative inductrice des informations lui parvenant est contradictoire ou excède les capacités de régulation de l'organisme, elles ne peuvent être intégrées simultanément. Les perceptions étant alors limitées à leur fonction unitaire primaire (ou partielle), elles facilitent le déclenchement de défenses réflexes. Toutefois, la dynamique des séquences fonctionnelles, émotionnelles et mnésiques faisant la condition de cette décharge mécanique des excitations n'a pas encore reçu d'explication complète.

En conséquence, après un premier volet consacré à la physiologie de l'excitation, nous accorderons un intérêt particulier à l'implication des systèmes cérébraux de l'émotion dans le développement des expériences intrapsychiques et dans le défaut de coordination entre les stimuli sensoriels et les différents appareils fonctionnels.

Approche physiologique et psychanalytique de l'excitation

Si l'on veut se représenter l'enchaînement des processus physiologiques et mentaux aboutissant au désordre fonctionnel, il nous faut, en premier lieu, expliquer ce que désigne la notion d'excitation dans le vocabulaire de la physiologie et de la psychanalyse.

Selon l'approche neuroscientifique, le phénomène anatomique d'excitabilité correspond aux potentiels d'action nerveux sur des récepteurs sensitifs aboutissant à une réaction motrice, ou à une réponse du système nerveux autonome, ou à une perception tactile, thermique, douloureuse, ou à la perception de la position des membres du corps. Pour la psychanalyse, l'excitation est corrélative de l'investissement du souvenir qui permet sa décharge (Freud, 1895/1956, p. 340). Schématiquement, le premier phénomène est engendré par l'amplitude des excitations, alors que le second dépend de leur fréquence et des correspondances mnésiques entre les sensations qu'elles créent. De fait, l'excitabilité des voies sensitives et l'état d'excitation qui en découle présentent des différences majeures selon que l'on se réfère au principe homéostatique réflexe ou à l'expression tensionnelle de l'excitation mentale. On parlera tantôt d'excitabilité des fibres nerveuses réceptrices des organes, en référence aux mécanismes physiologiques réflexes, tantôt d'excitation mentale en tant que source potentielle d'investissement psychique du souvenir de sensations de décharge, en référence aux mécanismes psychiques.

Bien que dans son usage actuel, le terme « investissement » recouvre plus une opération psychique qu'un mécanisme physiologique, on le retrouve néanmoins, dans la clinique psychosomatique du nourrisson, associé à la notion d'excitation, en tant que remède aux tensions qui la génèrent : l'infiltration des fonctions vitales par l'investissement affectif favorise le maintien de l'homéostasie (Kreisler, 1985/1995, p. 2017). Les pathologies fonctionnelles décrites par Kreisler résultent d'un défaut de pare-excitation maternel ou d'excitations induites par l'instabilité de l'investissement maternel des besoins du nourrisson. Toutefois, l'articulation dialectique entre l'excitation et l'investissement maternel ne constitue pas une explication suffisante des facteurs inducteurs de dérégulations fonctionnelles.

Il est donc utile de compléter cette approche en apportant des précisions sur la nature et la fonction de l'excitation dans le déclenchement des réponses homéostatiques réflexes, mais aussi dans l'activation des réponses émotionnelles qui ont, pour leur part, une influence directe sur les processus attentionnels, et en particulier, sur l'investissement du souvenir des expériences.

Définir la notion d'excitation et identifier les facteurs distinctifs impliqués dans ses modes de décharge, physique et/ou psychique, peut contribuer à éviter une nosologie d'exclusion selon laquelle le désordre fonctionnel correspondrait à une insuffisance de l'investissement, voire à son retrait pur et simple.

Physiologie de l'excitation

L'excitation est une notion assez large dont les diverses composantes relèvent de causes différentes les unes des autres. Il faut donc s'entendre sur le sens de ce mot qui sert à désigner, d'une part, un mécanisme physiologique, et d'autre part, son expression visible.

Le mécanisme physiologique du phénomène d'excitabilité est un processus de régulation des déséquilibres de l'organisme sous contrôle du système nerveux central. Il est engendré par différentes phases de transmission des informations provenant de l'environnement interne (somatique) ou externe. Les informations sont d'abord transmises par les fibres nerveuses du système nerveux périphérique jusque dans le cortex cérébral où se détermine leur degré d'excitabilité, et à partir duquel s'initialisent les commandes de déclenchement de régulation homéostatique et/ou de réaction motrice, c'est-à-dire le couplage excitation-contraction (Widmaier, Raff & Strang, 2009).

Anatomiquement, l'excitation n'appartient donc pas à un système de régulation cérébral ou somatique indépendant, mais a une influence directe sur l'augmentation de la sensibilité (hypersensibilité) des récepteurs des fibres somatiques ou viscérales. Schématiquement, l'excitation se comporte comme un système de réglage entre les informations sensitives entrantes et les mécanismes purement physiques qu'elle engendre (excitation musculaire et/ou réponse végétative).

L'expression visible de l'excitation n'est en réalité qu'une des séquences de la chaîne de traitement des déséquilibres provoqués par un agent externe ou interne. Caractérisée par l'agitation motrice et la contraction musculaire, elle est également l'une des manifestations de l'innervation viscérale. Par exemple, le cri et l'agitation du nourrisson affamé, qui sont de l'ordre de la réaction tonique, résultent de deux phénomènes volontaire et involontaire : une manifestation physique de contraction, et une réaction végétative qui se traduit par une augmentation de la sudation et l'érythème.

Les manifestations externes de l'excitation ne reflètent donc que de façon subjective l'influence de l'environnement sur les réponses végétatives de l'organisme telles que l'augmentation de la fréquence cardiaque, de la pression artérielle et du débit sanguin. Ces phénomènes physiologiques, qui sont des mécanismes de défense réflexes induits par l'excitation, constituent la face cachée du traitement des stimulations. Ils ne comptent parmi les éléments cliniques observables qu'à partir du moment où leur activation continue devient agent de déséquilibre fonctionnel. Pour ainsi dire, ils obéissent à une règle proportionnelle : tant qu'ils ne sont pas exagérément sollicités, ils participent au bon déroulement de la structure réflexe homéostatique.

L'excitation : une adaptation physique à l'environnement et une expérience perceptive

Il est important d'attirer l'attention sur le fait que le phénomène d'excitation est essentiel dans le développement des relations physiques avec l'environnement puisqu'il est une première forme de réaction aux stimuli : il est une adaptation physique à l'état de tension de l'organisme lorsque celui-ci rencontre un obstacle à son équilibre, mais aussi une expérience perceptive qui englobe des qualités émotionnelles telles que le plaisir et le déplaisir. Par conséquent, et excepté dans les cas d'anomalie ou de lésion cérébrale, l'excitation du nourrisson ne constitue pas un phénomène pathologique car elle fait partie intégrante des rythmes biologiques. Elle est constitutive des réponses fonctionnelles réflexes, mais également de la tonicité qui joue un rôle capital dans le développement des premières modalités expressives (Wallon, 1941/2002, p. 66-73).

Dans une faible proportion, l'hypertonicité constitutionnelle que présentent certains nourrissons peut majorer la réaction d'excitation aux tensions et le besoin de décharge. Le besoin accru de décharge se traduit par une augmentation des pleurs et de l'agitation, ainsi que par une activité de nourrissage exagérée pouvant engendrer une surcharge de l'appareil digestif à l'origine de la fameuse colique des trois premiers mois décrite par Spitz et ses prédécesseurs (Levin & Bell, 1950 ; Spitz, 1957), ou encore, exceptionnellement, à l'origine de vomissements mécaniques pouvant entraîner une stagnation pondérale similaire à celle provoquée par une allergie aux protéines du lait de vache.

Dans des conditions environnementales adaptées, cependant, les perturbations physiologiques qui résultent d'une décharge insuffisante des tensions par les activités fonctionnelles réflexes sont transitoires et n'ont pas de conséquence sur l'équilibre physiologique du deuxième trimestre. Par contre, c'est lorsque l'environnement ne joue pas son rôle de régulateur mais induit, au contraire, de nouvelles excitations, que la réaction tonique initiale, commandée par l'émotion, peut devenir secondairement un phénomène chronique et avoir des répercussions durables sur l'activité fonctionnelle.

Physiopathologie de l'excitation

L'excitation chronique est, par définition, une adaptation pathologique de l'organisme aux facteurs externes. Induite par un accroissement des mécanismes réflexes de régulation, elle consiste en une activation persistante des processus normalement engagés de façon temporaire dans la lutte de l'organisme contre les dangers externes. Les pathologies fonctionnelles du nourrisson en sont la conséquence directe : au lieu de servir au rééquilibrage des besoins, l'activité des organes est au service exclusif du rééquilibrage des tensions, mais, dans la majorité des cas, sans notion de perte d'homéostasie des autres systèmes de l'organisme.

Cette absence d'unité entre le déroulement et des activités défensives réflexes fonctionnelles est une condition caractéristique du désordre psychosomatique puisqu'il n'y a pas de lésion associée. Dans les troubles de l'oralité, par exemple, l'inhibition des organes fonctionnels impliqués dans la fonction nutritive du nourrisson est dérivée d'un accroissement de l'excitation sur laquelle la mobilisation musculaire généralisée a une action plus sédative que la succion. Excepté dans certaines formes gravissimes de désorganisation psychosomatique, la structure anatomique de l'organe n'est pas changée. Comme l'illustre la clinique du surplus d'excitation, seules la coordination et l'intensité de ses fonctions sont perturbées (Alexander, 1952/1970, p. 31).

Les formes cliniques du surplus d'excitation

Le surplus d'excitation, caractéristique des pathologies aiguës, se décline dans les formes suivantes :

Une hypervigilance musculaire qui se traduit par une augmentation de la vitesse de contraction du corps entier, et qui a pour conséquence une réciprocité anarchique entre les réponses anticipées d'orientation vers le sein ou la tétine et les réponses motrices anticipées à la prise. Par exemple, le nourrisson agite la tête en tous sens et déploie de grands efforts pour aller en direction du mamelon mais ne parvient pas à le mettre en bouche.

Une modification du tonus postural (de type hypotensif ou hypertensif) évoluant de la raideur à l'hypotonie. Dans les formes simples, l'hyper ou l'hypotonie sont révélatrices de rythmes de soins inadéquats, respectivement marqués par l'excès ou le manque de stimulations. Indicatrice d'une systématisation de la réponse physique, cette rupture d'équilibre de l'activité tonique peut également constituer un signe, parmi d'autres, d'entrée dans la dépression anaclitique (Spitz, 1957 ; Kreisler, 1974). Dans les formes aiguës, l'hypotonie est cependant longtemps le seul symptôme comme, ainsi que le décrit Porte (1988), dans une forme d'autisme précoce à prédominance motrice.

Une passivité anormale des membres inférieurs, dont on peut faire une évaluation clinique à partir de la « manœuvre du ballant » d'André Thomas : si l'on place le pied du nourrisson en hyperflexion dorsale, le mouvement de retour du pied n'a pas l'amplitude symétrique d'une passivité normale. Il donne cette impression caractéristique d'être freiné, en fin de course, par l'appareil ostéo-ligamentaire (Thomas, 1963).

L'alternance entre les états d'hypertonicité et de passivité est caractéristique du cercle vicieux s'installant, pendant les premières semaines de vie, entre un état perpétuel de préparation de l'organisme (augmentation de la tonicité musculaire) aux réponses instables ou inadaptées d'un environnement, et une diminution de l'activité dirigée.

Il peut en résulter des désordres fonctionnels marqués par une hyperréactivité primaire (réflexe) et un faible développement de la valeur expressive du mouvement tonique, comme dans le cas du mérycisme ou des vomissements fonctionnels (Kreisler, 1985/1995, p. 2073-2079). Dans leur forme aiguë, ces dysfonctionnements s'étendent à l'ensemble des mécanismes physiologiques de base et se caractérisent par l'absence de réactivité motrice aux stimulations relationnelles, comme le syndrome d'hypersomnie, de manque d'appétit et d'inactivité générale de nourrissons recevant des soins maternels réduits à l'exécution directe et aberrante d'une pensée opératoire (absence d'élaboration mentale) (Marty & M'Uzan, 1963).

Ces pathologies consécutives au surplus d'excitation ne sont, en effet, pas toutes caractérisées par l'hypertonicité. À l'augmentation du tonus musculaire des premiers mois (aisément attribuée à des coliques) peut succéder une diminution, voire un effondrement du tonus qui coïncide, chez le nourrisson, avec un effacement des conduites interactives et de recherche de satisfactions : un syndrome d'expression physique dominante, sans valeur libidinale, que M. Porte et J.-M. Porte désignent comme « rupture de l'expression affective » (M. Porte & J. M. Porte, 1990).

Certaines hypotonies majeures du nouveau-né, non liées à une pathologie infectieuse néonatale, ni à une atteinte neurologique ou musculaire organique, peuvent survenir dans le contexte d'un abandonnisme carentiel (Spitz, 1957/1968, p. 206-225). Survenant d'emblée, sur un versant dysharmonique, ou sur un mode progressif et réactionnel à un état de souffrance, l'hypotonie implique parfois la perte d'homéostasie des autres systèmes de l'organisme. L'effondrement en cascade des capacités fonctionnelles vitales peut, comme le souligne Léon Kreisler, exacerber les effets dysfonctionnels d'une expérience émotionnelle particulièrement intense (Kreisler, 1985/1995 ; Misès, 1990). À la disparition de la recherche de satisfactions orales peuvent, en effet, succéder une dénutrition inquiétante, et une stagnation de la croissance. Dans ces tableaux d'évolution positive, dès lors que l'enfant est pris en charge médicalement, les phénomènes de surplus d'excitation préexistant à l'inertie sont parfois spectaculaires, similaires, par l'intensité des cris et l'hyperréactivité au moindre contact, à l'expression d'une souffrance physique aiguë. Mais le plus souvent, l'état hypertonique diffus et atypique de départ (réflexes à peine vifs, examen neurologique normal) est rapidement masqué par les modifications secondaires qui résultent de l'activation persistante du système autonome (effondrement du tonus postural, hypotonie massive et refus alimentaire persistant).

Les hypotonies du deuxième semestre, au pronostic plus favorable, révèlent ce phénomène chronique de régulation biologique des tensions : la passivité à l'égard de l'environnement traduit l'absence de coordination consciente entre les sensations et l'activation de l'appareil musculaire, ce que l'on peut considérer comme un obstacle à la transformation de l'activité motrice en éléments de langage. Ce phénomène est caractéristique de l'installation d'une économie psychosomatique : au lieu de servir la maturation fonctionnelle, le rapport physiologique entre l'émotion et le tonus reste soustrait à l'automatisme de l'activité viscérale. Pour ainsi dire, le système végétatif prend le dessus.

Une acuité sensitive accrue qui vient s'ajouter au tableau d'alternance entre les états d'hypertonicité réflexe et de passivité. Par exemple, la sollicitation visuelle et verbale d'une personne étrangère provoque, chez le nourrisson hypotonique, une réaction immédiate de détournement conjointe de la tête et du torse, sans recherche d'un lien visuel avec le parent présent. L'épreuve de rencontre avec l'étranger, qui est normalement suivie d'une période d'attention visuelle de quelques secondes, déclenche ici une hypertonicité axiale immédiate et similaire à la réaction réflexe à la douleur. L'absence de délai entre la stimulation et la réponse indique, en outre, le support fragile de la mentalisation lors de la confrontation aux événements inattendus. Cette réactivité accrue par l'excitation réflexe a comme conséquence la plus sérieuse de figer les expériences fonctionnelles d'échanges en expériences d'états (interro ou proprioceptifs).

Valeur diagnostique des données quantitatives et chronologiques de l'excitation

Tantôt constitutive du versant hypertonique, tantôt inapparente et constitutive du versant hypotonique, l'hyperréactivité somatique a la particularité de ne pas être associée à une pathologie spécifique. Les diversités cliniques observées sont, en effet, étroitement liées à la variabilité des facteurs biologiques, neurophysiologiques et environnementaux impliqués précocement dans le mode de régulation des tensions. En atteste l'analyse complexe des résultats des recherches actuelles sur la cause ou l'effet des mécanismes physiologiques et des événements relationnels.

L'étude neurobiologique de nourrissons présentant un attachement dit « désorganisé » indique, par exemple, une hyperactivité corticotrope à la séparation (Gunnar *et al.*, 1989 ; Mazet, 2003). Des réactions similaires ont été observées chez des nourrissons dont la mère a présenté un état dysphorique à la naissance, c'est-à-dire avant tout interaction significative (Bailly, Olivier & Faessel, 2002). Interactions biologiques fœto-maternelles ou troubles des interactions postnatales ? La question reste en débat dans la mesure où la corrélation entre l'environnement et les mécanismes biologiques n'est pas toujours significative : certaines manifestations de l'excitation sont d'importance dominante, touchant électivement un organe (le tractus digestif, par exemple, dans la régurgitation active avec rumination du mérycisme), tandis que d'autres pourront s'exprimer sous la forme d'une réaction neurologique exacerbée, comme la passivité musculaire (l'hypotonie) dans la dépression du nourrisson (Salbreux, 1985/1995). L'utilisation diagnostique des critères quantitatifs et chronologiques de l'excitation implique, en conséquence, de prendre en compte diverses conditions générales :

La quantification du surplus d'excitation est délicate. Elle doit donc être établie avec prudence car ses manifestations sont d'expression variable : tantôt globales (comme l'hypertonie ou l'hypersomnie réactionnelles), tantôt sélectives (comme le mérycisme), elles attestent de mécanismes physiques générateurs d'une désorganisation fonctionnelle qui, parfois, occupe le devant de la scène. Les caractéristiques physiques et développementales propres au nourrisson sont des variables qui, tout comme les désordres de la relation, peuvent induire des tableaux d'excitation atypiques (Anders & Emde, 1986). Une seule condition comme la prématurité, est une situation dont la répercussion psychologique sur les parents peut devenir un facteur de diversité pathogénique (Kreisler, 1985/1995, p. 1966).

La précision chronologique de l'éclosion du surplus d'excitation est une donnée aussi importante que difficile à établir. Excepté dans des conditions expérimentales spécifiques, l'impact du surplus d'excitation sur les composants réflexes homéostatiques ne peut faire l'objet d'une mesure physique précise. Cela signifie qu'il est difficile d'établir une limite franche entre le moment où l'émotion induit une exagération temporaire de l'excitation, et le moment où l'excitation atteint le seuil d'intensité à partir duquel l'activation du système limbique par l'émotion devient constante et déclenche une modification des réponses hormonales et comportementales. Au départ, le cri étant l'expression dominante du malaise, c'est généralement sa fréquence et son intensité qui permettent d'envisager une excitation chronique avec, au début du quatrième mois, l'apparition de désordres fonctionnels caractéristiques des pathologies tensionnelles. Les pleurs du premier trimestre, disparaissent, en effet, laissant place à un trouble fonctionnel plus spécifique, plutôt localisé dans une zone perceptive unique (gastro-intestinale, orale, visuelle ou tactile) et ayant, dans la terminologie parentale, une visée nettement relationnelle (par exemple, dans un cas de mérycisme : « Après que je lui ai donné son biberon, il crache », ou dans un cas d'hyperexcitation et troubles du sommeil : « Quand je le prends dans mes bras, il refuse »).

Du point de vue psychopathologique, on ne peut isoler le désordre physiologique et les troubles de la relation dans la mesure où le début des troubles se caractérise souvent par des tableaux cliniques mixtes dans lesquels l'immaturité fonctionnelle renforce la réactivité somatique à l'environnement. On peut cependant évoquer un surplus d'excitation si l'observation clinique révèle, de façon systématique, un lien entre l'abandon de l'activité volontaire dirigée (comme la recherche de contact visuel ou moteur) et l'apparition simultanée d'une réaction maximale d'excitabilité musculaire aux stimulations sensorielles (comme le mouvement de flexion réflexe des poignets, avec tremblements et rougeurs associés). Bien sûr, la décharge des excitations étant, chez le nourrisson, pratiquement exclusivement motrice, il faut se garder d'interpréter l'augmentation des réponses réflexes comme l'effet d'une activation généralisée et chronique des systèmes autonome et somatique. C'est plutôt la systématisation de ces réponses réflexes, même au cours des premières semaines de vie, qui permet d'évoquer l'ingérence de la réactivité somatique au cours de la mise en place des premiers comportements expressifs.

Du point de vue physiopathologique, seule la perte d'homéostasie d'un système fonctionnel (comme le sommeil ou l'appétit) permet, finalement, de repérer le glissement de la régulation réflexe locale à une prépondérance de l'activité végétative, et d'envisager une désorganisation psychosomatique.

Enfin, la valeur diagnostique des signes de surplus d'excitation est relative à l'ensemble des facteurs organiques et interactifs inclus dans le développement du nourrisson. Pendant le premier trimestre, les réactions toniques réflexes et les premières expressions émotives sont intimement liées. Les unes se terminent dans les autres, mais peuvent aussi se compenser les unes les autres : le mouvement réflexe peut se déployer graduellement en un mouvement intentionnel, tandis qu'à l'occasion d'une rupture d'équilibre, il peut reprendre un aspect de tonicité statique non organisée. Les données cliniques recueillies ne constituent qu'un axe directeur du mode de défense du nourrisson dans son environnement. Elles permettent une appréciation quantitative des défenses régulatrices de l'équilibre homéostatique et apportent des indications sur la présence de facteurs psychogènes dans l'éclosion d'une pathologie psychosomatique, mais elles ne peuvent pas être utilisées comme modèle causal. Compte tenu de l'extrême variabilité des facteurs somatiques et émotionnels d'un cas à l'autre, la détermination étiologique du surplus d'excitation dans la pathologie psychosomatique relève d'une appréciation des conditions d'excitabilité individuelles (comme l'hypertonicité congénitale) et induites par l'environnement.

Exploration clinique de la forme simple et aiguë du surplus d'excitation du premier trimestre

La colique du nourrisson, qui se manifeste par des cris excessifs et un inconfort d'apparence généralisé, est l'expression la plus précoce de l'impact fonctionnel du surplus d'excitation. Marquée par une sensibilité algique significative, elle survient dans un contexte relationnel particulièrement anxieux et surprotecteur, et disparaît spontanément vers la fin du troisième mois (Spock, 1944 ; Spitz, 1957 ; Kreisler, 1985/1995).

L'évolution pathologique du surplus d'excitation à l'origine de ce syndrome, normalement sans conséquence, frappe électivement les enfants recevant des soins et des stimulations inadaptées (par exemple, des prises alimentaires excédant leurs capacités digestives), et dont la visée inconsciente est nettement antidépressive pour la mère. Dans certains cas d'interactions pathogènes où le nourrisson est stimulé de façon excessive et anarchique, le trouble initial s'avère parfois être la forme primaire d'une pathologie chronique orale ou digestive : les tensions à l'origine de la colique se révèlent être le point nodal d'un état d'excitation devenant progressivement chronique et responsable d'une véritable désorganisation fonctionnelle (Kreisler, 1985/1995, p. 2065).

L'appréciation clinique du passage de la forme simple à la forme aiguë de l'état d'excitation dépend de la durée et de l'intensité des troubles qui, au départ, ne se différencient pas de la colique du soir. Le caractère pathogène du surplus d'excitation apparaît dans la réaction d'agitation immédiate et de pleurs rapidement intenses à la moindre stimulation cutanée, ainsi qu'aux bruits et tonalités de voix inhabituelles. Les cris paroxystiques atteignent, en l'espace de quelques semaines, une fréquence et une tonalité douloureuse qui dépassent largement les manifestations ponctuelles de la colique. Le caractère fréquent et très douloureux des spasmes intestinaux, ainsi que l'effet sédatif des gaz peuvent alors évoquer la présence d'une hypertonie musculaire responsable d'un hyperpéristaltisme colique, ce que confirme l'action rapidement positive du fractionnement des apports alimentaires sur l'activité digestive.

Le caractère anarchique des prises alimentaires aussi réduites que rapprochées chez le bébé nourri « à la demande » et sans respect d'un temps digestif minimum intervient souvent de manière évidente dans l'installation des troubles. Du fait de la concentration d'acide sécrété par l'estomac, l'inconfort abdominal n'est soulagé que très temporairement par la succion qui n'est, pour ainsi dire, qu'un anesthésique temporaire. Mais le rythme des tétées n'explique pas à lui seul la résistance de ce syndrome digestif. L'irrégularité des stimulations tactiles et sonores, ainsi que le non-respect du rythme de sommeil de l'enfant, constituent une source d'excitation permanente qui peut faire basculer les réactions d'hypertonie musculaire en un état d'inconfort viscéral. Dans ce cas, l'intensité particulièrement marquée de l'excitation en dehors des crises habituelles de la fin de journée reflète un état de malaise critique dont la résolution est souvent lente.

L'évolution de la forme simple du surplus d'excitation en une désorganisation plus sévère (forme aiguë) survient dans un contexte interactif particulièrement instable (Spitz, 1957) et se présente, dans sa forme biologique, par une augmentation du cortisol salivaire significativement plus élevée au stress de la séparation (Gunnar *et al.*, 1989). Comme chez l'animal, les nourrissons continuellement exposés à des situations imprévisibles ou à des soins discontinus développent une hypersensibilité aux stimuli menaçants, ce qui entraîne une hyperactivité corticotrope et une hyperactivité noradrénergique centrale (Bailly *et al.*, 2002). Bien que les perturbations de l'axe corticotrope ne puissent résumer l'ensemble des mécanismes d'hyperexcitabilité du nourrisson, elles en illustrent le processus : le prolongement de l'excitation peut renforcer son effet. Cela signifie qu'au lieu d'être limité au processus de rétablissement de l'homéostasie, l'activité excitatrice devient une modalité adaptative à tout nouveau signal sensoriel.

Cette systématisation de l'antagonisme entre l'attention aux signaux extérieurs et les excitations somatiques se traduit, au plan qualitatif, par une disparition frappante de l'expressivité émotionnelle. L'absence de sourire, la fixité du regard et la rareté des gestes dirigés donnent un tableau d'hypervigilance et de tension émotionnelle continue. Au plan quantitatif, apparaît une augmentation des réactions d'alarme de l'organisme (par exemple, sous la forme d'une insomnie grave). Cela signifie que la réactivité du nourrisson ne se limite pas à un signal de détresse ponctuel et localisé : l'adaptation constante aux modifications de l'environnement entraîne une activation systématique des réactions d'alarme. C'est pourquoi, bien que ces modifications n'aient pas toutes un caractère agressif, elles sont traitées globalement comme des stimuli aversifs.

Déductions sur le rôle de la mémoire procédurale dans la réplique de l'organisme aux stimulations

Hormis quelques exceptions, comme les cas d'anomalies organiques (par exemple, la dysplasie luxante de la hanche, la fracture de la clavicule, ou encore l'intolérance au lactose) qui peuvent entraîner des douleurs, la réplique amplifiée de l'organisme aux stimulations se traduit par une hypersensibilité algique au retentissement psychosomatique manifeste.

Au plan physique, la rythmicité spasmodique induite par la douleur constitue un barrage mécanique à la rythmicité fonctionnelle.

Au plan cérébral, elle devient un facteur d'interférence à la reconnaissance des sensations (buccales, tactiles et olfactives) déclenchées par les activités fonctionnelles. L'induction exagérée des séquences de réglage homéostatiques (réflexes) ayant des effets divergents transforme les séquences relationnelles reconnaissables en expériences inconnues (Abramson, 2009, p. 211).

Cet enchaînement constitue l'essence de la vulnérabilité psychosomatique du nourrisson car il empêche l'expérience satisfaisante mémorisée de jouer son rôle de filtre des tensions internes. Le système de la mémoire procédurale qui est impliqué dans ces premiers états subjectifs du bébé devient vecteur d'une autorégulation biologique dominante. Les voies nerveuses de la douleur responsables de l'excitabilité musculaire générale poursuivent, pour ainsi dire, un objectif contraire à celui de l'activité nerveuse qui intervient dans la reconnaissance des informations locales. Ces traitements parallèles des informations ont une incidence sur la finalité évolutive et interactive de l'activité fonctionnelle : au lieu de devenir une condition de discrimination des sensations habituelles, elle devient une condition de détection d'un danger.

L'observation directe du nourrisson chez lequel l'excitation atteint rapidement un seuil critique est hautement suggestive de ce fonctionnement antagoniste des systèmes de réglage physiques et cérébraux :

- L'activité réflexe de succion s'apparente à un processus de détection d'un stimulus douloureux. Le temps de latence entre le stimulus et la réactivité est quasiment nul.
- La crispation du visage et les cris évoquent immédiatement une souffrance physique. Le bercement prolongé ne lui permet de retrouver une disposition au nourrissage que de courte durée.

D'évidence, le comportement appétitif s'associe difficilement à l'activité fonctionnelle consommatoire automatique. Le déclenchement quasiment réflexe des cris empêche la convergence entre les sensations de prise en bouche et les sensations de détente (par la satiété) : à peine saisie, la tétine est lâchée. La présentation du biberon déclenche alors plus d'efforts fébriles pour la retrouver que de mouvements réflexes de déglutition.

La dominance des défenses physiologiques réflexes par rapport à l'activité fonctionnelle réflexe est, finalement, un indicateur diagnostic parmi les plus sensibles du surplus d'excitation : l'état de vigilance favorisant normalement l'habituation devient une condition de renouvellement de l'excitation. Cependant, il n'y a pas lieu d'isoler ce mode de régulation biologique des excitations du contexte interactif dans lequel elles se déploient. L'hyperréactivité aux stimuli externes est un phénomène d'amplitude variable dans lequel l'émotion semble intervenir de manière fondamentale puisqu'elle peut, en tant que réponse physique à ces stimuli, engendrer une sensation nouvelle et, par conséquent, provoquer une distorsion des perceptions reconnaissables (Abramson, 2013). Cela signifie qu'au lieu de renforcer le souvenir des expériences conscientes, l'émotion peut devenir une source d'excitabilité somatique.

Ce phénomène a, sans doute, un impact sur la fixité du mode de résolution des tensions car, dans la mesure où il mobilise des systèmes de contrôle mécaniques (involontaires), il perturbe la liaison entre la conscience des sensations de frustration et l'activité de conscience qui permettrait de s'y opposer fantasmatiquement. La recherche de satisfactions, silencieuse, est résolue physiologiquement. Bien que l'on ne puisse assigner un syndrome ultérieur précis à cette absence de comportements d'insistance, on peut néanmoins évoquer une articulation non résolue entre l'excitant et le désirable.

Compte tenu de l'absence de séparation fonctionnelle entre les systèmes moteurs et sensitifs, un excès d'informations sensitives aura, en effet, tendance à modifier les mouvements en réponse à ces nouvelles situations et, par conséquent, à freiner les associations cognitives entre les informations mémorisées (Widmaier, Raff & Strang, 2009, p. 346). En raison de cela, l'activité fonctionnelle est maintenue à l'état de séquences rythmiques primaires (de type contraction-relâchement), et ne s'organise en action défensive ou revendicatrice que de façon épisodique, et dans des circonstances propices.

> *Prenons l'exemple d'un nourrisson anorexique âgé de 8 mois, déployant de grands efforts pour atteindre un objet, mais ayant les bras entravés par son père de façon systématique. Au bout de quelques minutes, son regard devient vague. Il abandonne son but et, sans délai, émet des raclements de gorge d'une fréquence correspondante à son rythme respiratoire. Lorsque son père relâche son emprise physique sur lui, le phénomène s'inverse : la disparition des bruits de gorge coïncide avec l'apparition d'un mouvement vers l'objet qui avait, au départ, suscité sa convoitise.*

Cet enchaînement permet de soutenir l'hypothèse d'une polyvalence de la fonction motrice : lorsque le geste suscité par une occasion coïncide avec un freinage mécanique de l'excitation, il perd son motif et son expressivité. La répétition motrice qui est ramenée à une activité musculaire automatique prend, pour ainsi dire, la place de la remémoration.

On ne peut, cependant, réduire ce phénomène de contrôle mécanique des excitations à une insuffisance de l'investissement psychique. Rien ne serait, en effet, plus difficile à justifier qu'une reconversion de la mobilisation mentale en déséquilibre fonctionnel. Sans doute, serait-il plus juste de raisonner en termes d'inhibitions réciproques entre l'hyperexcitabilité réflexe aux états de tension et l'investissement du souvenir qui, normalement, joue comme filtre de ces expériences d'état.

En résumé

La spécificité de l'excitation est de ne pas être induite par un agent unique. Si elle prend sa source dans les tensions de l'organisme, son amplitude dépend de la réaction émotionnelle aux stimuli extérieurs. Elle est donc le produit des deux circuits somatique et cérébral de traitement des informations, bien qu'à la manière d'une boucle nerveuse, ces constituants de l'excitation se combinent dans un temps très court et forment, pour ainsi dire, un même événement. En outre, ils empruntent des voies de décharge motrices et viscérales communes. De ce fait, on considère que la réaction d'agitation du nouveau-né aux tensions procède d'activités physique et cérébrale indifférenciées.

Il résulte de ces considérations que la notion d'excitation implique tant sa valeur physique que ses modalités expressives. C'est pourquoi, dans la littérature psychosomatique, elle se voit attribuer un rôle déterminant dans le déséquilibre fonctionnel, bien qu'elle ne soit qu'un des éléments de la chaîne du processus hiérarchisé de traitement des stimuli. Comme nous l'avons vu, l'excitation joue un rôle d'avertisseur des déséquilibres internes, mais elle est également le témoin sensible de l'implication de l'émotion dans le déclenchement de la réponse physique à ces déséquilibres puisque ces derniers peuvent s'en trouver augmentés.

Dans ces conditions, les mécanismes homéostatiques régulateurs de l'excitation n'éliminent pas les risques de perturbation des rythmes biologiques comme le sommeil, la vigilance, et les fonctions alimentaire et digestive. Dans le cas où ils sont exagérément sollicités, ils peuvent, au contraire, en favoriser l'apparition.

Bibliographie

Abramson, I. (2009). Le refus alimentaire du bébé et du jeune enfant. Une étude de la dissociation entre l'excitation émotionnelle des organes perceptifs et l'investissement des signaux de communication. *Cahiers de l'infantile, 7*, 203-224.

Abramson, I. (2013). Physiopathologie et psychopathologie de l'émotion dans l'économie psychosomatique du nourrisson. *Psychologie clinique, 36*, 68-83.

Alexander, F. (1952). *La médecine psychosomatique*. Payot : 1970.

Anders, T. F. & Emde, R., (1986). Classification of Relationships, Problems and concepts. In *XIe congrès international de l'Association internationale de psychiatrie de l'enfant et de l'adolescent.* Paris : ESF.

Bailly, D., Olivier, N. & Faessel, A. I. (2002). Stress de la période périnatale et troubles émotionnels. Aspects biologiques. In D. Bailly (Éd.), *Psychiatrie de l'enfant et de l'adolescent* (p. 179-194). Paris : Doin.

Freud, S. (1956). Esquisse d'une psychologie scientifique. In *La naissance de la psychanalyse*. Paris : PUF, 5e éd. (Publication originale 1895).

Freud S. (1981). *Inhibition, symptôme et angoisse*. Paris : PUF, 7e éd. (Publication originale 1926).

Gunnar, M., Mangelsdorf S., Larson M. *et al.*. (1989). Attachment, temperament and adrenocortical activity in infancy: a study of psycho endocrine régulation. *Developmental Psychology, 25*, 355-363.

Kreisler, L., Fain, M. & Soulé, M. (1987). *L'enfant et son corps*. Paris : PUF, 4e éd. (Publication originale 1974).

Kreisler, L. (1995). La clinique psychosomatique du nourrisson. In *Nouveau traité de psychiatrie de l'enfant et de l'adolescent* (t. III, chap. 116-125). Paris : PUF, 2e éd. (Publication originale 1985).

Kreisler, L. (1992). *Le nouvel enfant du désordre psychosomatique.* Toulouse : Privat (Publication originale 1987).

Levin, M. & Bell, A. (1950). The treatment of colic in infant by the use of a pacifier, *Pediatrics, 37*, 750-755.

Marty, P. (1990). *La psychosomatique de l'adulte*. Paris : PUF.

Marty, P. & De M'uzan, M. (1963). La pensée opératoire. *Revue française de psychanalyse*, t. 27, numéro spécial, 345-355.

Mazet, P. (2010). Stress prénatal et post-natal précoce. In J.-M. Thurin & N. Baumann, *Stress, pathologies et immunité* (p. 89-99). Paris : Flammarion, 2e éd. (Publication originale 2003).

Misès, R. (1990). *Les pathologies limites de l'enfance*. Paris : PUF.

Porte, M., Garcia, C. & Porte J. M. (1988). Le retard psychomoteur du nourrisson : forme clinique de l'autisme. In B. Cramer (Éd.), *Psychiatrie du bébé : nouvelles frontières* (p. 451-464). Paris : Eshel.

Porte, M. & Porte, J.-M. (1990). Retard psychomoteur et psyché. *Devenir, 1*, 12-20.

Salbreux, R. (1995). Hypotonies. In *Nouveau traité de l'enfant et de l'adolescent* (t. III, p. 1971-1983). Paris : PUF, 2e éd. (Publication originale 1985).

Spitz, R. (1968). *De la naissance à la parole*. Paris : PUF (Publication originale 1957).

Spock, B. (1944). Etiological factors in hypertrophic pyloric stenosis and infantil colic, *Psychosom. Medic., 6*, 162-165.

Thomas, A., Chess, S., Birch, H., Herzog, M. & Brazelton, B. (1963). *Behavioral individuality in childhood*. New York : New York University Press.

Wallon H. (2002). L'acte et « l'effet ». In *L'évolution psychologique de l'enfant*. Paris : Armand Colin (Publication originale 1941).

Widmaier, E. P., Raff, H. & Strang, K. T. (2009). *Physiologie humaine : les mécanismes du fonctionnement de l'organisme*. Paris : Maloine, 5e édition.

Résumé. La notion d'excitation, tant par sa valeur physique que par ses modalités expressives joue un rôle déterminant dans le désordre fonctionnel du nourrisson. Elle joue un rôle d'avertisseur des déséquilibres internes, mais elle est également le témoin sensible de l'implication de l'émotion dans le déclenchement de la réponse physique à ces déséquilibres puisque ces derniers peuvent s'en trouver augmentés.

Mots-clés. Nourrisson, surplus d'excitation, désordre fonctionnel, émotion.

Abstract. The notion of excitement, from its physical as well as its expressive aspects plays a determining role in the functional disorders of newborns. Excitement plays a warning role in detecting internal unbalances, but is also a sensitive indicator of emotions at work. The physical responses can manifest in disorders can also be increased.

Keywords. Newborn, surplus excitation, functional disorder, emotion.

La douleur chez le nouveau-né à terme et prématuré

Nathalie Goubet*

Le nouveau-né peut souffrir, sa souffrance le met en péril, et il peut se souvenir de sa souffrance. Il y a un peu plus de vingt ans, ces affirmations ont pu sembler audacieuses voire fausses. Aujourd'hui, nombre de travaux démontrent l'existence et les dangers de la souffrance néonatale. Dans cet article, nous proposons une revue de la question de la douleur chez le nouveau-né. Dans une première partie, nous reprenons les connaissances actuelles sur le développement de la perception de la douleur et identifions les réponses à la douleur, puis nous nous intéressons aux conséquences de la douleur à court et long terme. Dans une troisième partie, nous présentons les différentes interventions non pharmacologiques proposées ainsi que les mécanismes physiologiques et psychologiques sous-jacents. Nous concluons par des remarques générales sur la prise en charge de la douleur chez le nouveau-né.

Perception de la douleur et identification des manifestations de douleur

Nociception et douleur

Qu'entendons-nous par douleur néonatale ou douleur chez l'enfant non verbal ? L'Association internationale pour l'étude de la douleur (IASP) définit la douleur comme une « expérience désagréable, sensorielle et émotionnelle, associée à des lésions tissulaires réelles ou potentielles ou simplement décrite en ces termes ». La composante émotionnelle de la douleur est médiatisée par des processus corticaux

---

*. Professeur associé de psychologie, Gettysburg College, États-Unis.

permettant la reconnaissance du stimulus comme étant déplaisant, autrement dit la conscience de la douleur. En revanche, la nociception est définie comme un mouvement réflexe provenant de la stimulation de récepteurs sensoriels périphériques au niveau de la moelle épinière en réponse à un stimulus nociceptif et ne nécessitant pas d'engagement cortical. Ainsi des réactions comme un mouvement de retrait et une augmentation du rythme cardiaque ne nécessitent-elles pas l'implication de structures corticales car ce sont des réflexes médiatisés au niveau de la moelle épinière. Ces réponses sont définies comme relevant de la nociception plutôt que d'une perception de la douleur.

Alors, qu'en est-il chez le nouveau-né, douleur ou nociception ? Les premiers récepteurs cutanés se développent entre la 7e et 10e semaine d'âge gestationnel et la connexion de ces récepteurs avec la moelle épinière se fait entre les 6e et 20e semaines. Les recherches sur le développement de la nociception montrent que, bien que des réflexes cutanés soient présents dès le premier trimestre de gestation, il est peu probable qu'à ce stade le fœtus ressente de la douleur, car l'expérience de la douleur requiert la maturation fonctionnelle des centres corticaux (Fitzgerald, 2005 ; Lee *et al.*, 2005) et les niveaux élevés de neuroinhibiteurs endogènes pourraient protéger le fœtus de la perception de la douleur (Mellor, Diesch, Gunn, & Bennet, 2005). Les connexions entre thalamus et cortex n'émergent, elles, qu'entre les 21e et 28e semaines (Lee *et al.*, 2005). Les potentiels évoqués somatosensoriels indicateurs d'une activité corticale montrent des réponses fiables à partir de la 29e semaine (Klimach & Cooke, 1988). Cependant, Slater *et al.* (2006) ont observé des réponses corticales latéralisées lors d'un prélèvement veineux chez des nouveau-nés âgés seulement de 25 semaines d'âge gestationnel. Ces résultats suggèrent que dès cette période, le nouveau-né pourrait être conscient d'une douleur aiguë telle celle d'un prélèvement veineux. Le nouveau-né prématuré a un seuil de réactions cutanées aux stimulations douloureuses et non douloureuses plus bas que l'enfant plus âgé ou l'adulte (Fitzgerald, 2005) et ce seuil augmente avec l'âge gestationnel, suggérant que la capacité de distinguer les stimulations tactiles nociceptives des stimulations neutres se précise avec l'âge (Andrews & Fitzgerald, 1999).

Identification de la douleur chez le nouveau-né

Le nouveau-né prématuré subit de multiples gestes douloureux lors de son séjour en unité de soins intensifs et la majorité de ces gestes s'observe dans les premiers jours après la naissance (Stevens & Johnston, 1994 ; Gibbins *et al.*, 2008). L'enfant réagit à la douleur par diverses réponses physiologiques, certaines telle l'augmentation cardiaque ne sont pas spécifiques à la douleur mais se retrouvent aussi dans des procédures de routine. Les réponses comportementales sont multiples (pleurs, grimaces, activité motrice, changement d'état d'éveil) mais dans ce cas également, certaines réponses comme les pleurs ne sont pas spécifiques à la douleur. Le Neonatal Facial Coding System est l'un des instruments les plus fiables et mentionnés dans la littérature et concerne la présence d'expressions faciales, tel le froncement des sourcils, la contraction des paupières, l'augmentation des sillons nasolabiaux, l'étirement de la bouche ou le tremblement du menton. En utilisant cette échelle, Gibbins *et al.* (2008) observent que des enfants nés entre 23 et 28 semaines de gestation réagissent à un prélèvement capillaire au talon par une augmentation de ces mouvements faciaux, en particulier ceux qui impliquent les muscles du haut du visage. Ces actions faciales semblent bien indiquer la douleur car elles n'augmentent pas lors d'une procédure de routine non douloureuse. D'autre part, le retour à un état normal après une procédure douloureuse n'est pas immédiat mais des signes de douleur sont visibles jusqu'à 10 minutes après un prélèvement sanguin (Chimello *et al.*, 2009).

D'autres échelles ont été développées pour prendre en compte les divers types de réponses comportementales, et non les seules actions faciales (Carbajal *et al.*, 1997). Elles incluent l'état physiologique ainsi que l'âge gestationnel comme variables car l'intensité et la latence des réponses comportementales varient selon l'âge gestationnel (Stevens, Johnston, Petryshen & Taddio, 1996). L'absence de réactions faciales de douleur ne signifie pas pour autant l'absence de douleur comme l'ont montré récemment Slater *et al.* (2008). Utilisant la technique du NIRS, ils ont comparé les réactions hémodynamiques du cortex somatosensoriel et les réponses faciales et physiologiques d'enfants entre 25 et 43 semaines d'âge gestationnel lors de prélèvements capillaires. Leurs résultats indiquent une forte corrélation entre réponse corticale et expressions faciales (r = .74) mais une corrélation modérée avec les réponses physiologiques (r = .39). Cependant, parmi les treize cas sans réponses faciales visibles, les auteurs ont observé une réponse hémodynamique corticale dans dix d'entre elles. Ces résultats indiquent que bien que les réponses faciales à la douleur constituent de bons critères de mesures, elles peuvent également sous-estimer la douleur perçue. En résumé, les procédures douloureuses produisent chez le nouveau-né des réponses physiologiques, hormonales et comportementales immédiates souvent plus importantes que chez l'adulte.

Effets de la douleur à moyen et long terme

Parmi les compétences du nouveau-né, on note sa capacité à encoder rapidement les constantes et régularités de son environnement sensoriel. Par exemple, non seulement le nouveau-né reconnaît le visage de sa mère, son odeur et sa voix mais il préfère ces indices familiers et renforçants à d'autres inconnus. Ces constantes, qui pour certaines se forment dès le dernier trimestre de gestation, constituent des attentes sensorielles développées à partir de dispositions psychobiologiques et qui structurent l'univers de l'enfant (Schaal & Goubet, 2010 ; Schaal *et al.*, 2011). Ces attentes sont dynamiques puisqu'elles vont évoluer selon les besoins de l'enfant et les changements dans son environnement de sorte que le nouveau-né va également orienter son attention vers des stimuli non maternels telles une odeur non maternelle mais familière (Balogh & Porter, 1986) ou une stimulation tactile dynamique. Par exemple, des enfants de 32 à 35 semaines d'âge gestationnel que l'on a exposés à un ours en peluche équipé d'un système permettant des mouvements de respiration vont progressivement augmenter leur contact avec l'ours, recherchant la stimulation tactile (Thoman & Ingersoll, 1993). De même des nouveau-nés prématurés familiarisés de façon répétée à une odeur augmentent leur activité motrice et faciale lors de la présentation d'une nouvelle odeur (Goubet *et al.*, 2002). Enfin, Delaunay-El-Allam *et al.* (2010) ont montré que des nouveau-nés exposés à une odeur de camomille durant la mise au sein au tout début de la vie préfèrent cette odeur environ 20 mois plus tard. Des événements particulièrement saillants de la période périnatale peuvent donc être encodés de façon durable.

Apprentissage de la douleur

La question que l'on doit poser est celle de savoir ce qu'il en est de l'apprentissage d'événements déplaisants et douloureux pendant la période néonatale. Peu d'études ont été menées sur la mémoire de la douleur mais quelques données indiquent que des traces mnésiques d'événements douloureux persistent. Par exemple, Taddio (2002) a montré que des nouveau-nés nés de mères diabétiques ayant subi de nombreuses glycémies capillaires au talon exprimaient plus de détresse faciale pendant la phase préparatoire d'un prélèvement veineux par rapport à un groupe d'enfants nés de mères non diabétiques. De même, on observe une augmentation du rythme cardiaque quelques secondes avant un prélèvement sanguin chez des nouveau-nés prématurés ayant subi de nombreuses piqûres au talon (Goubet *et al.*, 2001). D'autres études indiquent que l'enfant né prématuré est perçu comme ayant un seuil de réactivité plus bas à 18 mois par rapport à l'enfant né à terme et montre plus de symptômes de somatisation à 4 ans (Grunau *et al.*, 1994a; 1994b).

On a calculé que l'enfant né prématuré et hospitalisé en soins intensifs reçoit jusqu'à 51 procédures douloureuses les 14 premiers jours de vie (Carbajal *et al.*, 2008). En plus d'effets délétères à court terme, l'expérience précoce de la douleur induit hyperalgésie et allodynie qui peuvent durer des jours ou des semaines, voire persister à l'âge adulte (Fitzgerald, Millard & McIntosh, 1988). Les seuils de réflexes cutanés à des stimulations non douloureuses sont abaissés, de sorte que même des procédures de routine non douloureuses administrées après un soin douloureux déclenchent des réactions de stress et de douleur (Holsti *et al.*, 2005). Cette hyperalgésie s'observe également chez des nouveau-nés à terme qui ont dû subir une circoncision sans prise en charge de la douleur. Ces nouveau-nés sont plus sensibles à la douleur lors de leurs vaccinations 4 et 6 mois plus tard comparé à des garçons non circoncis à la naissance (Taddio *et al.*, 1995). Par contre, lorsque l'on administre une anesthésie locale lors de la circoncision, la fréquence des pleurs et grimaces du groupe anesthésié diminue significativement par rapport à celle du groupe non anesthésié mais reste plus élevée que celle d'enfants non circoncis (Taddio, Katz, Ilerisch & Koren, 1997). À l'adolescence, des anciens prématurés ont une sensibilité accrue à la pression tactile et une intervention chirurgicale tôt dans le développement entraîne une hypersensibilité à la chaleur (Buskila *et al.*, 2003 ; Walker *et al.*, 2009).

Les avancées dans les techniques d'observation cérébrales telle l'imagerie par résonance magnétique fonctionnelle, ont permis de montrer que le nombre de procédures douloureuses reçues par des enfants nés entre 24 et 32 semaines corrélaient avec une diminution de la maturation de la substance grise sous-corticale et de la substance blanche (Brummelte *et al.*, 2012). La douleur précoce ne modifierait donc pas uniquement le système nociceptif mais affecterait la structure même du cerveau du nouveau-né prématuré (Anand, 1998). Bien que les enfants nés prématurés aient des retards cognitifs, notamment des difficultés dans les fonctions exécutives, soient plus souvent en échec scolaire et aient plus de problèmes comportementaux (Aarnoudse-Moens *et al.*, 2009), il est difficile de distinguer les effets de la douleur de ceux d'une naissance prématurée. Des données récentes suggèrent que la douleur subie précocement menace non seulement la croissance mais aussi les fonctions motrice et cognitive (Vinall *et al.*, 2012 ; Grunau *et al.*, 2009). Le rôle spécifique de la douleur précoce dans le développement des structures et fonctions cérébrales reste encore à définir mais il est établi que la douleur affecte de manière durable le bébé, qu'il soit fragilisé à la suite d'une naissance prématurée ou bien né à terme et en bonne santé.

Interventions apaisantes et/ou antalgiques ?

Les connaissances sur les effets de la douleur sur le jeune organisme ont entraîné le développement d'interventions et procédures non pharmacologiques pouvant sinon éliminer totalement la douleur, du moins procurer un réconfort. Ces interventions consistent en diverses stimulations sensorielles dont le but est d'empêcher ou de limiter la cascade de réactions physiologiques, hormonales et comportementales provoquée par la douleur (Cignacco *et al.*, 2007). Parmi ces interventions, on relève celles basées sur la succion non nutritive et l'administration de glucose oral. Dans le cas de la succion non nutritive, l'effet calmant s'observe seulement tant que l'enfant tête une tétine. Par contre, après l'administration de glucose ou de saccharose, les réponses à la douleur diminuent de manière significative et l'effet calmant dure pendant plusieurs minutes (Stevens, Yamada & Ohlsson, 2010). Il faut noter cependant que dans la plupart des cas, on parle d'effet calmant et non d'antalgie. En effet, bien que les manifestations douloureuses soient atténuées, elles sont toujours observables. Alors que l'effet de la succion non nutritive sur la douleur serait dû à une stimulation de la sérotonine, celui du glucose ou du saccharose serait médiatisé par les endorphines endogènes mais d'autres mécanismes physiologiques ont également été avancés (Holsti & Grunau, 2010). Enfin, on observe que certains effets délétères de la douleur tels l'hyperalgésie et l'abaissement du seuil des réflexes cutanés persistent même chez des enfants qui ont reçu du glucose (Taddio *et al.*, 2009 ; R. Slater *et al.*, 2010).

Alors que les attentes sensorielles du bébé vont évoluer rapidement à la suite de ses interactions dynamiques avec le monde extérieur, on observe que la présentation de supports sensoriels liés à l'environnement maternel permet de limiter les expressions de douleur. On note par exemple l'effet pacificateur de la mise au sein ou du peau à peau. Ces deux situations procurent des stimulations multimodales, tactiles (pression, contention), olfactives et gustatives (odeur de la peau, odeur et goût du lait), auditives (voix de la mère) qui limitent de façon importante les manifestations douloureuses (Pillai-Riddell *et al.*, 2011). Ces stimulations semblent produire une « distraction » qui empêcherait l'impulsion nociceptive de passer et activerait les mécanismes de « *gate control* » qui régulent la transmission douloureuse (Melzack & Wall, 1965 ; Melzack, 1999). De même, on note l'effet apaisant d'interventions au cours desquelles l'enfant reçoit une stimulation multimodale non liée à la mère, mais qui satisferaient aussi peut-être des attentes sensorielles propres à l'espèce. Ainsi, Bellieni *et al.* (2001 ; 2002) ont démontré un effet antalgique fort et durable lorsque plusieurs canaux sensoriels sont mobilisés, telles des stimulations tactiles et vestibulaires (massages, corps fléchi), gustatives (sucrose oral), visuelles (visage de l'intervenant), auditives (voix de l'intervenant) et olfactives (odeur de l'huile de massage).

L'effet apaisant des stimulations sensorielles se retrouve aussi lors d'interventions qui privilégient la familiarité. Par exemple, la présentation d'une odeur familière lors d'une piqûre au talon permet de limiter les pleurs et expressions faciales de douleur chez le nouveau-né à terme (Rattaz *et al.*, 2005 ; Nishitani *et al.*, 2009). Il est frappant de constater que ce n'est que lorsque l'odeur est familière que l'effet apaisant s'observe. L'enfant à qui l'on présente une odeur agréable mais nouvelle pleure et grimace autant qu'un enfant « contrôle ». Par contre on retrouve une atténuation marquée des manifestations de douleur lors de la présentation de l'odeur du lait maternel, d'une odeur préalablement associée à la mise au sein, ou encore d'une odeur devenue familière à la suite d'une exposition passive de plusieurs heures (Goubet *et al.*, 2003 ; 2007). Dans toutes ces situations, il semble que, pour qu'il y ait un effet « distrayant », l'odeur doive être connue de l'enfant soit de par sa relation avec l'environnement maternel soit après une exposition passive. D'autres études montrent que la présence de sons intra-utérins permet également une diminution des manifestations de douleur (Bo & Callaghan, 2000).

Malgré les effets positifs observés, la douleur est souvent présente chez des enfants qui ont bénéficié d'une intervention. Il est cependant possible que la diminution de la douleur perçue diminue les effets délétères de la douleur à long terme. Les quelques rares données existantes quant à l'effet à long terme du saccharose ne sont pas probantes mais les interventions multimodales pourraient permettre à l'enfant de ne pas franchir le seuil au-dessus duquel les effets à long terme s'observent. Dans cette logique, des nouveau-nés prématurés accueillis dans un environnement qui imite le monde utérin et respecte les rythmes biologiques (lumières tamisées, sons atténués, contact peau à peau, soins espacés, sommeil) ont un développement neurologique et comportemental supérieur à celui d'enfants recevant le traitement standard et comparable à celui d'enfants nés à terme (Als *et al.*, 2012). Bien que ces résultats ne soient pas spécifiques à la douleur, cette approche de soins a été développée précisément pour modifier l'environnement physique et social de manière à satisfaire les attentes sensorielles d'enfants susceptibles de séquelles à long terme (Als, 1992).

Conclusions

Les progrès scientifiques dans nos connaissances du nouveau-né nous en donnent un portrait nuancé : à la fois grand observateur de son monde et communicateur de ses besoins mais aussi fragile et dépendant. Ses compétences perceptives et cognitives sont déjà sophistiquées mais pour s'exprimer pleinement et se diversifier, elles doivent être soutenues et accompagnées par un environnement sensoriel, cognitif, émotionnel, social, riche et interactif. La présence d'une douleur physique perturbe cet équilibre délicat à court terme et pour son futur. Alors qu'il y a consensus chez les soignants (et dans la littérature scientifique) pour considérer que le nouveau-né, même grand prématuré, ressent la douleur, on constate qu'une prise en charge de la douleur n'est offerte que dans moins de 35 % des procédures médicales jugées douloureuses (Simons *et al.*, 2003 ; Lago *et al.*, 2005). De même, une étude épidémiologique française récente montre que 79 % des procédures douloureuses administrées à des nouveau-nés en soins intensifs n'étaient accompagnées d'aucune prise en charge (Carbajal *et al.*, 2008). Il est donc clair que la douleur, bien que reconnue, n'est pas encore gérée de manière adéquate. Malgré les limitations des interventions proposées, celles-ci offrent à l'enfant une protection contre les dangers de la douleur en limitant son coût physiologique et comportemental et en satisfaisant les attentes sensorielles de l'enfant. Le futur de la gestion de la douleur chez des populations à risque et fragiles devra reposer sur l'éducation des personnels soignants et des familles.

Bibliographie

Aarnoudse-Moens, C. S. H., Weisglas-Kuperus, N., van Goudoever, B. & Oosterlaan, J. (2009). Meta-analysis of neurobehabioral outcomes in very preterm and/or very low birth weight children. *Pediatrics, 124*, 717-728.

Als, H., Duffy, F. H., Mcanulty, G., Butler, S. C., Lightbody, L., Kosta, S., Weisenfeld, N. I., Robertson, R., Parad, R. B., Ringer, S. A., Blickman, J. G, Zurakowski, D. & Warfield, S. K. (2012). NIDCAP improves brain function and structure in preterm infants with severe intrauterine growth restriction. *Journal of Perinatology, 32*, 797-803.

Als, H. (1992). Individualized, family-focused developmental care for the very low birthweight preterm infant in the NICU. In S. L. Friedman & M. D. Sigman (Éds.). *Advances in applied developmental psychology. The psychological development of low-birth-weight children* (Vol. 6, p. 341-388). Norwood, N. J. : Ablex Publishing Compagny.

Anand, K. J. S. (1998). Clinical importance of pain and stress in preterm neonates. *Biology of the Neonate, 73*, 1-9.

Andrews, K. & Fitzgerald, M. (1999). Cutaneous flexion reflex in human neonates: a quantitative study of threshold and stimulus-response characteristics after single and repeated stimuli. *Developmental Medicine and Child Neurology, 41*, 696-703.

Balogh, R. D. & Porter, R. H. (1986). Olfactory preferences resulting from mere exposure in human neonates. *Infant Behavior & Development, 9*, 395-401.

Bellieni, C. V., Buonocore, G., Nenci, A., Franci, N., Cordelli, D. M. & Bagnoli, F. (2001). Sensorial saturation: an effective analgesic tool for heel-prick in preterm infants. *Biology of the Neonate, 80*, 15-18.

Bellieni, C. V., Bagnoli, F., Perrone, S., Nenci, A., Cordelli, D. M., Fusi, M., Ceccarelli, S. & Buonocore, G. (2002). Effect of multisensory stimulation on analgesia in term neonates: a randomized controlled trial. *Pediatric Research, 51*, 460-463.

Bo, L. K. & Callaghan, P. (2000). Soothing pain-elicited distress in Chinese neonates. *Pediatrics, 105*, E49.

Brummelte, S., Grunau, R. E., Chau, V., Poskitt, K. J., Brant, R., Vinall, J., Gover, A., Synnes, A. R. & Miller, S. P. (2012). Procedural pain and brain development in premature newborns. *Annals of Neurology, 71*, 385-396.

Buskila, D., Neumann, L., Zmora, E., Feldman, M. & Bolotin, A. (2003). Pain sensitivity in prematurely born adolescents. *Archives Of Pediatrics & Adolescent Medicine, 157*, 1079-1082.

Carbajal, R., Paupe, A., Hoenn, E., Lenclen, R. & Olivier-Martin, M. (1997). DAN : une échelle comportementale d'évaluation de la douleur aigüe du nouveau-né. *Archives de pédiatrie, 4*, 623-628.

Carbajal, R., Rousset, A., Danan, C., Coquery, S., Nolent, P., Ducrocq, S., Saizou, C. e*t al.* (2008). Epidemiology and treatment of painful procedures in neonates in intensive care units. *Journal of the American Medical Association, 300*, 60-70.

Chimello, J. T., Gaspardo, C. M., Cugler, T. S., Martinez, F. E. & Linhares, M. B. M. (2009). Pain reactivity and recovery in preterm neonates: latency, magnitude, and duration of behavioral responses. *Early Human Development, 85*, 313-318.

Cignacco, E., Hamers, J. P. H., Stoffel, L., van Lingen, R. A., Gessler, P., McDougall, J. & Nelle, M. (2007). The efficacy of non-pharmacological intervention in the management of procedural pain in preterm and term neonates. A systematic review of the literature. *European Journal of Pain, 11*, 139-152.

Delaunay-El Allam, M., Soussignan, R., Patris, B., Marlier, L. & Schaal, B. (2010). Long-lasting memory for an odor acquired at the mother's breast. *Developmental Science, 13*, 849-863.

Fitzgerald, M. (2005). The development of nociceptive circuits. *Nature Reviews Neuroscience, 6*, 507-520.

Fitzgerald, M., Millard, C. & Mclntosh, N. (1988). Hyperalgesia in premature infants. *Lancet, 1*, 292.

Gibbins, S., Stevens, B., McGrath, P. J., Yamada, J., Beyene, J., Breau, L., Camfield, C., A. Finley, Franck, L., Johnston, C., Howlett, A., McKeever, P., O'Brien, K. & Ohlsson A. (2008). Comparison of pain responses in infants of different gestational ages. *Neonatology, 93*, 10-18.

Goubet, N., Clifton, R. & Shah, B. (2001). Learning about pain in premature newborns. *Journal of Developmental and Behavioral Pediatrics, 22*, 1-7.

Goubet, N., Rattaz, C., Pierrat, V., Allémann, E., Bullinger, A. & Lequien, P. (2002). Olfactory familiarization and discrimination in preterm and full-term newborns. *Infancy, 3*, 53-76.

Goubet, N., Rattaz, C., Pierrat, V., Bullinger, A. & Lequien, P. (2003). Olfactory experience mediates response to pain in preterm newborns. *Developmental Psychobiology, 42*, 171-180.

Goubet, N., Strasbaugh, K. D. & Chesney, J. L. (2007). Familiarity breeds content? Soothing effect of a familiar odor in full-term newborns. *Journal of Developmental and Behavioral Pediatrics, 28*, 1-6.

Grunau, R. V., Whitfield, M. F. & Petrie, J. H. (1994a). Pain sensitivity and temperament in extremely low-birth-weight premature toddlers and preterm and full-term controls, *Pain, 58*, 341-346.

Grunau, R. V. E., Whitfield, M., Petrie, J. & Fryer, L. (1994b). Early pain experience, child and family factors, as precursors of somatization: A prospective study of extremely premature and full-term children. *Pain, 56*, 353-359.

Grunau, R. E., Whitfield, M. F., Petrie-Thomas, J., Synnes, A. R., Cepeda, I. L., Keidar, A., Rogers, M., MacKay, M., Hubber-Richard, P. & Johannesen, D. (2009). Neonatal pain, parenting stress and interaction, in relation to cognitive and motor development at 8 and 18 months in preterm infants. *Pain, 143*, 138-146.

Holsti, L., Grunau, R. E., Oberlander, T. F. & Whitfield, M. F. (2005). Prior pain induces heightened motor responses during clustered care in preterm infants in the NICU. *Early Human Development, 81*, 293-302.

Holsti, L. & Grunau, R. E. (2010). Considerations for using sucrose to reduce procedural pain in preterm infants. *Pediatrics, 125*, 1043-1048.

Klimach, V. J. & Cooke, R. W. (1988). Short-latency cortical somatosensory evoked responses of preterm infants with ultrasound abnormality of the brain. *Developmental Medicine and Child Neurology, 30*, 215-221.

Lago, P., Guadagni, A., Merazzi, D., Ancora, G., Bellieni, C. V. & Cavazza, A. (2005). Pain management in the neonatal intensive care unit: a national survey in Italy. *Paediatric anaesthesia, 15*, 925-931.

Lee, S. J., Ralston, H. J., Peter, D. E. A., Partridge, J. C. & Rosen, M. A. (2005). Fetal pain. A systematic multidisciplinary review of the evidence. *Journal of the American Medical Association, 294,* 947-954.

Mellor, D. J., Diesch, T. J., Gunn, A. J. & Bennet, L. (2005). The importance of "awareness" for understanding fetal pain. *Brain research reviews, 49,* 455-471.

Melzack, R. & Wall, P. D. (1965). Pain mechanisms: A new theory. *Science, 150,* 971-978.

Melzack, R. (1999). From the gate to the neuromatrix. *Pain, 6,* S121-126.

Nishitani, S., Miyamura, T., Tagawa, M., Sumi, M., Takase, R., Doi, H., Moriuchi, H. & Shinohara, K. (2009). The calming effect of a maternal breast milk odor on the human newborn infant. *Neuroscience Research, 63,* 66-71.

Pillai-Riddell, R. R., Racine, N. M., Turcotte, K., Uman, L. S., Horton, R. E., Din Osmun, L. A., Kohut, S., Hillgrove, S. J., Stevens, B. & Gerwitz-Stern, A. (2011). Non-pharmacological management of infant and young child procedural pain. *Cochrane Database System Review, 5,* CD006275.

Rattaz, C., Goubet, N. & Bullinger, A. (2005). The calming effect of a familiar odor in full term newborns. *Journal of Developmental and Behavioral Pediatrics, 26,* 1-7.

Schaal, B. & Goubet, N. (2010). Le fœtus perçoit les odeurs et s'en souvient : la formation d'attentes sensorielles et ses implications. *Médecine et enfance, 30 (Hors série),* 20-34.

Schaal, B., Goubet, N. & Delaunay-El Allam, M. (2011). Concordances et discordances entre sensorialité et écologie néonatales : attentes sensorielles et réponses adaptatives chez l'enfant prématuré. In D. Mellier (Éd.). *Le développement de l'enfant né prématuré* (chap. II). Marseille : Solal.

Simons, S. H., van Dijk, M., Anand, K. S., Roofthooft, D., van Lingen, R. A. & Tibboel, D. (2003). Do we still hurt newborn babies? A prospective study of procedural pain and analgesia in neonates. *Archives of Pediatric and Adolescent Medicine, 157,*1058-1064.

Slater, R., Cantarella, A., Gallella, S., Worley, A., Boyd, S., Meek, J. & Fitzgerald, M. (2006). Cortical pain responses in human infants. *Journal of Neuroscience, 26*, 3662-3666.

Slater, R., Cantarella, A., Franck, L., Meek, J. & Fitzgerald, M. (2008). How well do clinical pain assessment tools reflect pain in infants? *PLoS Medicine, 5*, E129.

Slater, R., Cornelissen, L., Fabrizi, L., Patten, D., Yoxen, J., Worley, A., Boyd, S., Meek, J. & Fitzgerald, M. (2010). Oral sucrose as an analgesic drug for procedural pain in newborns infants: a randomized control trial. *Lancet, 376*, 1225-1232.

Slater, L., Fabrizi, A. Worley, J. Meek, S. Boyd & M. Fitzgerald. (2010). Premature infants display increased noxious-evoked neuronal activity in the brain compared to healthy age-matched term-born infants. *Neuroimage, 52*, 583-589.

Stevens, B. S. & Johnston, C. C. (1994). Physiological responses of premature infants to a painful stimulus. *Nursing Research, 43*, 226-231.

Stevens, B., Johnston, C., Petryshen, P. & Taddio, A. (1996). Premature infant pain profile: development and initial validation. *Clinical Journal of Pain, 12*, 13-22.

Stevens, B., Yamada, J. & Ohlsson, A. (2010). Sucrose for analgesia in newborn infants undergoing painful procedures. *The Cochrane Collaboration, 1.*

Taddio, A., Goldbach, M., Ipp, M., Stevens, B. & Koren, G. (1995). Effect of neonatal circumcision on pain responses during vaccination in boys. *Lancet, 345*, 291-292.

Taddio, A, Katz J, Ilersich, A. L. & Koren, G. (1997). Effect of neonatal circumcision on pain response during subsequent routine vaccination. *Lancet, 349*, 599-603.

Taddio, A. (2002). Conditioning and hyperalgesia in newborns exposed to repeated heel lances. *Journal of the American Medical Association, 288*, 857-861.

Taddio, A. (2009). Influence of repeated painful procedures and sucrose analgesia on the development of hyperalgesia in newborn infant. *Pain, 144*, 43-48.

Thoman, E. B. & Ingersoll, E. W. (1993). Learning in premature infants. *Developmental Psychology, 29*, 692-700.

Vinall, J., Miller, S. P., Chau, V., Brummelte, S., Synnes, A. R. & Grunau, R. E. (2012). Neonatal pain in relation to postnatal growth in infants born very preterm. *Pain, 153*, 1374-1381.

Walker, S. M., Franck, L. S., Fitzgerald, M., Myles, J., Stocks, J. & Marlow, N. (2009). Long-term impact of neonatal intensive care and surgery on somatosensory perception in children born extremely preterm. *Pain, 141*, 79-87.

Résumé. Le nouveau-né, à terme ou prématuré, perçoit la douleur et la manifeste de diverses façons. Bien que les dangers de la douleur précoce sur le développement cérébral soient à l'heure actuelle identifiés et que de nombreuses interventions calmantes ou antalgiques aient été développées, la prise en charge de la douleur n'est toujours pas systématique chez le nouveau-né et en particulier chez le grand prématuré.

Mots-clés. Douleur, nouveau-né, hyperalgésie, mémoire, interventions.

Abstract. Preterm and full term newborns perceive and communicate their physical pain in multiple ways. The short-term and long term dangers of early pain on brain development have been identified and as a consequence, a number of pain-relieving interventions are proposed. Despite the growing literature on early pain, studies show that newborns and in particular preterm infants are still not routinely offered pain-alleviating interventions.

Keywords. Pain, neonates, hyperalgesia, memory, interventions.

Le pédiatre face à la souffrance du bébé : place de l'observation et de l'empathie

Nathalie Boige*

Introduction

Un bébé pleure trop, est inconsolable, il refuse le sein ou le biberon, régurgite, a des épisodes de ballonnement abdominal et de gaz, une constipation, il ne dort pas plus d'un quart d'heure de suite, il a des « changements de teint ».

Dans ce contexte, les consultations du premier trimestre auprès du pédiatre sont envahies par l'angoisse des parents et scandées par le rythme saccadé des interactions.

Le pédiatre est en première ligne et doit répondre avant tout à l'angoisse vitale, à la quête médicale et à la demande d'un diagnostic précis et d'un traitement radical. Le bébé n'a pas encore la parole, sa vie psychique en est à ses débuts, sa psyché en voie d'installation dans le soma (Winnicott, 1958), il est donc psychosomatique en essence et exprime sur la scène de la consultation avec le « théâtre du corps » (McDougall, 1989) ses désordres physiologiques, psychiques et relationnels.

Si l'on suit la métaphore d'une tresse à trois brins, le pédiatre va chercher à démêler et à remettre en lien pour le bébé et les parents ce qui lui semble relever de la souffrance physique, psychique et

*. Gastro-pédiatre, Hôpital privé d'Antony, Hôpital Américain de Neuilly, Hôpital Robert Debré Paris.

relationnelle. L'« Evidence-Based Medicine » n'a pas donné pour cela de recettes, au contraire, elle a cherché à l'aide d'une médecine d'organes et d'examens complémentaires à réduire le bébé à une somme de fonctions, principalement digestives, comme s'il était resté une sorte de « mosaïque première » (Marty, 1980), en panne…

C'est dans la consultation que la rencontre parents / soignant / bébé peut avoir lieu et que la situation peut à la fois s'éclaircir et s'apaiser dans le mouvement même de celle-ci. Il s'agit donc d'une consultation thérapeutique, ce que les « psychistes » connaissent bien dans l'héritage pionnier de Winnicott, mais que les somaticiens n'ont pas appris, même s'il leur arrive de la pratiquer sans le savoir : la consultation médicale obéit classiquement à l'enchaînement logique signes, diagnostic, traitement.

Je propose dans cet article de suivre la consultation d'un bébé dont l'état physique n'est manifestement pas alarmant, mais chez qui le processus de la consultation sera nécessaire pour que le symptôme devienne compréhensible, s'apaise et que s'instaure quelque chose du plaisir de vivre et d'être en relation entre le bébé et ses parents.

Situation clinique

La petite Emma, âgée de 1 mois et 12 jours, m'est adressée par son pédiatre pour un avis sur un « RGO important et douloureux, avec pleurs », on me précise dans la lettre d'accompagnement que tous les traitements médicamenteux tentés sont inefficaces.

La maman arrive avec son bébé dans les bras. Je suis d'emblée dérangée par la façon un peu distante dont elle tient sa fille, inclinée, sans la regarder. La maman a les yeux brillants. Elle m'explique d'un ton neutre qu'Emma régurgite beaucoup depuis trois semaines. Elle est nourrie au biberon depuis la naissance. Les biberons ont été épaissis avec du gumilk sans effet sur les régurgitations. En raison de pleurs importants, elle a été mise sous mopral® (antisecrétoire acide), ce qui n'a entraîné aucune amélioration, au contraire, la situation va en s'aggravant. La maman s'est ensuite tournée vers l'ostéopathe, lequel a donné du gel de polysilane® (pansement digestif anti-acide) qu'Emma a régurgité.

Emma pleure très fort, est inconsolable, et a très faim. Tout en répondant à mes questions, sa maman lui donne un biberon qu'elle boit consciencieusement, sans échange de paroles ni de regards. Actuellement, me raconte la maman, Emma prend six repas, pas plus, car on lui a demandé de les espacer d'au moins 3 à 4 heures. Elle dort bien la nuit, pleure toute la journée sans horaire particulier mais avec un maximum entre les deux derniers repas, ne ferme pas l'œil plus de dix minutes d'affilée le jour. Elle régurgite, se tortille. Elle a des selles tous les 1 à 2 jours.

Emma est la troisième fille du couple (les aînées ont 5 ans et 3 ans). La première a été « on ne peut plus facile », « un bébé de rêve », la deuxième est plus « chipie ». Dans les antécédents familiaux, Mme me raconte que la grand-mère maternelle avait une maladie cœliaque (intolérance au gluten), et a eu un cancer du poumon dont elle est décédée en deux ans. La maman avait une allergie aux protéines du lait de vache étant bébé. Le père est en bonne santé, sans antécédents familiaux notables. Les deux parents sont professeurs des écoles.

La grossesse a été émaillée d'épisodes médicaux pénibles et angoissants que la maman me raconte à la suite, étonnée que cela m'intéresse et de ma compassion. Au début de la grossesse, on s'est demandé « si elle allait rester » car l'embryon était trop petit sur la première échographie, et on a évoqué une erreur de terme. À 3 mois de grossesse, Mme a eu un décollement placentaire et a été alitée puis mise en arrêt de travail pour la fin de la grossesse. Par la suite est apparue chez la maman une cholestase gravidique (pathologie épuisante en raison du prurit intense, très insomniante), et la naissance a été déclenchée à 37 semaines d'aménorrhée en raison de la cholestase. La naissance elle-même s'est bien passée : Emma pesait 3 060 g, mesurait 49 cm et son PC était de 34 cm. Elle a eu trois semaines d'état de grâce avant l'apparition de ses symptômes, mais on a dit à Mme que sa fille ne prenait pas assez de poids.

Avec la maman nous déshabillons Emma pour que je l'examine. Mme a des gestes un peu saccadés, brusques. J'observe Emma et les réactions de sa maman. Emma est une petite brune menue (3 620 g, 52,5 cm, 37 cm). Elle pleure, de façon irrégulière comme s'il s'agissait d'un inconfort général. Elle est difficile à calmer. Elle a durant l'examen une régurgitation de liquide transparent qui ne semble pas la gêner. Par moments, elle s'agite dans tous les sens, perd le contact puis se calme pendant que je parle alternativement à sa mère et à elle-même en les regardant. Elle me regarde, puis sa mère, pleure à nouveau, se met à sourire au loin puis en nous regardant. Elle esquisse un babil, se laisse apaiser. La maman me semble toujours « mal », un peu décalée, probablement en colère (contre les médecins et sa fille), avec un fond dépressif, auquel je n'ai pas accès. C'est comme si elle n'y croyait pas, rien ne marche, c'est une enfant « difficile ». L'examen clinique est normal. Pendant ce temps, j'ai commenté avec la maman ce que je percevais dans l'échange et le lien du rapport entre les pleurs et une éventuelle douleur physique. Par exemple, lorsqu'Emma se désorganise et se laisse ensuite consoler à l'emporte pièce en accrochant notre regard, j'exprime qu'« on dirait un petit poisson hors de l'eau comme si elle avait besoin d'être contenue, certains bébés ne sont pas encore habitués à la vie aérienne… On dirait un nouveau-né ». La maman est d'accord, et répond qu'elle a constaté cela par rapport à ses autres filles, et que d'ailleurs Emma est née un mois en avance.

Sentant une grande retenue et même une résistance chez la maman, je ne cherche pas initialement une compréhension partagée de la situation émotionnelle, mais je réfléchis à voix haute au versant somatique et digestif des symptômes d'Emma. Mme, qui a une bonne expérience des bébés avec ses deux aînées, contribue avec pertinence à comprendre les pleurs d'Emma. Nous sommes d'accord sur plusieurs points. Si elle a des régurgitations acides transparentes sous mopral®, c'est qu'il n'est pas bien absorbé ou inefficace. Le fait qu'elle dorme bien la nuit n'est pas en faveur d'une douleur d'œsophagite, mais plutôt de « coliques », et de fait elle pleure plus et se tortille en fin de journée, a des gaz et des selles un peu rares. Le gumilk® peut donner des coliques. La calmozine* (décoction anti coliques) a été inefficace. Elle a une mauvaise vidange gastrique puisqu'elle peut régurgiter du lait caillé trois heures après le repas. La maman me dit d'elle-même : « Elle n'a peut-être même pas de coliques. » J'explique l'association chez Emma de troubles et de douleurs digestives et d'un tempérament « hyperréactif ». Je m'enquiers du déroulement des journées. La maman est seule avec son bébé (en congé parental pour six mois), sauf à l'heure du déjeuner où « c'est rythmé » me dit-elle. Pendant tout ce récit, Emma cherche sa mère des yeux.

Sa maman la reprend dans ses bras à la fin de l'examen, verticale sur son épaule contre sa poitrine, elles sont calmes et sereines.

Je note par écrit mon impression : pleurs, RGO, bébé hyperexcitable, mère en détresse.

À ma question : « Finalement qu'est ce qui vous inquiète le plus, vous et le papa ? », Mme me répond que la concernant ce sont le poids, les régurgitations et les pleurs. Le père a à peu près les mêmes inquiétudes.

Je continue un traitement antisecrétoire acide, j'enrichis les biberons en calories, je propose un rendez-vous 15 jours plus tard et propose à Mme que son mari vienne. Elle me répond qu'elle pensait justement lui demander de venir. Je commente : « Oui, vous avez vécu des choses difficiles, elle aussi », et elle ajoute, presque sur le pas de la porte de sortie : « oui, en plus on est allé la chercher, elle n'avait rien demandé, elle était bien là (déclenchement de l'accouchement à 37 SA pour cholestase maternelle), ensuite j'ai eu une hémorragie, j'ai eu le baby blues alors que je ne l'ai pas eu du tout pour les autres »...

Commentaires

Ce que je pense mais ne dis pas : la mère est en grande détresse, la grossesse a été très traumatisante, on perçoit une dépression masquée, colère et dépit envers son bébé et les soignants, rien ne marche dans les traitements, elle n'y croit pas ; bébé encore nouveau-né perdu et inquiet, désorganisé, mais finalement la consultation a permis une rencontre émotionnelle mère/bébé/soignant et me laisse assez optimiste sur l'évolution.

La consultation : étapes, outils, leviers thérapeutiques

Nous allons laisser se dérouler la consultation pédiatrique précoce et insister sur les outils, les leviers thérapeutiques.

Il s'agit d'une consultation de psychosomatique médicale. Les deux versants somatique et psychique du symptôme sont gérés dans la même tête par la même personne et par là même indissociés et néanmoins dissociables à des fins de compréhension et de traitement. En effet, si l'on est moniste dans l'accueil, la démarche de compréhension est dualiste, puis les deux aspects du symptôme sont réunis dans un travail de synthèse et de lien. En cela cette consultation suit une forme de fuseau et évoque les dissociations et intégrations de Winnicott (1958, 1964).

Le creuset de la consultation est le symptôme et le corps de l'enfant

La préoccupation première pour le somatique et le vital est la base du travail du pédiatre et le socle de sécurité de la consultation pédiatrique auquel on revient en fin de consultation. Cette priorité somatique est à respecter pour qu'une alliance se noue avec les parents. Il s'agit déjà de différencier les symptômes digestifs, et même s'ils sont fonctionnels, de ne pas les banaliser en raison du risque d'aggravation et de répercussions interactives et développementales. Ce travail s'appuie sur les connaissances médicales et sur ce que l'on sait de la maturation physiologique et de l'ontogénèse du tube digestif. Le symptôme du bébé se comprend dans la dynamique de sa maturation et des interactions (Boige, 2012).

Les principaux troubles de cet âge sont le reflux gastro-œsophagien (RGO) et les coliques.

Le RGO est dû à des remontées de liquide gastrique acide de l'estomac vers l'œsophage en raison d'une immaturité de la barrière anti-reflux que constitue le sphincter inférieur de l'œsophage. Il entraîne des régurgitations tardives, des douleurs récurrentes typiquement une demi-heure à une heure après le repas, puis le bébé douloureux prend de moins en moins bien le repas et le refuse. Cette maturation est sous la dépendance des neuropeptides digestifs, de l'alimentation mais aussi de l'accordage des rythmes biologiques dans les interactions précoces. Le RGO a une aura de menace vitale, disqualifie la mère nourricière et envahit d'angoisse la relation orale (Missonnier & Boige, 1999).

Les coliques (dernière définition médicale, Hyman *et al.*, 2006) ont une expression clinique plus floue entre le somatique fonctionnel et les cris pulsionnels de tension psychique (Kreisler, 1985). Les pleurs débutent dès la moitié du repas ou immédiatement au décours, s'accompagnent d'émission de gaz, de ballonnement, de pédalage, et atteignent un maximum vespéral. Le bébé boit bien, grossit bien et dort bien la nuit une fois l'accès fini. La composante environnementale et interactive est parfois la seule manifeste, la douleur ou les signes digestifs n'étant qu'hypothétiques. Les pleurs surviennent et s'intensifient dans un halo interactif qui semble adressé aux deux parents. Le plus souvent, les coliques du nourrisson se calment vers 3 mois, ce qui correspond à une maturation digestive mais aussi et surtout interactive du bébé et, pour les parents, à l'apprentissage de la parentalité.

Enfin, le bébé peut avoir des pleurs sans substrat organique perceptible, pleurs de douleur, décharge, tension, opposition, refus.

Insistons sur la précision des connaissances physiologiques et thérapeutiques médicamenteuses ou diététiques et des explications. La psychosomatique médicale ne doit pas être un méli-mélo ou un flou artistique qui laisse les parents dans l'ignorance, et le bébé incompris.

Les symptômes fonctionnels digestifs sont des troubles de la maturation des fonctions biologiques, de la rythmicité interactive, mais aussi de l'intégration psychosomatique. Le symptôme est polysémique et exige l'utilisation parallèle et superposée de plusieurs grilles de lecture :

- une grille de lecture médicale, sémiologique ;
- une autre pour la lecture psychodynamique de l'enfant ;
- une troisième de lecture parentale (structurale, interactive et générationnelle).

Le symptôme peut être considéré comme un objet transitionnel qui peut être façonné par l'un (le bébé, à son insu) ou l'autre des protagonistes (mère ou parents), et utilisé ou non dans la communication. Le pédiatre utilise également le symptôme pour percevoir à travers sa présentation et sa description, le halo affectif et relationnel, la souffrance psychique individuelle des parents et du bébé et les aléas des interactions précoces.

L'accueil, l'anamnèse, l'observation, l'examen du bébé

Le rythme de l'accueil par le clinicien a une vertu fondamentale d'enveloppement et d'accordage progressif vers un rythme plus lent et plus souple (Boige, 2007), et déjà un effet d'apaisement et d'ouverture. On prend son temps et le rythme, au plus près du corps-psyché du bébé, on dialogue avec le bébé et son corps dans différents registres en situation d'interaction. La rencontre se déroule dans des mouvements souples d'allers et retours du somatique au psychique, du bébé aux parents et à leur histoire et à son propre ressenti. On s'imprègne de l'atmosphère relationnelle, ce qui permet la rêverie et les associations en même temps que le décryptage physiologique.

On propose une anamnèse psychosomatique qui n'est pas une anamnèse médicale pure, mais aussi un travail de narrativité et de mise en histoire. On demande aux parents de décrire les symptômes, leur histoire, les traitements essayés, ce qui les calme, mais aussi le déroulement des journées, des repas, des nuits. On remonte à l'histoire de la grossesse, aux éventuels traumatismes, à la naissance (est-ce que vous avez été traumatisée ? et le bébé ? et le père ?). On s'intéresse aux données transgénérationnelles, à l'histoire infantile des parents, aux maladies dans la famille. Enfin, on demande aux parents de préciser leurs inquiétudes, de nommer leurs angoisses car elles conditionnent la réponse au symptôme (par exemple peur de la suffocation dans le RGO, angoisse de la douleur devant les coliques du soir). Cette anamnèse a une importance dans la mise en lien, en association, en perspective. De même qu'il y a des interprétations mutatives, il y a des questions mutatives.

L'observation du bébé et des interactions

Durant nos études de somaticiens, nous avons appris en faculté de médecine l'observation clinique, la sémiologie qui permet de contribuer au diagnostic d'une maladie à partir de signes physiques (« inspection, percussion, palpation, auscultation »). Ici, il s'agit d'un mixte entre une observation médicale nécessaire et des emprunts à une observation psychanalytique, même si elle est fruste et de courte durée (Boige, 2001).

Il est nécessaire de détailler un peu la position du clinicien. Son regard vers le bébé et les parents est contenant et enveloppant dans plusieurs directions à la fois, par exemple central vers le bébé et périphérique vers le bébé et les parents, à la fois médical et réceptif émotionnellement. Ce qui relie ce travail à une observation psychanalytique, c'est l'attention accordée à ce que les données éveillent comme associations et hypothèses chez le soignant, à son ressenti physique et psychique. Ce qui les différencie, c'est que les expressions émotives et somatiques du bébé sont à lire médicalement, en même temps que physiquement et psychiquement en tant qu'expression psychomotrice. Le pédiatre ne fait pas table rase médicale mais psychologique.

On observe le bébé et son symptôme (s'agit-il de RGO avec des remontées acides qui lui font monter les larmes aux yeux, ou de coliques avec des efforts de poussée incessants ?), son « tempérament » hyperréactif, changeant, labile, ou apathique, son accès à la communication avec ses parents, ses réactions au discours parental. On module l'entretien en fonction de ce que l'on ressent et des intuitions qui émergent associativement. Insistons sur l'attention portée au regard du bébé, au regard des parents sur le bébé et aux échanges de regards entre le bébé et la mère (ou les parents) propre à une rêverie et à des hypothèses sur les sentiments sous-jacents, et à un partage d'émotions (Carel, 2001).

On observe parallèlement les interactions. Rappelons que pour Léon Kreisler (1981), les critères d'une interaction satisfaisante sont la plénitude, la souplesse et la stabilité. Ici le rythme peut être saccadé, trop rapide (tension anxieuse) ou trop lent (inhibition dépressive), asynchrone, sans accordage (Boige, 2007). Les interactions comportementales et affectives sont parasitées par des interactions fantasmatiques discordantes. Le comportement met en scène des fantasmes qui peuvent être contradictoires ou inconsciemment négatifs, s'enracinant dans les angoisses archaïques de l'enfant et des parents, le trauma, l'histoire récente et passée, les situations périnatales à risque, une dépression périnatale non reconnue. On peut ressentir chez les parents un pessimisme, une sensation d'incompétence, de découragement devant un symptôme vécu comme inéluctable, une difficulté de compréhension de l'état somatique et psychique du bébé. Il n'y a pas de plaisir interactif, comme si la pulsion de vie maternelle était défaillante. Le bébé est inquiétant et insatisfaisant pour le parent en détresse. Ceci peut se traduire par un conflit de parentalité, un rejet. L'ambivalence saine n'est pas atteinte.

On observe la réponse du bébé aux projections parentales : colère contre la dépression maternelle, ou rage, ou tentative de la réanimer par une sorte de « faux-self » trop enjoué et agité.

L'examen médical est un moment privilégié d'interactions physiques et verbales avec le bébé sous le regard des parents où l'on observe son tempérament, sa consolabilité, sa labilité, où il peut mettre en scène la variabilité du symptôme physique. On le regarde, on lui parle, on le caresse et on le masse. On observe les réactions parentales (projections), la façon dont ils le voient exister et interagir avec un autre, dont ils peuvent ou non le « lâcher » quelques instants. Ce moment « d'attention conjointe » vers le bébé est riche de découvertes et d'émotion.

Les moyens à disposition pour comprendre le symptôme

L'empathie du pédiatre

Le clinicien offre de l'attention, des identifications croisées bébé / parents et une empathie particulière en direction du bébé et des parents. Nous développerons là ce que nous appellerons la triple empathie du pédiatre.

Dans son ouvrage sur l'empathie psychanalytique, Bolognini (2002) la définit, en résumé, comme le fait de se mettre dans la position d'un autre consciemment ou inconsciemment, dans la peau d'un autre. L'empathie n'est pas passive mais active, et a des aspects cognitifs et créatifs : ressentir puis penser, intégrer, comprendre, faire connaître à l'autre l'étranger en lui. Bolognini parle d'empathie transformationnelle. Ici, on se met dans la peau du bébé, des parents, et aussi au cœur de la situation interactive.

Si l'on suit Missonnier, on offre au bébé une empathie primaire, infraverbale, de corps à corps (l'énaction métaphorisante de Lebovici), et aux parents une empathie secondaire (échange verbal, co-pensée), ce qui n'empêche pas aussi avec eux une empathie primaire (mimique, gestuelle, faciès « froncé » ou détendu) (Missonnier, 2004).

On pourrait également évoquer une troisième empathie « biopsychique » du pédiatre vers le corps-psyché du bébé avec une troisième grille médicale de ressenti et de lecture « diagnostique » de sa situation, du symptôme, de la douleur physique et de la tension psychique, en se mettant dans la peau du bébé.

On pourrait proposer l'idée que la souffrance psychique du bébé se perçoit au sein de la relation empathique qui s'établit entre le soignant, le bébé, les parents et que ce qui « psychise » le symptôme c'est la souffrance psychique que les bébés ou la situation éveillent en nous, si l'on veut accorder de l'importance à cette résonance intérieure (Boige, 2002).

La réflexion « contre-transférentielle » du gastro-pédiatre

Le consultant est perméable et réceptif aux projections du bébé et des parents. Le noyau de cette consultation est le travail de réflexion du pédiatre sur son ressenti physique et psychique, en utilisant ce que cela mobilise de son infantile. Cela lui permet, par la mise en lien avec ce qu'apportent les parents, la liberté d'une rêverie et d'une construction interprétative internes qui vont être fondamentales dans son effort thérapeutique, sans que cela soit forcément formulé.

Il y a pour le bébé un travail de *traduction* : mise en sensations, émotions, hypothèses, de ce qu'il exprime avec son corps, évaluation de la situation : qu'en est-il respectivement des versants somatique et psychique de la souffrance, ce bébé est-il né psychiquement ? Où en est-il de sa subjectivation ? Quelle est sa partition dans la tension interactive, la place de son tempérament propre ? Ou est-il l'objet d'un fonctionnement parental opératoire et projectif aliénant ?

Le pédiatre sert de tiers, de lien externe et, *in fine*, dans le meilleur des cas, de traducteur contenant et détoxiquant des identifications projectives pathologiques croisées des bébés et des parents. Dans leur article sur le contre-transfert dans les psychothérapies psychanalytiques précoces, Frisch-Desmarez et De Vriendt-Goldman (2011) décrivent remarquablement le travail exigeant, difficile, parfois pénible du soignant qui, à partir de sensations, de communications primitives, de projections identificatoires parfois très violentes entre le bébé, les parents puis le soignant, doit contenir, réfléchir et métaboliser en soi et retransmettre en transformant.

Contenance, capacité de rêverie du pédiatre

Nous proposons dans cette rencontre une contenance de la dyade ou triade pour que les parents deviennent contenants. On s'appuie là sur la relation de contenu / contenant qui a été imaginée par Bion, à partir des identifications projectives de Mélanie Klein (Bion, 1962 ; Klein, 1946). La mère a la fonction contenante de rendre pensables les projections du bébé et de les détoxiquer. La contenance n'est pas qu'un réceptacle mais a une fonction active. Bion dénomme capacité de rêverie maternelle une partie de la contenance maternelle, un mode de pensée intuitive qui a ses racines dans le préconscient voire dans l'inconscient, laquelle, grâce à la fonction alpha maternelle transforme les éléments beta inassimilables du bébé en éléments alpha pensables, ces derniers pouvant alors être introjectés. La relation contenu/contenant est dynamique et permet la transformation.

Dans notre cadre, la capacité de rêverie du pédiatre, qui est aussi un travail sur son ressenti et les échos contre-transférentiels qui surgissent, est une capacité à associer et métaphoriser la plainte somatique du bébé, un halo de rêverie et d'interprétation ou plutôt de compréhension.

Recherche de sens, mise en récit et synthèse, capacité négative

On partage avec les parents une recherche de sens, une mise en histoire actuelle et générationnelle, une mise en mots et en récit où les racines archaïques des angoisses de l'*infans* et du bébé dans l'adulte sont explorées. On leur propose une verbalisation à géométrie variable, selon l'ouverture possible et leur réceptivité. Parfois les hypothèses interprétatives restent tues et restent une interprétation virtuelle, terme qu'utilise Aisenstein (2001) pour les patients adultes somatisants.

On offre alors seulement une contenance, une attention, avec une retenue de mots et d'interprétation. Des paroles simples peuvent être interprétantes dans leur proposition ou avoir un effet mutatif : parler du bébé comme d'un sujet humain doté d'affects d'émotions, de son corps libidinalisé, légitimer la souffrance, les difficultés des parents, les mouvements agressifs. Cela peut rester un halo interprétatif, une interprétation virtuelle qui soutiennent la situation.

Synthèse et mise en représentation et en lien pour les parents, retour au somatique, propositions thérapeutiques

On fait en fin de consultation un travail de synthèse et de mise en lien, à l'usage des parents et du bébé. Dans tous les cas, on débute par une mise au point médicale physiologique, en faisant souvent des schémas, ce qui facilite la représentation pour les parents. On explique ce qu'est un trouble fonctionnel, sa variabilité et sa réversibilité. On aborde de front les angoisses vitales, en explicitant les traitements utiles, nécessaires, inutiles. On évoque les origines multiples du symptôme, l'intrication psyché-soma, notre ressenti sur le contenu affectif de la situation, nos hypothèses. On donne sa place à la vie psychique du bébé, sa subjectivité. Dans tous les cas nos paroles s'appuient sur les données de l'« observation conjointe ».

Sur le versant psychopathologique, on explique le caractère dynamique de l'accordage et de la compréhension mutuelle parents / bébé, on évoque les traumatismes plus ou moins récents, on exprime notre confiance dans la plasticité du bébé et des parents, et dans leurs capacités de mobilisation.

Cependant, il existe des situations où l'orientation de la famille vers une consultation psychothérapique est indiquée. Certains dysfonctionnements sont à risque pour le bébé et justifient la suggestion d'une prise en charge complémentaire. C'est le cas lorsque la dépression maternelle doit être prise en charge *per se* et met en péril le développement du bébé, ou en présence d'une mère « border-line », ou d'un risque de maltraitance. Il faut alors préparer, négocier, argumenter sur des éléments tirés de l'observation. En effet, ces symptômes très précoces du bébé et qui ont une forte aura d'organicité, surviennent dans un registre préverbal, et l'idée d'une participation psychogène ou relationnelle, même lorsqu'ils se savent dans la détresse, est souvent vécue par les parents comme culpabilisante et disqualifiante. Cette orientation éventuelle ne doit pas être un abandon, et dans tous les cas on propose une deuxième consultation dans un bref délai.

Capacité négative

La capacité négative est à découvrir totalement pour le somaticien, habitué à des consultations qui doivent se solder par un diagnostic, une prescription et une amélioration. Ici, on utilise cette notion sous ses deux facettes. Dans la description qu'en fait Houzel (2008) dans les applications thérapeutiques de la méthode d'observation d'E. Bick, il évoque « la capacité à supporter la tension psychique dans laquelle nous plonge le non-sens », et « les états mentaux parfois très pénibles induits à notre insu par des messages implicites dont le mécanisme sous-jacent est l'identification projective ».

Dans notre situation, il faut être capable de recevoir les mouvements négatifs, et même d'en servir d'« attracteur », ce qui peut protéger le bébé et les parents en désamorçant la tension et en déplaçant le conflit. Il faut tolérer le transfert négatif, par exemple la colère contre les somaticiens. Par ailleurs, le clinicien doit supporter de ne pas tout comprendre et/ou de ne pas tout dire, de ne pas tout soigner, de sortir de la logique monofactorielle, et de savoir laisser un peu de flou et de mystère à la situation en en permettant quand même des modifications par sa contenance, son holding, son support identificatoire, son attention sans jugement.

Le **holding***, le suivi et la continuité*

La proposition d'un deuxième rendez-vous proche, le numéro de téléphone donné aux parents en cas d'inquiétude participent d'un « *holding* » et d'une continuité de soin qui sont nécessaires et rassurants, tant la détresse peut reprendre le dessus quelques jours après la consultation. Dans la théorie de la relation parent-nourrisson, Winnicott (1960) définit le *holding* en insistant sur sa dimension temporelle de continuité : « En d'autres termes, cette notion de maintien se réfère à une relation spatiale à trois dimensions à laquelle le temps s'ajoute progressivement. » (1960/1969a, p. 244) Partie des soins maternels, le holding introduit la notion de continuité d'être et permet l'intégration psychosomatique du bébé.

Il s'agit là d'un *holding* par un clinicien vivant, qui a comme constituant d'arrière-plan ses compétences médicales mais qui prend également en compte la souffrance psychique du bébé et de ses parents, ne se laisse pas anéantir ou déprimer par la situation, reste pensant, a une pulsion de vie, et un optimisme dans la plasticité du bébé et des parents et leur capacité de mobilisation. Il assure la continuité du suivi. Il participe aussi du *handling* avec ses mains sur le bébé, son regard et son bain de paroles et d'interactions.

Conclusion

Le processus de cette consultation est à rapprocher des mouvements décrits par Winnicott (1958/1969b) : dissociation, intégration, mentalisation émergence du psychique à partir du somatique, accordage.

Le symptôme somatique masque ou exprime la souffrance psychique du bébé. Celle-ci peut être décryptée par le soignant dans la consultation. Dans les bons cas survient un moment d'accordage affectif (et rythmique) parents / bébé / soignant, et de partage émotionnel. Le sens émerge dans la rencontre, le travail de mise en lien de la vie psychique et somatique du bébé, des affects des parents et du bébé ouvre à la compréhension du symptôme dans ses différents registres.

Le soignant offre une attention et une contenance qui entraînent une prise de conscience par les parents sans culpabilité excessive de leurs difficultés et de leurs compétences. Ceci libère des angoisses mortifères et des conflits d'ambivalence, initie des remaniements relationnels, modifie la réponse au symptôme, et montre l'existence psychique du bébé. Il permet grâce à son observation et à sa capacité de rêverie une métaphorisation des expressions somatiques du bébé.

Bibliographie

Aisenstein, M. (2001). Face à face, corps à corps. Conférence à la Société psychanalytique de Paris, www.spp.asso.fr/main/conferencesenligne/Items/1.htm.

Bion, W. R. (1979). *Aux sources de l'expérience*. Paris : PUF (Publication originale 1962).

Boige, N. (2001). Place de l'observation du bébé dans la consultation hospitalière. In M. Dugnat (Éd.), *Observer un bébé avec attention* (p. 125-134). Ramonville-Sainte-Agne : Érès.

Boige, N. (2002). « Le pédiatre face à la souffrance psychique du bébé », in P. Delion (Éd.), *La souffrance psychique du bébé. Approches pluridisciplinaires* (p. 115-124). Issy-les-Moulineaux : Expansion scientifique française.

Boige, N. (2007). Dysrythmie digestive du bébé : le rythme à trois temps de la consultation pédiatrique. *Spirale, 44*, 155-164.

Boige, N. (2012). Développement psychosomatique du fœtus / bébé (p. 45-64) ; Les troubles psychosomatiques précoces du bébé (p. 139-154). In S. Missonnier (Éd.), *Manuel de psychologie clinique de la périnatalité*. Issy-Les-Moulineaux : Elsevier – Masson.

Bolognini, S. (2006). *L'empathie psychanalytique*. Ramonville-Sainte-Agne : Érès (Publication originale 2002).

Carel, A. (2001). L'attention au regard du bébé dans la triade parents-bébé-clinicien. *Neuropsychiatrie Enfance Adolescence, 49*, 436-448.

Houzel, D. (2008). Les applications préventives et thérapeutiques de la méthode d'Esther Bick. In P. Delion (Éd.), *La méthode d'observation des bébés selon Esther Bick* (p. 84-85). Ramonville-Sainte-Agne : Érès.

Hyman, P. E., Milla, P. J., Benninga, M. A., Davidson, G. P., Fleisher, D. F. & Taminiau, J. (2006). Childhood functional gastrointestinal disorders: neonate/toddler. *Gastroenterology, 130*, 1519-1526.

Klein, M. (2001). Notes sur quelques mécanismes schizoïdes. In M. Klein *et al.*, *Développements de la psychanalyse*. Paris : PUF (Publication originale 1946).

Kreisler, L. & Cramer, B. (1981). Les bases cliniques de la psychiatrie du nourrisson, *La psychiatrie de l'enfant, 24 (1)*, 223-263.

Kreisler, L. (1999). Désordres psychosomatiques du nourrisson : a/ les coliques des trois premiers mois. In S. Lebovici, R. Diatkine & M. Soule (Éds.). *Nouveau traité de psychiatrie de l'enfant et de l'adolescent* (p. 2035). Paris : PUF (Publication originale 1985).

Marty, P. (1998). *L'ordre psychosomatique*. Paris : Payot (Publication originale 1980).

McDougall, J. (1989). *Théâtre du corps*. Paris : Gallimard.

Missonnier, S. & Boige, N. (1999). Je reflue donc je suis : vers une approche psychosomatique du reflux gastro-œsophagien du nourrisson. *Devenir, 11 (3)*, 51-84.

Missonnier, S. (2004). L'empathie dans les consultations thérapeutiques parents/bébé : l'héritage de Serge Lebovici. *Revue française de psychanalyse, 68*, 177-194.

Winnicott, D. W. (1969). La préoccupation maternelle primaire. In *De la pédiatrie à la psychanalyse* (p. 168-174). Paris : Payot (Publication originale 1956).

Winnicott, D. W. (1969a). La première année de la vie. In *De la pédiatrie à la psychanalyse* (p. 191-204). Paris : Payot (Publication originale 1958).

Winnicott, D. W. (1969b). La théorie de la relation parent-nourrisson. In *De la pédiatrie à la psychanalyse* (p. 244). Paris : Payot (Publication originale 1960).

Winnicott, D. W. (1992). Psycho-Somatic Disorder. In C. Winnicott, R. Shepherd & M. Davis (Éds.). *Psycho-Analytic Explorations* (p. 103-119). Cambridge, Mass. : Harvard University Press. Trad. fr. Les aspects positifs et négatifs de la maladie psychosomatique. *Revue de médecine psychosomatique, 11 (2)*, 205-216, 1969 (Publication originale 1964).

Résumé. Le symptôme somatique masque ou exprime la souffrance psychique du bébé. Celle-ci peut être décryptée au cours de la consultation pédiatrique. Dans les bons cas, l'accordage parents / bébé / soignant permet d'établir entre eux un lien affectif et psychique qui ouvre à la compréhension du symptôme dans ses différents registres.

Mots-clés. Symptôme somatique, bébé, consultation pédiatrique, accordage.

Abstract. The somatic symptom may hide or express the baby psychic pain and can be decoded by the paediatrician. In the best case, the meeting between the baby, his parents and the paediatrician leads to an affective and psychic link that helps understanding the different aspects of the symptom.

Keywords. Somatic symptom, baby, pediatric consultation, link.

Restrictions des capacités de communication du nourrisson et de l'enfant en lien avec des maladies chroniques graves

Dr Laurence Le Clainche-Viala*

Les nourrissons et enfants porteurs de maladies chroniques graves ont un développement des capacités de communication potentiellement entravé, soit par la maladie en elle-même, soit par ses effets collatéraux (hospitalisations itératives, parfois prolongées ; éventuels séjours en institution ; séparation d'avec la famille ; traitements invasifs, etc.). Tous ces événements sont susceptibles de retarder, voire d'empêcher la communication entre ces enfants malades et leur entourage. L'expression des différentes émotions par la parole, les pleurs, les cris, peut être extrêmement limitée, ou rendue impossible.

Comment les soignants peuvent-ils évaluer la douleur de ces enfants et l'impact de soins désagréables voire douloureux chez ces patients dans l'impossibilité de communiquer « normalement » ? Ces enfants peuvent-ils trouver des moyens alternatifs de communication afin de pouvoir échanger avec l'entourage ?

La littérature concernant l'enfant atteint de maladie chronique grave

Alors que nous évoluons dans une civilisation de tradition essentiellement orale, les maladies chroniques graves peuvent interférer avec les

*. Pédiatre, Hôpital d'enfants Margency. Courriel : lleclainche@ctpmargency.com.

capacités de communication du nourrisson et de l'enfant ainsi qu'avec ses possibilités d'apprentissage. L'expression des différentes émotions par les cris, les pleurs ou encore la parole, peut être extrêmement limitée, voire rendue impossible par les moyens techniques nécessaires à la prise en charge médicale de l'enfant ou par la maladie elle-même. La littérature est floride sur les difficultés de communication des enfants atteints de troubles mentaux ou de troubles de l'attention (à type d'autisme), mais très peu abondante, voire inexistante, concernant les enfants atteints de maladie chronique grave nécessitant une prise en charge qui rend difficile ou impossible la communication verbale.

Une étude africaine récente (Ambikile & Outwater, 2012), qualitative, concernant les personnes s'occupant d'enfants âgés de 3 à 12 ans et atteints de maladie mentale, retrouve des difficultés importantes de communication entre les parents et les enfants malades, en raison de l'incapacité de ces derniers à parler. L'impossibilité pour l'enfant d'exprimer ses besoins est, en effet, une source de détresse psychologique et émotionnelle majeure pour les adultes accompagnants.

Le but de cette étude, portant cependant sur un petit nombre de patients, était d'explorer les défis psychologiques et émotionnels, sociaux et économiques que les parents éprouvent en s'occupant d'enfants atteints de maladie mentale et de ce qu'ils font pour s'adresser à eux. Il s'agit de la seule étude récente prenant en compte les difficultés de communication entre parents et enfants dans l'analyse des données recueillies.

Les difficultés d'évaluation de la douleur

La principale source d'anxiété chez les soignants et les parents des bébés et enfants non communicants (incapables de communiquer par la parole), atteints de maladies graves potentiellement douloureuses, et/ou susceptibles de subir des examens ou des gestes invasifs est de ne pas pouvoir déceler la douleur, puis la soulager. La peur de faire souffrir l'enfant est responsable de manifestations d'évitement importantes chez les soignants et source d'une grande angoisse ; la peur de laisser souffrir l'enfant est également source d'une grande détresse chez les parents et cause de tensions et de conflits entre la famille et les professionnels. En effet, face à leur enfant en souffrance, tout dysfonctionnement, réel ou ressenti (telle une réponse retardée à l'appel du personnel, une couche sale à l'arrivée des parents…) est vécu, par la famille, comme un désintérêt vis-à-vis de l'enfant ou comme un manque de surveillance.

Cependant, les soignants disposent, à l'heure actuelle, de différentes échelles, adaptées, permettant d'évaluer la douleur chez des nourrissons ou chez des enfants incapables d'échanger avec l'adulte.

Ces échelles s'intéressent aux réactions motrices de l'enfant, à l'expressivité du visage et à l'intérêt porté à l'environnement, comme l'échelle San Salvadour appliquée aux enfants porteurs de polyhandicap (Collignon, Guisianio & Combes, 1999). De même, l'échelle GED-DI s'adresse aux enfants avec déficience intellectuelle et permet aux adultes, connaissant l'enfant, d'évaluer la douleur en fonction de la pâleur, des modifications dans l'expression du visage et du regard, dans les réactions motrices (augmentées ou inhibées), et dans les modifications d'interaction avec l'environnement (Breau *et al.*, 2000). L'échelle FLACC modifiée permet, quant à elle, d'évaluer la douleur chez un enfant non communicant et inconnu du personnel soignant. Comme son nom l'indique (FLACC : Face, Legs, Activity, Cry, Consolability), cette échelle s'appuie sur l'observation de l'expression du visage, des réactions motrices des jambes, de l'activité de l'enfant et de sa capacité à se laisser consoler (Voepel-Lewis *et al.*, 2008). Elle comporte cinq critères portant sur l'observation de l'enfant : l'expression du visage (sourire, grimace ou froncements de sourcils, mâchoires serrées, tremblement du menton), la position des jambes (position détendue, jambes agitées, coups de pied ou jambes recroquevillées), l'activité (enfant calme en position habituelle et bougeant facilement, se tortillant ou tendu, s'arc-boutant, figé ou sursautant), les cris (absence, gémissements ou pleurs occasionnels, pleurs ou cris constants, hurlements) et la consolabilité (détendu, rassuré occasionnellement par le toucher, l'étreinte ou la parole, difficile à consoler ou à réconforter). Chaque critère est coté de 0 à 2, donnant un score total de 0 à 10. L'enfant est considéré comme douloureux s'il a un score supérieur ou égal à 4.

Les progrès dans l'évaluation de la douleur permettent d'affiner la prise en charge médicale. On dispose actuellement de traitements antalgiques adaptables à presque toutes les situations. On utilise par exemple le protoxyde d'azote (gaz incolore et inodore, à effet analgésique et euphorisant, disponible en dehors du bloc opératoire) chez un enfant trachéotomisé, des antalgiques par voie orale ou entérale, des antalgiques intraveineux, du saccharose chez le tout petit (solution sucrée ayant un effet antalgique prouvé – American Academy of Pediatrics, 2000 –, administrée par tétine ou par une seringue, chez les nourrissons de moins de 3 mois, avant un soin douloureux)… Ces différents traitements sont choisis et administrés selon l'importance de la douleur et l'âge de l'enfant.

Les soignants des services spécialisés sont formés aux maladies chroniques graves et aux protocoles antalgiques préventifs pour des soins reconnus comme douloureux, quel que soit l'âge de l'enfant, s'aidant pour cela des échelles d'évaluation de la douleur précédemment décrites. Ils sont formés à prendre le temps, à parler beaucoup pour expliquer toujours, sans cacher la nature du soin ni à l'enfant, ni à ses parents. Actuellement, de plus en plus de services hospitaliers pédiatriques ont du personnel formé à l'hypnoanalgésie. Cette méthode consiste à utiliser l'intérêt de l'hypnose pour prévenir et limiter la douleur dans certaines situations, notamment les soins potentiellement douloureux (ponction veineuse, ponction lombaire, points de suture…). Elle utilise la distraction passive (regarder un dessin animé) ou active (compter sur ses doigts, faire des bulles de savon) pour détourner l'esprit de la sensation douloureuse. Elle s'adapte à l'âge de l'enfant, depuis le bercement, la tétine et les chansons pour les nourrissons, jusqu'à faire parler l'enfant de son lieu favori ou de son sport préféré, pour les plus grands. Cette méthode, utilisée par du personnel formé et dans un climat calme et apaisant, est très efficace, dans notre expérience, comme dans celle décrite dans la littérature (Butler *et al.*, 2005).

La communication enfant-soignant et soignant-enfant, si les cris et/ou le langage sont rendus impossibles, est facilitée, par extension aux critères d'évaluation de la douleur, par l'observation de l'expression du visage, la présence de larmes, l'existence de « pleurs silencieux » (gémissement au moment des manipulations ou spontanément, de façon intermittente ou permanente), ainsi que par l'étude de l'expressivité du regard, l'existence d'une tachycardie chez un enfant surveillé par scope, par exemple.

Les enfants bénéficiant d'une surveillance étroite ou d'un appareillage avec alarmes, comme le scope, l'oxymètre (appareil de diagnostic permettant de mesurer la concentration en oxygène dans le sang par l'intermédiaire d'un capteur cutané), ou la machine de ventilation mécanique, comprennent très vite comment appeler le soignant en faisant sonner les appareils de surveillance ou les machines. Dès qu'une préhension volontaire est possible, il est facile, pour un nourrisson, d'attraper les fils des électrodes ou le cordon du capteur de l'oxymètre, de tirer dessus pour les déconnecter et de déclencher ainsi l'alarme. Dès que les enfants sont seuls dans leur lit, s'ennuient et souhaitent la présence d'un adulte, ils utilisent rapidement ce stratagème, s'assurant ainsi de la présence rapide d'un soignant auprès d'eux.

Les moyens de communication non verbaux

Couchman *et al.* (2012) se sont récemment inspirés d'observations animales pour tenter de mettre en évidence des moyens de communication non verbaux et de les transposer à l'espèce humaine. En effet, la métacognition humaine repose sur la faculté de réflexion et de recherche d'indices permettant de communiquer. Il s'agit d'un processus très important, dans la mesure où il permet d'adopter un comportement adaptatif correspondant aux réponses de l'entourage, mais aussi parce qu'il permet une certaine hiérarchisation mentale. Les très jeunes enfants et les animaux sont moins capables d'expliquer leurs processus mentaux et peuvent donc difficilement expliquer leur comportement. La métacognition est importante car elle permet à l'individu non seulement d'avoir une perception consciente, mais également d'avoir une activité de conscience, étape fondamentale pour comprendre la pensée des autres. Différentes espèces animales (les dauphins, les singes rhésus ou d'autres espèces de singes) sont capables d'adaptation face à l'incertitude d'une réponse – réponse qui, chez l'homme, pourrait se traduire par « je ne sais pas » – dans une grande variété de situations.

Chez l'enfant humain, la mise en place de moyens de communication alternatifs, autre que le langage, est possible, à condition toutefois qu'il dispose des stratégies cognitives requises pour les réaliser (attention, mémorisation), et qu'il puisse prendre conscience de l'efficacité de ces alternatives. L'aide de l'adulte est alors primordiale pour montrer, expliquer, rendre le rationnel conscient et explicite afin de permettre à l'enfant de développer des connaissances conditionnelles (quand et pourquoi utiliser certaines stratégies). Comme en atteste la clinique, ces moyens alternatifs relèvent d'une stratégie de communication.

Les enfants atteints d'infirmité motrice cérébrale (IMC) sont un groupe à haut risque de troubles de la communication. Ces troubles peuvent résulter d'une atteinte de la commande motrice du langage, d'une atteinte centrale (cérébrale), d'une atteinte de l'expression ou de la perception du langage, voire d'une association de ces différents troubles (Hulstad & Miles, 2010). Bax, Tydeman et Flodmark (2006) ont montré, dans une large étude européenne, que 60 % des enfants atteints d'IMC présentent des troubles de la communication, mais sans que la nature exacte de ces troubles où leur implication fonctionnelle ait été étudiée en détail. Des systèmes et des stratégies alternatives (c'est-à-dire des méthodes de communication permettant de compléter ou remplacer le discours ou l'écriture pour les patients présentant des déficiences dans la production ou la compréhension de la langue écrite ou parlée) ont été proposés afin d'améliorer le développement de la communication et l'intégration sociale des enfants dans l'impossibilité d'utiliser la parole comme moyen d'échange (Beukelman & Mirenda, 2005). Ces systèmes peuvent être de faible technicité, utilisant de simples images ou photographies, ou de haute technicité, impliquant des ordinateurs avec synthèse vocale. Hulstad et Miles (2010) notent, sur 22 enfants IMC en âge préscolaire, que près de la moitié des enfants ayant bénéficié de ces stratégies (62 %) a pu utiliser, dans une certaine mesure, la parole, mais pourrait toujours profiter de ces systèmes comme une stratégie de secours ou pour améliorer l'intelligibilité du discours.

L'évolution des capacités de communication selon les complications médicales

Les troubles de la parole et du langage sont aussi régulièrement retrouvés chez les enfants nés prématurément et l'atteinte est plus fréquente chez les enfants ayant subi des complications médicales comme la dysplasie bronchopulmonaire (Anderson, 2006). Ces troubles sont susceptibles de gêner les premières interactions sonores, l'apprentissage du langage verbal, de la lecture, de l'orthographe et des mathématiques. La fluidité verbale, la mémorisation et la flexibilité cognitive (fonction mentale permettant de changer de stratégie ou de passer d'une disposition mentale à une autre, dans le cadre de la résolution de problèmes) sont également significativement diminuées chez les enfants prématurés et/ou avec un petit poids de naissance (moins de 1 500 g) (Aarnoudse-Moens *et al.*, 2009). Les cas cliniques suivants vont permettre d'illustrer le retentissement des maladies chroniques graves sur les capacités de communication.

Cas clinique 1

Isabelle est une petite fille née en 2009, en Guadeloupe. Elle est la deuxième enfant d'un couple sans antécédent particulier. La grossesse est marquée par un diagnostic anténatal de malformation grave, consistant en une absence de paroi abdominale du fœtus (omphalocèle géant). L'accouchement a lieu par césarienne (programmée en raison du diagnostic porté en anténatal) à 36 semaines d'aménorrhée. Une autre malformation digestive à type d'atrésie de l'œsophage (malformation congénitale correspondant à une interruption de l'œsophage, avec un cul-de-sac supérieur relié à la bouche et un cul-de-sac inférieur relié à l'estomac) est découverte en salle de naissance, au moment où le test systématique de la sonde gastrique a été réalisé.

Isabelle présente d'emblée une détresse respiratoire qui nécessite son intubation en salle de naissance. Elle subira deux interventions chirurgicales dans les trois premières semaines de vie. Elle est donc hospitalisée en réanimation dès la naissance et mise sous ventilation mécanique.

Isabelle peut être extubée à 1 mois de vie, mais garde un état respiratoire précaire et présente une dénutrition qui s'aggrave empêchant sa sortie de l'hôpital. Les parents très angoissés et pensant que leur enfant risque de mourir, demandent le transfert en métropole pour un deuxième avis.

La fillette est transférée en métropole à l'âge de 3 mois où elle présente des épisodes répétés de décompensation respiratoire grave, nécessitant son passage en réanimation et une nouvelle intubation. La pathologie respiratoire nécessitant une ventilation mécanique prolongée, Isabelle bénéficie d'une trachéotomie à l'âge de 7 mois (ouverture chirurgicale de la trachée au niveau du cou pour la mettre en communication avec l'extérieur au moyen d'une canule afin de faciliter les échanges gazeux).

Après stabilisation de son état respiratoire, elle est transférée dans un centre de soins de suite, à 7 mois de vie, afin de poursuivre la prise en charge de la trachéotomie avec ventilation mécanique. Ses parents sont alors repartis en Guadeloupe mais organisent des voyages en métropole, environ tous les trois mois.

L'existence de fausses routes nécessite l'emploi d'une canule de trachéotomie à ballonnet (canule portant à son extrémité un ballonnet gonflable, utilisé pour rendre la trachée étanche), empêchant tout passage d'air ou de liquide autour de la canule, Isabelle devenant incapable d'émettre le moindre son. Cependant, ce bébé trouve assez vite un mode de communication avec les soignants et les éducateurs, utilisant l'expressivité de son regard et de son visage, puis la communication par l'utilisation de signes dès que son développement psychomoteur le permet. Elle utilise très vite ses appareils de surveillance et sa machine de ventilation mécanique pour appeler les soignants, déconnectant ses électrodes ou se débranchant de sa machine pour faire sonner les alarmes. Elle attrape ses électrodes ou ses capteurs, tire dessus pour les décoller et les secoue, en souriant, comme un hochet, dès l'arrivée de l'adulte.

L'amélioration de son état respiratoire permet de diminuer progressivement sa ventilation mécanique jusqu'à un arrêt à l'âge de 2 ans, et de passer à une canule sans ballonnet lui permettant, du fait des fuites d'air autour du matériel, d'émettre quelques sons. La décanulation restant impossible du fait d'une trachéomalacie majeure (collapsus anormal de la trachée lors de l'expiration), une valve de phonation (dispositif à clapet automatique permettant de parler) est mise en place sur sa canule plusieurs heures par jour. Dès l'utilisation de cette valve, Isabelle utilise le langage verbal et fait d'emblée des phrases. Son langage s'enrichit très vite, en quelques mois, et elle utilise maintenant une communication essentiellement verbale, intelligible, même si elle présente des troubles de la phonation (portant essentiellement sur les consonnes) nécessitant une rééducation orthophonique.

Pendant tout son parcours, Isabelle a été accompagnée par des parents très investis, s'organisant pour venir de Guadeloupe tous les trois mois pour une durée de trois à quatre semaines. Dans l'intervalle, ils passent de longues heures, les week-ends, en « conférence » par Webcam avec leur fille, à qui ils parlent longuement et qui les regarde vivre (maman lui parle tout en cuisinant et en lui expliquant ce qu'elle fait, par exemple). Ils l'appellent au téléphone tous les jours. D'autre part, Isabelle bénéficie du parrainage d'une association bénévole, avec une « marraine » qui lui rend visite plusieurs fois par semaine et qui, formée aux soins de trachéotomie, peut ainsi la sortir à l'extérieur de l'hôpital régulièrement.

Cas clinique 2

Charles est un petit garçon né en 2003. La grossesse est marquée par une menace d'accouchement prématuré à 33 semaines d'aménorrhée et l'accouchement a lieu à 34 semaines d'aménorrhée après un échappement au traitement. Un diagnostic de malformation digestive à type d'atrésie de l'œsophage (malformation congénitale correspondant à une interruption de l'œsophage, avec un cul-de-sac supérieur relié à la bouche et un cul-de-sac inférieur relié à l'estomac) est diagnostiqué en salle de naissance et opéré dès le premier jour de vie en raison du risque vital.

Charles présente alors des épisodes de détresse respiratoire nécessitant son intubation. La répétition de ces épisodes va conduire à des explorations complémentaires permettant de mettre en évidence une malformation du larynx à type de diastème laryngé, c'est-à-dire une anomalie de cloisonnement entre les axes aérien et digestif, responsable de fausses routes avec pneumopathies d'inhalation.

Malgré quatre interventions successives, le diastème se rouvre, conduisant à l'âge de 4 mois de vie, à une trachéotomie (ouverture chirurgicale de la trachée au niveau du cou pour la mettre en communication avec l'extérieur au moyen d'une canule afin de faciliter les échanges gazeux). Puis à l'âge d'un an, on procède à une trachéostomie (abouchement terminal de la trachée à la peau, la partie supérieure de la trachée étant fermée, empêchant toute circulation d'air au niveau des cordes vocales). Tout langage verbal est rendu impossible dès la trachéotomie. L'émission de sons qui était encore possible est alors totalement empêchée par la trachéostomie.

Charles est transféré dans un centre de soins de suite à l'âge de 19 mois pour la suite de sa prise en charge. Il va, dès l'âge de 2 ans, utiliser la désignation gestuelle pour se faire comprendre, puis à partir de 2 ans et demi, des bruitages à type de claquements de langue, comme moyen de communication « orale ».

Aucune chirurgie curative (dont l'objectif est la guérison) n'a pu être proposée à Charles. Plusieurs interventions vont permettre de remettre en place une communication entre le larynx et la trachée mais en maintenant une trachéotomie appareillée avec une canule à ballonnet afin de protéger ses poumons de toute inhalation. Dans ces conditions, l'impossibilité de développer le langage verbal est devenue évidente.

Les parents ont toujours été très présents auprès de leur enfant avec une maman qui s'est formée très tôt aux soins de trachéotomie, ce qui permet des permissions de week-end régulières au domicile. Charles a été scolarisé au sein de l'hôpital dès l'âge de 3 ans et a bénéficié de cours de langue des signes dans le même temps. Il est retourné au domicile en 2011, après 8 années d'hospitalisation et continue l'apprentissage de la langue des signes.

Les avancées technologiques et médicales en réanimation néonatale

Avec les avancées technologiques et médicales en réanimation néonatale, le taux de survivants chez les enfants prématurés et/ou de très petit poids de naissance a augmenté de manière significative. C'est dans ce groupe d'enfants que l'on retrouve des trachéotomies de longue durée avec un risque de retard et de troubles du langage.

Sans atteinte neurologique coexistante, certains auteurs suggèrent que la trachéotomie est très peu responsable de retard de langage (Jiang & Morrison, 2003 ; Simon, Fowler & Handler, 1983), alors que d'autres considèrent qu'elle est clairement en lien avec des troubles de la parole (Hill & Singer, 1990). En effet, Simon, Fowler & Handler

(1983) retrouvent, chez des enfants privés de langage, puis décanulés en période pré-linguistique, des compétences de parole et de langage atteintes, en adéquation avec le développement intellectuel, comme si le babillage n'était pas nécessaire au développement ultérieur du langage. Nous avons aussi cette expérience, illustrée par l'histoire clinique d'Isabelle. Par contre, les enfants décanulés en phase d'acquisition du langage sont exposés à un retard de parole et à des troubles phonologiques.

Hill et Singer (1990), à propos de 31 enfants trachéotomisés avant l'âge de 13 mois, et pendant au moins 3 mois, retrouvent un développement de la parole, lors du suivi, dans les limites de la normale, et proportionnel aux capacités cognitives. Toutefois, il existe une tendance claire aux troubles du langage expressif dans le groupe le plus âgé.

Pour Jiang et Morrison (2003), près de 61 % des enfants trachéotomisés sans atteinte neurologique concomitante ont un développement du langage normal.

Les oppositions entre ces auteurs concernent toutefois davantage les aspects qualitatifs du langage verbal que la faculté d'acquérir la communication verbale.

L'évolution des capacités de communication selon l'environnement

Au-delà des troubles éventuels en lien avec la maladie chronique et la pathologie de l'enfant, il faut prendre en compte les particularités liées au maintien de l'enfant malade au sein d'une institution (le plus souvent hospitalière) avec de nombreux professionnels interagissant autour de lui. Il faut également souligner l'impossibilité de présence constante des parents, en raison de soins médicaux lourds, de la nécessité pour eux d'être présents pour la fratrie, et/ou de l'éloignement géographique de la famille. L'enfant est ainsi séparé de l'atmosphère sécurisante de sa famille alors qu'il est en proie à des angoisses majeures, en lien avec des expériences douloureuses, des sensations corporelles désagréables continuelles, voire des épisodes de détresse vitale.

Bien que les adultes professionnels soignant l'enfant soient nombreux à intervenir, la mutualisation des moyens au sein des structures hospitalières entraîne des roulements de personnels fréquents. Ces conditions impliquent, pour les professionnels, un temps d'adaptation à l'enfant plus long et donc une lenteur dans la mise en place de moyens de communication alternatifs. Ceci est une source de frustration majeure pour ces enfants, incapables d'échanger avec leur entourage.

Au regard de ces différents facteurs, il semble fondamental, pour l'enfant et sa famille, de disposer d'un professionnel « référent », c'est-à-dire d'une auxiliaire de puériculture ou d'une infirmière, particulièrement à l'écoute des besoins et des capacités de communication non verbales de l'enfant. Sa fonction est également de faire le lien avec les parents et les autres professionnels.

Notons également que dans les structures hospitalières, les systèmes de communication alternative sont, malheureusement, très difficiles à mettre en place en raison du grand nombre de professionnels intervenant autour de l'enfant et de l'impossibilité de former l'ensemble du personnel à ces nouvelles techniques. En pratique dans nos structures pédiatriques, seuls les orthophonistes connaissent et utilisent ces techniques. Le manque important de cette catégorie professionnelle rend cependant très difficile la prise en charge adaptée des enfants atteints de trouble du langage.

Conclusion

Une maladie chronique grave peut entraver de manière majeure les capacités d'un nouveau-né, d'un nourrisson ou d'un enfant à communiquer, en empêchant l'expression des différentes émotions par la parole, les pleurs, les cris, ou en gênant, voire en empêchant le développement du langage. Les progrès dans l'évaluation et les soins médicaux permettent actuellement une prise en charge optimale de la douleur et des soins invasifs, diminuant grandement la charge anxiogène chez les enfants, leur famille et les soignants. Ces enfants, dans la mesure où leur développement neurologique le permet, développent d'extraordinaires capacités d'adaptation (appel en faisant sonner les machines de surveillance ou de ventilation si cris impossibles, bruits de claquement de langue, utilisation des signes…) afin de pouvoir échanger avec leur famille et leurs soignants.

Toutefois, une prise en charge optimale consisterait en l'utilisation de modes de communications alternatifs adaptés à chaque enfant avec une prise en charge orthophonique précoce. En pratique, cela est malheureusement très difficile à mettre en place dans nos structures hospitalières en raison de l'important roulement de personnel (empêchant d'envisager la formation d'un grand nombre de soignants) et du manque considérable d'orthophonistes.

Bibliographie

Aarnoudse-Moens, C. S., Weisglas-Kuperus, N. van Goudoever & JB. Oosterlaan, J. (2009). Meta-analysis of neurobehavioral outcomes in verypreterm and/or very low birth weight children. *Pediatrics, 124*, 717-728.

Ambikile, J. S. & Outwater, A. (2012). Challenges of caring for children with mental disorders: experiences and views of caregivers attending the outpatient clinic at Muhimbili National Hospital, Dar es Salaam – Tanzania. *Child and Adolescent Psychiatry and Mental Health, 6*, 16.

American Academy of Pediatrics. Committee on Fetus and Newborn. Committee on Drugs. Section on Anesthesiology. Section on Surgery. Canadian Paediatric Society. Fetus and Newbom Committee. (2000). Prevention and management of pain and stress in the neonate. *Pediatrics, 105*, 454-461.

Anderson, P. J. (2006). Neurodevelopmental outcome of bronchopulmonary dysplasia. *Semin Perinatol, 30*, 227-232.

Bax, M., Tydeman, C. & Flodmark, O. (2006). Clinical and MRI correlates of cerebral palsy: the European cerebral palsy study. *Journal of American Medical Association, 296 (13)*, 1602-1608.

Beukelman, D. R. & Mirenda, P. (2005). *Augmentative and Alternative Communication: Supporting Children and Adults with Complex Communication Needs*. 3e éd. Baltimore, MD : Paul H. Brookes.

Breau, L. M., McGrath, P. J., Camfield, C., Rosmus, C. & Finley, G. A. (2000). Preliminary validation of an observational pain checklist for persons with cognitive impairments and inability to communicate verbally. *Dev Med Child Neurol, 4 (9)*, 609-616.

Butler, L. D., Symons, B. K., Henderson, S., Shortliffe, L. D. & Spiegel, D. (2005). Hypnosis reduces distress and duration of invasive medical procedure for children. *Pediatrics, 115*, 77-85.

Collignon, P., Guisiano, B. & Combes, J. C. (1999). La douleur chez l'enfant polyhandicapé. In C. Ecoffey & I. Murat (Éds.), *La douleur chez l'enfant* (p. 174-178). Paris : Flammarion.

Couchman, J. J., Beran, M. J., Coutinho, M. C. V., Boomer, J., Zakrzewski, A., Church, B. & Smith, J. D. (2012). Do actions speak louder than words? A comparative perspective on implicit versus explicit meta-cognition and theory of mind. *British Journal of Developmental Psychology, 30*, 210-221.

Hill, P. H. & Singer, L. T. (1990). Speech and language development after infant tracheostomy. *J. Speech Hearing Disorder, 55*, 15-20.

Hulstad, K. C. & Miles, L. K. (2010). Alignment between augmentative and alternative communication needs and school-based speech-language services provided to young children with cerebral palsy. *Early Child Serv, 4 (3)*, 129-140.

Jiang, D. & Morrison, G. A. J. (2003). The influence of long-term tracheostomy on speech and language development in children. *International Journal of Pediatric Otorhinolaryngology, 67S1*, S217-S220.

Simon, B. M., Fowler, S. M. & Handler, S. D. (1983). Communication development in young children with long-term tracheostomies: preliminary report. *Int. J. Pediatr. Otorhinolaryngol, 6 (1)*, 37-50.

Voepel-Lewis, T., Malviya, S., Tait, A. R., Merkel, S., Foster, R., Krane, E. J. & Davis, P. J. (2008). A comparison of the clinical utility of pain assessment tools for children with cognitive impairment. *Anesth Analg, 106 (1)*, 72-78.

Résumé. Les maladies chroniques graves peuvent entraver les capacités de communication des nourrissons et des enfants. Ceci est une source d'anxiété majeure, pour les enfants, comme pour les familles et les soignants. Ces enfants, dans la mesure où leur développement neurologique le permet, développent d'extraordinaires capacités d'adaptation et trouvent rapidement des moyens alternatifs de communication afin de pouvoir échanger avec l'entourage (utilisation des signes, bruits de claquement de langue, déclenchement des alarmes d'appareils de surveillance).

Mots-clés. Nourrisson, difficultés de communications, maladies chroniques, langage, trachéotomie.

Abstract. Serious chronic diseases can hinder the communication capacities of infants and children. This is a source of major anxiety for children as well as for families and health workers. These children, as far as their neurological development allows it, develop extraordinary adaptation capacities and quickly find alternative means of communication to be able to exchange with the circle of acquaintances (use of signs, tongue clicking noises, activate alarms of supervision devices).

Keywords. Infants, communication troubles, chronic diseases, language, tracheostomy.

Clinique du hiatus périnatal

Francis Drossart*

La préoccupation maternelle primaire (PMP) a été décrite par Winnicott (1957) comme un état de « folie normale » pendant lequel la mère, dans les semaines suivant l'accouchement, est dans un état de disponibilité psychique par lequel elle s'adapte inconsciemment aux besoins de son bébé – ceci du moins quand elle va suffisamment bien. Cette disponibilité psychique permet au bébé de l'utiliser comme un « objet subjectif » (c'est-à-dire un objet externe en adéquation avec sa satisfaction hallucinatoire). Il s'agit là d'une période d'illusion pour le bébé, la « mère suffisamment bonne » étant capable également de le désillusionner, lui permettant de prendre conscience de la réalité externe quand il y est confronté.

Ce concept de PMP a été utilement complété par celui de « transparence psychique » (TP) ultérieurement décrit par Monique Bydlowski (1991). Celle-ci a attiré l'attention sur l'état de disponibilité psychique que l'on observe chez la future mère pendant sa grossesse. Cette perméabilité aux processus inconscients rend les femmes enceintes particulièrement accessibles à un travail analytique, à un moment où, précisément, celles qui sont déjà en analyse interrompent celle-ci pour cause de « congé de maternité ». L'« enfant imaginaire » décrit par Soulé (1983) n'est pas à ce moment-là au centre des représentations maternelles, plutôt centrées sur les souvenirs d'enfance qui font l'objet d'une véritable « levée du refoulement ». Ceci, tout au moins, dans les cas habituels.

---

*. Psychiatre (CHRD Pontoise, service pédopsychiatrie Dr N. Boukhalfa), psychanalyste, directeur de recherches CRPMS, EDRPP, Université Paris Diderot-Paris 7.

Si l'on applique à ces deux phénomènes, dans une vision chronologique, la différenciation kleinienne entre « objets internes » et « objets externes » (avec la notion de « concrétude des objets internes »), l'on décrira (Bydlowski & Golse, 2001) tout au long de la grossesse puis du post-partum, un « gradient de différenciation » quant à la place qu'occupe le bébé dans le psychisme maternel. Celui-ci sera d'abord du côté de l'objet interne, puis de plus en plus du côté de l'objet externe (sans que cette dichotomie ne soit jamais absolue). Pendant la grossesse, la sensorialité de la mère est sollicitée par les mouvements fœtaux, auxquels l'échographie contribue actuellement à donner une représentation visuelle. Une « relation d'objet virtuelle » (Missonnier, 2012) va s'établir entre la mère et le fœtus. Celle-ci préparera activement les « interactions fantasmatiques mère-bébé » (Lebovici & Stoleru, 1994) et les « scénarios narcissiques de la parentalité » (Palacio-Espasa, 1999) qui verront le jour après la naissance.

J'ai par ailleurs décrit (Drossart, 2001 ; 2004) au décours du post-partum immédiat, la prégnance surprenante d'un fantasme d'enfant mort, y compris chez les mères se présentant comme psychiquement « normales » et ne manifestant que les signes de ce qu'il est convenu d'appeler le « baby blues ». J'ai rattaché cette fantasmatisation d'enfant mort à un « vide d'affect » survenant au décours de la « délivrance », et pressenti par Marcé (1858) qui, décrivant la « folie maternelle », l'attribuait à une « sympathie » du psychisme maternel vis-à-vis du vide utérin. Cette théorie qui n'est pas incompatible avec les hypothèses hormonales actuellement en vigueur, laisse la place au concept de « hiatus périnatal » (HPN) que je propose comme préforme de ces « dépressions du post-partum » (DPP), dont la clinique nous apprend qu'elles concernent 10 à 15 % des accouchées… Ce HPN s'accompagne, lorsqu'il persiste, de représentations d'inquiétante étrangeté qui épouseront les aléas de la problématique familiale, fausses couches préalables, enfants réellement morts, « fantômes dans la nursery » comme les a décrits Fraiberg (1980/1999), « cryptes » (Abraham & Torok, 1978). Ces cryptes dans la conceptualisation que je propose, ne sont que des représentations secondaires, et non des facteurs de causalité, des perturbations interactionnelles. Bien entendu, ce HPN pourra se trouver aggravé par des particularités liées au bébé (prématurité, malformations), ou au psychisme maternel (dépressions anténatales, si souvent méconnues). Par son effet dévastateur, le HPN passe alors du statut de moment de césure maturatif à celui d'un « arrêt sur image » s'opposant au phénomène normal qui tend à faire du bébé réel un « enfant substitutif » par rapport au bébé fantasmatique inconscient (et non simplement imaginaire, c'est-à-dire préconscient) qu'il a représenté pour la mère.

Sur le plan psychopathologique, et en m'appuyant sur la métapsychologie kleinienne, j'avancerai que le HPN pathologique, c'est-à-dire persistant, se caractérise par des phénomènes de type schizo-paranoïde intenses et destructeurs prenant parfois le relais de phénomènes de ce type présents chez la mère en anténatal. Au contraire, le HPN « normal » se résout spontanément par une dépressivité de bon aloi, ouvrant à des phénomènes de réparation normale et de symbolisation. Ces phénomènes de réparation normale réactualisant chez la mère les deuils antérieurs, et le premier de tous, c'est-à-dire le sevrage, sont liés à deux éléments dont chacun apparaît primordial. Le premier est une qualité des imagos parentales à l'intérieur du psychisme de la mère, avec notamment une représentation suffisamment forte d'un signifiant paternel. Le deuxième est une sollicitation active du psychisme maternel par les signaux sonores, visuels et tactiles que lui adresse le bébé. Par son rôle éminemment actif amplement démontré par les travaux éthologiques (Stern, 1995 ; Brazelton, 1989 ; Trevarthen, 2003), celui-ci concourt activement à protéger la mère vis-à-vis de cette catastrophe psychique que peut représenter un HPN persistant. Ce dernier aura comme corollaire, et comme conséquence d'un piégeage mortifère, un fantasme d'enfant fécal. À ce titre, les rituels dits d'« enterrement du placenta » apportent une confirmation de mon hypothèse. Dans les cas favorables par contre, ce conflit psychique qui fait rage un moment au sein du psychisme maternel se résoudra en une ambivalence normale, celle que décrit Winnicott quand il énumère toutes les raisons que peut avoir une mère de haïr son bébé (1957).

Après ce rappel théorique, j'aborderai certains types de situations cliniques, au cours desquelles le HPN se manifeste.

Le HPN peut se manifester de manière ouvertement délirante. C'est le cas chez cette mère paranoïaque qui, à chacune de ses deux grossesses précédentes, avait développé l'idée que ses bébés lui avaient été substitués. Après son troisième accouchement, elle inquiète le personnel soignant de la maternité par sa froideur méfiante vis-à-vis de son bébé. Elle ne pourra investir celui-ci (un garçon) qu'en projetant à nouveau sur les soignantes le désir de le lui « voler ». Elle me reçoit sur le pas de la porte, parlant à voix basse, devant le berceau dans lequel l'enfant sommeille. Tout à coup, le bébé commence à se réveiller. « Vous voyez, vous le perturbez ! », me dit cette mère en me congédiant. Après une amélioration symptomatique ayant permis son retour et celui du bébé avec visites à domicile, j'apprendrai que cette mère a failli mettre le feu à sa cuisine. En effet, elle redoutait les réactions chimiques que l'huile pouvait provoquer en se mélangeant à d'autres ingrédients ! Le vécu persécutoire avait ici repris le dessus.

Contrairement à cette mère qui ne supporte pas le réveil de son bébé, certaines ne peuvent pas supporter le sommeil de celui-ci et le secoueront pour le réveiller.

Les sensations hypocondriaques et persécutives que décrivent parfois certaines mères en anténatal sont illustrées par celle du *Cinquième enfant* que décrit Doris Lessing (1988). Dans ce roman, il est décrit une mère engagée dans une lutte à mort avec un fœtus hypertonique et malintentionné qui lui laboure le ventre à force de coups de pied, l'amenant à une surconsommation de psychotropes moins pour se calmer elle-même, que pour assommer la bête monstrueuse qui s'est nichée dans son ventre. Ici, comme dans d'autres psychoses du pré-partum, l'on pourrait parler de HPN anticipé, en anténatal…

Dans une famille à « transactions perverses » (cf. Eiguer *et al.*, 1997), nous observons le fantasme d'enfant mort / enfant substitutif mis en scène par un père qui, après la mort périnatale de l'un des jumeaux dont les prénoms ont la même consonance, déclare à l'état civil comme mort celui des deux qui est survivant.

Parfois, heureusement, le conflit lié au HPN va se dénouer dans l'ambivalence. Le bébé de la réalité externe maternalise la mère en initiant les échanges interactifs sur lesquels va se construire peu à peu la relation. Les techniques dites de « peau à peau », en cours dans les unités de néonatalogie, visent à favoriser cette interaction. Le père de la réalité externe (ou celui qui en tient lieu) peut aider (quand au contraire il n'entrave pas) à cet heureux dénouement, au cours duquel l'effondrement transitoire du HPN cède la place, pour la mère, à une « reconquête » de son espace psychique, laissant la place à un échange joyeux avec son bébé. Dans les unités de néonatalogie, cette issue favorable me paraît, entre autres, liée à la capacité des équipes soignantes à savoir s'effacer devant les deux (ou trois) partenaires « réels » de cette interaction. C'est ainsi que cette mère, que l'on me demande de rencontrer d'urgence en néonatalogie parce qu'elle s'est présentée en ville à son rendez-vous d'échographie obstétricale alors qu'elle vient d'accoucher prématurément, étonnera l'équipe, quelques jours après mon entretien, par sa capacité à répondre de manière adaptée aux « avances » de son bébé prématuré. Elle n'était aucunement délirante, mais s'était imposé cette échographie comme une obligation vis-à-vis de sa propre mère, en phase terminale d'un cancer, et vivant dans un pays « où les prématurés ne survivent pas ». Ici en effet, intervient la vision que se fait cette mère de l'état sanitaire de son pays d'origine, et du risque de mortalité périnatale pour les bébés prématurés.

L'accordage affectif initié par le bébé se fait parfois au prix d'un symptôme chez le bébé. C'est ainsi que, dans l'après-coup, je reçois une jeune mère d'une fillette d'un an et demi dont le symptôme est qu'à la moindre frustration, elle se « met en boule ». Chez cette fillette au développement par ailleurs très satisfaisant, le symptôme est apparu vers le quatrième mois de vie, au moment où la mère décrit sa sortie « spontanée » d'une dépression du post-partum. Lorsque je demande à la mère de me décrire cette « mise en boule » de l'enfant, elle mime une posture qui, outre la défécation, m'évoque la position des parturientes dans certaines cultures traditionnelles. Je formule cette deuxième association. Visiblement interloquée, la mère se tourne vers sa fille qui, quelques minutes plus tard, se met en boule elle aussi. Quelques semaines après, lors de la consultation suivante, la mère me signale que ce symptôme a presque disparu. Cette fillette particulièrement douée avait, selon mon hypothèse, perçu chez sa mère dépressive l'équation bébé-fécès, accouchement-défécation, et, dans une préforme d'hystérisation, avait mis en scène le fantasme maternel en « guérissant » sa mère au prix de son symptôme. Symptôme bénin au demeurant, jusqu'à ce que, par son insistance, il ne requière un regard et une écoute analytique.

Ici, plutôt que le terme d'« enfant-symptôme » (qui laisse entendre que celui-ci est purement passif) j'avancerai le terme d'« enfantthérapeute », qui situe bien le rôle actif de cette fillette dans la genèse d'une représentation hystérisée mais bien vivante, prenant la place d'un fantasme mortifère. La persistance bénéfique de ce symptôme (loin des ravages d'une tentative d'éradication précoce par des professionnels mal inspirés) me paraît ici autorisée par le père, qui a toujours préconisé de ne pas « prendre au sérieux » cette « mauvaise habitude ».

Nous pouvons dire en conclusion que si la genèse du HPN est univoque, ses manifestations sont protéiformes et peuvent prendre des formes qui vont de la plus extrême banalité, à la psychopathologie la plus bruyante. Parmi les facteurs qui influenceront son devenir, même si ce n'est évidemment pas le seul, j'insisterai sur l'attitude active du bébé, qui permet de sortir du HPN. Bébé initiateur de cette « rêverie maternelle » dont parle Bion (1962) qui affirme contre toute apparente logique que les contenus de pensée précèdent le contenant de l'appareil à penser. Si pour Lebovici « l'enfant est le père de l'homme », alors, en ces instants précoces de la naissance du psychisme humain et de la reconstruction du psychisme maternel, n'hésitons pas à dire que le bébé est celui qui crée la mère. Ceci ne contredit pas l'évidente néoténie qui le condamne à ne pas exister sans elle. Ni la nécessaire « violence de l'interprétation » (Aulagnier, 1975) qui lui ouvrira par la suite l'espace de la secondarisation et du discours.

Bibliographie

Abraham, N. & Torok, M. (1978). *L'écorce et le noyau*. Paris : Aubier.

Aulagnier, P. (1975). *La violence de l'interprétation*. Paris : PUF.

Bion, W. R. (1979). *Aux sources de l'expérience*. Paris : PUF.

Brazelton, T. B. (1989). Les compétences comportementales du nouveau-né (p. 171-180). In S. Lebovici & F. Weil-Halpern (Éd.), *La psychopathologie du bébé*. Paris : PUF.

Bydlowski, M. (1991), La transparence psychique de la grossesse. *Études Freudiennes, 32*, 135-142.

Bydlowski, M. & Golse, B. (2001). De la transparence psychique à la préoccupation maternelle primaire : une voie de l'objectalisation. *Carnet Psy, 63*, 30-33.

Drossart, F. (2001). Affects et émotions chez la mère en période de post-partum. *Journal de la psychanalyse de l'enfant, 29*, 215-234.

Drossart, F. (2004). Résurgences archaïques chez la mère en période périnatale. *Topique, 87*, 207-214.

Eiguer, A Carel, A., Andre Fustier, F., Aubertel, F., Ciccone, A. & Kaes, R. (1997). *Le générationnel : approche en thérapie familiale psychanalytique*. Paris : Dunod.

Fraiberg, S. (1999). *Fantômes dans la chambre d'enfants*. Paris : PUF (Publication originale 1980).

Golse, B. (2001). Émotions, affects, représentations, interactions et périnatalité. *Journal de la psychanalyse de l'enfant, 29*, 47-63.

Klein M., (1966). Notes sur quelques mécanismes schizoïdes. In *Développements de la psychanalyse* (chap. IX). Paris : PUF (Publication originale 1946).

Klein, M. (1952), En observant le comportement des nourrissons. In M. Klein, P. Heimann, S. Isaac, J. Riviere (Éd.). *Développements de la psychanalyse*. Paris : PUF.

Lebovici, S. & Stoleru, S. (1994). *Le nourrisson, la mère et le psychanalyste. Les interactions précoces*. Paris : Bayard.

Lessing, D. (1990). *Le cinquième enfant*. Trad fr. M. Veron. Paris : Albin Michel (Publication originale 1988).

Marcé, L. V. (2002). *Traité de la folie des femmes enceintes*. Paris : L'Harmattan (Publication originale 1858).

Missonnier, S. (2012). *Manuel de psychologie clinique de la périnatalité*. Paris : Elsevier Masson.

Soulé, M. (1983). L'enfant dans la tête, l'enfant imaginaire. In T. B. Brazelton *et al.* (Éds), *La dynamique du nourrisson*. Paris : ESF.

Stern, D. (1997). *La constellation maternelle*. Trad. fr. D. Cupa. Paris : Calmann-Lévy (Publication originale 1995).

Trevarthen, C. & Aitken, K. J. (2003). Intersubjectivité chez le nourrisson : recherche, théorie et application clinique. *Devenir, 15*, 309-428.

Winnicott, D. W. (1957). La haine dans le contre-transfert. In *De la pédiatrie à la psychanalyse* (p. 72-82). Paris : Payot.

Winnicott, D. W. (1957). La réparation en fonction de la défense maternelle organisée contre la dépression. In *De la pédiatrie à la psychanalyse* (p. 83-89). Paris : Payot (Publication originale 1948).

Winnicott, D. W. (1957). Psychose et soins maternels. In *De la pédiatrie à la psychanalyse* (p. 187-197). Paris : Payot (Publication originale 1952).

Winnicott, D. W. (1957). La préoccupation maternelle primaire. In *De la pédiatrie à la psychanalyse* (p. 285-291). Paris : Payot (Publication originale 1956).

Résumé. À partir des concepts de transparence psychique pendant la grossesse (M. Bydlowski) et de préoccupation maternelle primaire (Winnicott) et nous référant à ceux de positions schizo-paranoïde et dépressive (Klein), nous définirons le hiatus périnatal (HPN) comme un temps obligatoire de désorganisation psychique chez la mère au cours du post-partum, hanté par une fantasmatisation inconsciente d'enfant mort. De la durée, brève ou prolongée, de ce HPN, dépend la mise en route ou non d'une économie interactionnelle mère-bébé orientée vers les pulsions libidinales, plutôt que vers la pulsion de mort. Nous soulignons le rôle actif du bébé dans cette sortie, pour la mère, de l'impasse psychopathologique que peut constituer pour elle ce HPN.

Mots-clés. Préoccupation maternelle primaire, dépression du post-partum, psychologie périnatale.

Abstract. The perinatal hiatus corresponds to an unconscious fantasy of dead child and is a necessary step of the post-partum maternal psychic organization. Depending on the duration of this PNH, the mother/baby interactive economy leads to libidinal drive or death drive. The author notes that the baby plays an active part into the mother's coming out of this pathological impasse caused by this PNH.

Keywords. Maternal primary preoccupation, post-partum depression, perinatal psychology.

L'écoute analytique dans un lieu d'accueil pour le nourrisson et ses parents : une ouverture sur un espace autre

Marie-Laure Abécassis *

Cette réflexion porte sur le tissage relationnel entre le nourrisson et ses partenaires de vie. Elle vise à jeter des ponts entre la clinique, telle qu'elle se pratique dans un lieu d'accueil enfant(s)-parent(s), et la théorie analytique à laquelle elle se réfère.

Aborder la problématique du nourrisson soulève d'emblée une interrogation d'ordre terminologique. En effet, ce terme, couramment utilisé pour qualifier le très jeune enfant, fait référence à celui qui est allaité, soit celui qui tire sa nourriture du sein de sa mère ou de son substitut. Ainsi, le nourrisson se présente à la fois comme passif, lorsqu'il est dit « allaité », et actif, quand « il tire sa nourriture » de cet objet ambocepteur qu'est le sein. Cette position relative du nourrisson laisse également entendre que ce rapport à l'objet peut être envisagé selon un principe de circularité, c'est-à-dire que l'enfant est nourri parce qu'il ne peut pas encore assouvir ses besoins de façon autonome, mais que sa mère éprouve également le besoin de le nourrir, notamment lorsqu'elle l'allaite, ce qui s'accompagne d'un certain plaisir.

Lorsqu'il vient au monde, le petit d'homme est inachevé tant sur le plan somatique que psychique. Dans cet état de prématurité et d'extrême vulnérabilité, le nourrisson est totalement dépendant de

---

*. Psychologue clinicienne, doctorante UTRPP (Université Paris 13, Sorbonne Paris Cité). Courriel : marielaure.abecassis@yahoo.fr.

ses parents qui assurent sa protection face aux éventuels dangers du monde extérieur et apaisent ses tensions internes, notamment en satisfaisant ses besoins. Freud précise :

> « C'est ainsi que la mère, qui satisfait la faim, devient le premier objet d'amour […], elle devient, osons-nous dire, le premier pare-angoisse. […] Dans cette fonction, la mère est bientôt relayée par le père, plus fort, à qui cette fonction reste dévolue durant toute l'enfance » (Freud, 1927/2009, p. 66).

Bien que la famille nucléaire entourant le nouveau-né, telle que Freud la présente, ait subi de nombreuses mutations, notamment à l'endroit des fonctions traditionnellement réservées au père ou à la mère, sa proposition concernant l'état de désaide ou de déréliction du très jeune enfant reste une donnée aussi universelle qu'intemporelle. À son tour, Winnicott a souligné que « cette chose qu'on appelle nourrisson n'existe pas. […] Chaque fois qu'il y a un nourrisson, on trouve des soins maternels et sans soins maternels, il n'y aurait pas de nourrisson » (Winnicott, 1960/2003, p. 361). En revanche, lorsque Winnicott évoque « les soins maternels », il inclut le père ou toute personne faisant partie de l'environnement affectif de la mère et donc de son enfant.

La proximité charnelle dans laquelle s'instaure la relation alimentaire est éminemment liée à la parole. Il est bien évident que l'enfant ne peut se sustenter qu'avec quelques centilitres de lait, car il boit aussi les paroles qui lui sont adressées. Bien avant qu'il ne maîtrise la langue, l'enfant est parlé. Le discours parental précède sa création et sa venue au monde. Ce bain de langage s'avère crucial pour le nourrisson. Dans son ouvrage, intitulé *Les désarçonnés*, Pascal Quignard relate une expérience tragique, initiée par Frédéric II de Sicile, « afin que l'humanité connût quelle était la première langue qui avait été parlée à l'origine. […] "la langue qui avait habité la bouche de Dieu" avant qu'il créât la nature » (Quignard, 2012, p. 37). Par conséquent, il plaça dix nouveau-nés, dès leur naissance, dans un lieu totalement silencieux. Malgré tous les soins prodigués à ces nourrissons, ceux-ci décédèrent en même temps et ce roi put finalement en conclure que la nature précédait la culture. Cette terrible expérimentation rappelle que le petit être humain est avant tout un être de langage.

Dès sa naissance, l'être humain est arrimé à la culture, dans la mesure où ses besoins les plus « naturels » ou élémentaires, comme le fait de respirer, de manger, de boire ou de dormir, peuvent se trouver satisfaits sans pour autant lui insuffler une force qui le pousse à vivre. Et, cette force vive est la parole, en tant qu'elle témoigne d'un investissement à l'endroit du tout-petit. Cette adresse, destinée à l'enfant, lui permet d'exister en tant que sujet appartenant à la communauté humaine et de s'inscrire comme tel. Ainsi, dans le cadre d'un espace de parole et d'écoute, assurant une continuité spatio-temporelle, il paraît fondé de recevoir le nourrisson en compagnie de ceux qui lui prodiguent des soins de manière continue, lui présentent le monde et constituent un support pour le développement de son « moi ».

En nous adossant à la clinique, nous montrerons comment un lieu d'accueil enfant(s)-parent(s), d'orientation analytique, peut constituer une hétérotopie. Autrement dit, comment un lieu intermédiaire entre le milieu familial et social peut favoriser la création d'un espace interpsychique, engendrant des effets sur l'espace intrapsychique. Ce propos s'articulera en trois temps. Un préambule, permettant tout d'abord d'effectuer quelques rappels sur la place accordée à l'*infans* dans la psychanalyse, offrira ensuite la possibilité d'envisager la création d'un lieu de vie sociale pour le nourrisson et ses parents comme un espace hétérotopique. Enfin, nous aborderons la fonction de l'écoute analytique dans un lieu d'accueil enfant(s)-parent(s), en nous appuyant sur des illustrations cliniques.

L'*infans* : de la construction dans l'après-coup à la conception d'un espace, dédié à celui qui ne parle pas encore

Si dans l'œuvre freudienne, l'*infans* se révèle comme étant une construction dans l'après-coup, il occupe néanmoins une place centrale à la fois dans son autoanalyse, dans l'analyse de ses patients et dans sa conceptualisation de l'appareil psychique. C'est à partir de sa pratique clinique auprès d'adultes que Freud rencontre l'enfant. En effet, l'apparition de phénomènes observables chez ses patients lui permet de mettre en évidence l'existence d'une sexualité infantile, refoulée chez le sujet adulte. Ce caractère infantile de la sexualité renvoie à l'*infans*, c'est-à-dire à celui qui ne parle pas encore mais qui pourtant cherche à se faire entendre chez l'adulte. Cependant, sous la plume de Freud, le terme « sexualité » n'est pas synonyme de « génitalité ». D'une part, parce que l'auteur avance l'idée d'une instauration de la sexualité de manière diphasée. D'autre part, parce que dans ses *Trois essais sur la théorie sexuelle*, Freud souligne l'importance de la pulsion, à l'œuvre dès le début de la vie, laquelle permet justement d'établir une liaison entre soma et psyché. La pulsion ou *Trieb*, qui se distingue du terme allemand *Instinkt*, correspond à une poussée endogène, dont le but est de décharger une quantité d'énergie, mais cela n'est rendu possible que par l'intermédiaire d'un objet.

En prenant appui sur les « étapes » jalonnant le parcours infantile, Freud montre qu'aussitôt que les organes impliqués dans les fonctions physiologiques ne servent plus uniquement à assurer la survie du petit d'homme, ils vont être investis comme zones libidinales par la transformation d'une zone sensorielle en zone érogène. Indubitablement, le plaisir éprouvé par le bébé, lorsqu'il est nourri, n'est pas réductible à la seule satisfaction d'un besoin. Si tel était le cas, le nourrisson ne pourrait apprécier de sucer son pouce ou une tétine qui ne contiennent pas de lait et ne peuvent donc assouvir sa faim. Ce plaisir est qualifié d'autoérotique, en tant qu'il vise à répéter l'expérience de satisfaction vécue lors du nourrissage. Ainsi, les pulsions sont dites « sexuelles » car elles s'étayent sur des fonctions vitales, mais comportent une prime de plaisir que l'enfant tire de sa relation avec l'objet primaire.

Selon la psychanalyse, la reconstitution de ces phases, qui se superposent au cours de la vie infantile, sans pour autant rendre caduques les précédentes, participe à la formation du psychisme. Dans cette perspective, il convient de noter que l'inconscient n'est pas intemporel, mais atemporel. Et d'ajouter que les désirs inconscients sont inaltérables. Comme Freud l'indique dans *L'interprétation du rêve* :

> « Dans la mesure où le rêve nous représente un désir comme satisfait, il nous mène certes dans l'avenir. Mais à cet avenir que le rêveur prend pour présent, l'indestructible désir donnera un visage à l'image exacte de ce passé. » (Freud, 1900/2010, p. 664).

Bien qu'enfouis, les vestiges des désirs infantiles sont conservés de façon intacte dans l'inconscient et ils tendent à surgir de nouveau, et autrement.

Partant, nous pouvons dire qu'un sujet véhicule un savoir à son insu. En effet, la réactualisation de certains processus psychiques signifie qu'un sujet dispose d'aptitudes à remanier certains événements passés, c'est-à-dire qu'il est capable de les concevoir de multiples façons, en fonction de ses rencontres et de son vécu ponctuel.

Dans le sillon tracé par Freud, de nombreux analystes ont contribué à l'émergence de la psychanalyse de l'enfant et ont proposé la mise en place de dispositifs variés. Tous présentent un intérêt tant au niveau théorique que clinique, mais nous nous attarderons plus particulièrement sur la création d'un cadre original, initié par Françoise Dolto, permettant au nourrisson d'être reçu avec son/ses parent(s) en présence d'autres, dans un lieu d'accueil qui se présente comme un espace autre.

L'invention d'un lieu de vie sociale pour les nourrissons et leurs parents ou la découverte d'un espace hétérotopique

Pédiatre de formation, Françoise Dolto exerce en tant que psychanalyste, dès la fin de ses études et de son parcours analytique personnel. Toute sa vie durant, elle s'est consacrée à « la cause des enfants ». D'une manière générale, la psychanalyse a modifié le regard porté sur l'enfant, mais les multiples actions menées par Françoise Dolto ont particulièrement contribué à envisager le nourrisson comme un être de langage alors qu'il ne parle pas encore, comme un sujet animé par un désir de communiquer. Son expérience auprès d'enfants souffrants incite cette analyste à fonder la première « Maison Verte » en 1979, conçue comme un espace de vie sociale pour les tout-petits et leurs proches. Ainsi que l'indique Françoise Dolto :

> « Il nous apparaît maintenant que c'est la meilleure prophylaxie des névroses infantiles et de la violence adaptatrice, subie ou agie, des jeunes enfants à la société. » (Dolto, 1986/2003, p. 404)

Une nouvelle intervention de la psychanalyse, hors du champ de la cure, est donc née avec la création de cet espace de rencontre entre des « citoyens-psychanalysés » et des nourrissons avec leur(s) parent(s). Néanmoins, la question se pose de savoir comment définir l'espace de ce cadre.

Le vocable « espace » fait référence à une certaine étendue, superficielle ou indéfinie, ou encore à une étendue de temps. D'emblée, il semble que l'idée même d'espace, vaste ou exigu, clos ou ouvert, vide ou occupé, soit plus difficile à circonscrire qu'un lieu, comme s'il se trouvait à la lisière entre finitude et infini. Ainsi, il apparaît clairement que la notion d'espace convoque la notion de temps.

Mais qu'est-ce que le temps ? Si le temps désigne une mutation perpétuelle qui transforme le présent en passé, impactant le sujet dans son rapport à lui-même et au monde, il forme également une unité qui rassemble trois moments, puisqu'il désigne la contemporanéité du présent, du passé et du futur, soit leur simultanéité.

Alors comment l'espace et le temps parviennent-ils à s'intriquer pour constituer l'espace-temps ? Comme l'espace géométrique côtoie l'espace représentatif, le temps comprend à la fois des aspects chronologique et subjectif. L'espace et le temps comportent donc des éléments quantitatifs et qualitatifs. Bien que leur unité de mesure respective soit distincte, celle du temps peut, dans une équation, être transformée en mesure de distance et être ainsi associée aux trois coordonnées spatiales. L'espace et le temps se trouvent ainsi unifiés.

Einstein suggère que « l'espace à quatre dimensions est un continuum d'espace-temps » (Einstein, 1916/1976, p. 60-62). Selon ce principe, effectuer un mouvement revient à effectuer une rotation dans l'espace-temps. En outre, un tel déplacement spatio-temporel est dit « relatif », car la trajectoire d'un objet, par exemple, ne peut être envisagée que par rapport à un autre, pris comme point de repère. Toujours dynamique, le mouvement est dépendant d'un positionnement. Cette dernière remarque permet enfin de saisir la construction d'un espace-temps qualitatif ou d'un espace-temps existentiel.

Évidemment, le nourrisson ne peut encore concevoir cette notion d'espace-temps. Pourtant, de par sa présence au monde, il est déjà pris dans cette quadridimensionnalité, car il la vit. Il habite l'espace-temps dans lequel ses mouvements se déploient, bien avant d'en prendre la mesure ou d'en avoir une représentation.

En inventant la psychanalyse, Freud postule l'existence d'un espace-temps psychique. Son élaboration de l'appareil psychique consiste en une construction de l'espace psychique, qui établit un rapport entre la succession des moments et la localité de l'instance.

Cette représentation spatiale de la psyché occupe une place aussi fondamentale dans l'œuvre freudienne que chez Lacan, avec sa topologie qui traite de l'espace d'un point de vue qualitatif. Ainsi, tous deux étudient la relation entre les différents lieux, les rapports de voisinage, de continuité, ou au contraire de frontière et de bord, tout en croisant les dimensions diachronique et synchronique.

De son côté, Winnicott fait également référence à l'espace, qu'il qualifie de potentiel ou de transitionnel, situé à mi-chemin entre objectif et subjectif, et dans lequel les réalités extérieure et intérieure se confondent. Cet espace halluciné est indispensable pour supporter les tensions internes ou les carences de l'environnement et il constitue le socle de l'espace fantasmatique.

Dans son ouvrage *Dits et écrits*, Foucault procède à une hétérotopologie, c'est-à-dire à une analyse des lieux qui propose d'explorer les « espaces autres ». L'ouverture de son questionnement sur un espace hétérogène, incluant les dimensions spatio-temporelles, le conduit à mener une réflexion autour des hétérotopies présentées comme « des sortes de lieux qui sont hors de tous les lieux, bien que pourtant ils soient effectivement localisables » (Foucault, 1967/1984, p. 754). Plusieurs principes caractérisent ces emplacements et/ou contre-emplacements. Ils permettent d'effectuer un rapprochement avec ce lieu d'accueil enfant(s)-parent(s), envisagé comme un espace autre.

Foucault suggère que les hétérotopies entretiennent toujours un rapport étroit avec les sociétés dans lesquelles elles apparaissent. Pourtant toujours singulière, la création de ces espaces est un fait de culture constant et universel. Sans cesse réinventés, ces emplacements se distinguent d'autres, avec lesquels ils sont en lien dans la cité, car leur fonction particulière est justement d'être en relation avec l'espace restant.

Cet auteur souligne également que ces lieux disposent du pouvoir de faire cohabiter des espaces intrinsèquement incompatibles, en les regroupant dans un lieu réel et unique. Et, celui-ci d'ajouter :

> « ou bien elles ont pour rôle de créer un espace d'illusion qui dénonce comme plus illusoire encore tout l'espace réel, tous les emplacements à l'intérieur desquels la vie humaine est cloisonnée » (Foucault, 1967/1984, p. 754).

Ces emplacements impliquent un mouvement d'ouverture et de fermeture, comparable à un battement. L'instauration de cette frontière perméable permet de préserver un endroit tout en le rendant accessible.

Liés au temps et à ses discontinuités, ces espaces constituent des lieux de passage. Certains peuvent rassembler tous les moments de l'histoire, tandis que d'autres correspondent à une suspension du temps ou à une transition.

Au vu des propriétés inhérentes à ces « espaces autres », il apparaît qu'un lieu d'accueil enfant(s)-parent(s), type « Maison Verte », pourrait bien constituer une hétérotopie, dans le sens où une telle structure parvient à faire coexister des espaces apparemment opposés comme l'espace du dedans et celui du dehors, l'espace familial et social, ou encore l'espace de loisirs et de travail.

Cet espace permet qu'une rencontre puisse avoir lieu, en favorisant le tissage de liens entre les différents protagonistes en présence. Ce nouage relationnel s'opère par l'entremise de la parole, laquelle suppose également d'écouter ce qui se donne à voir, notamment à l'endroit de celui qui ne parle pas encore mais dont le corps est déjà langage. Un espace de parole devient lieu d'existence, dès lors que les mots se chargent d'assurer une re-présentation ainsi qu'une liaison entre la spatialité interne et la spatialité externe.

Fonction de l'écoute analytique dans un lieu d'accueil enfant(s)-parent(s)

À l'heure où le lien familial se délite et où l'être humain tend à être objectivé et standardisé, il semble important que des structures puissent ouvrir leur porte, au nourrisson ainsi qu'à ses parents, afin de leur offrir un espace dans lequel la parole circule librement. Dans ce cadre, assurant une continuité spatio-temporelle, la parole devient lieu de rencontre, elle fait lien. Fondée par un psychologue-psychanalyste, l'association Elphy regroupe deux activités transversales : « un jardin d'enfants psychanalytique » qui constitue un mode de garde et un lieu d'accueil enfant(s)-parent(s), type « Maison verte ». Bien que ces deux entités entretiennent des liens étroits, nous présenterons ici le cadre du second dispositif.

Un espace aux dimensions réelles, symbolique et imaginaire

Situé au cœur de la ville de Vanves, ce lieu d'accueil reçoit de très jeunes enfants, de la naissance à 4 ans, accompagnés de leur(s) parent(s) ainsi que des futurs parents, au sein d'une maison en pierres apparentes, composée de trois étages et dotée d'un vaste jardin.

Si cette demeure comporte bien trois niveaux au sens littéral, ces derniers pourraient également s'entendre selon l'acception lacanienne, à savoir : réel, symbolique et imaginaire.

Il s'agit d'une structure dont l'architecture intérieure modulable favorise les déplacements et assure une liaison constante entre intérieur et extérieur. Des vitres circulaires, placées verticalement à distance les unes des autres sur la porte d'entrée, offrent la possibilité, à l'enfant et à l'adulte, d'apercevoir le lieu depuis l'extérieur tandis que d'autres personnes, évoluant déjà à l'intérieur, peuvent entrevoir les nouveaux arrivants grâce à un pan de mur vitré. Une demi-cloison scinde l'espace en deux parties, reliées par une passerelle lambrissée. Enfants et/ou parents peuvent y accéder en montant quelques marches ou passer en dessous pour traverser l'espace qui propose d'un côté, une vue sur la rue et de l'autre, une perspective sur le jardin. Ce petit palier surélevé suscite l'intérêt des enfants qui exercent leur motricité et découvrent un autre point de vue lorsqu'ils surplombent le lieu, mais il se présente également comme un support projectif pour les parents.

Alors que certains encouragent leur enfant à explorer cet espace en soutenant leurs mouvements d'autonomie, d'autres saisissent cette occasion pour exprimer leurs inquiétudes, souvent liées à la crainte d'une chute éventuelle de leur petit.

Le mobilier, constitué d'éléments éclectiques répartis à divers endroits, est destiné aux enfants et aux adultes afin qu'ils puissent se mouvoir aisément et prendre place là où ils le souhaitent. Des jouets sont également disposés dans les différents espaces du lieu. Leur simplicité et leur variété permettent de stimuler la créativité de l'enfant qui prend plaisir à jouer seul, en compagnie de ses parents ou de ses pairs.

Assurément, dans cet espace pensé et dynamique, outre les allées et venues des personnes présentes, d'autres mouvements sont repérables, à savoir les manifestations transférentielles et contre-transférentielles.

Présentation de l'équipe

Actuellement, l'équipe est composée de six personnes, dites « accueillant(e)s » qui sont psychologues et/ou psychanalystes. Chaque membre a fait l'expérience d'un trajet analytique et soutient l'hypothèse de l'inconscient, en reconnaissant l'existence de la sexualité infantile. Cette constellation accueillante considère ce lieu comme un espace de réflexion et d'application de la psychanalyse, en concordance avec la clinique contemporaine.

Cette structure correspond également à un lieu de formation sans formatage, en direction de psychologues stagiaires, puisque chacun y travaille selon son style.

Les observations cliniques recueillies durant les temps d'accueil donnent lieu à un travail d'élaboration, également partageable au cours de réunions mensuelles, puisqu'il s'inscrit dans le cadre d'un module de recherche intitulé : « Comment accueillir le très jeune enfant et ses parents ? »

À distance d'une adaptation à la « norme sociale », les accueillants reçoivent chaque sujet, *infans* ou parent, sans jugement ni *a priori* et ils n'apportent aucune précision sur leur formation professionnelle et/ou personnelle. Ils ne distillent aucun conseil, mais favorisent le soulèvement d'interrogations, prêtes à surgir. Ainsi, les personnes de l'équipe se mettent simplement à la disposition de celui/celle qui les sollicite, en écoutant chacun de manière active. Chaque accueillant(e) participe à l'organisation d'un dispositif collectif qui permet le maintien d'un cadre sur lequel repose le fonctionnement de ce lieu d'accueil.

Un dispositif singulier pluriel

Plusieurs principes fondateurs ordonnent le fonctionnement de cette structure et lui confèrent une spécificité.

Un rythme d'accueil régulier

Ce lieu d'accueil enfant(s)-parent(s) propose une ouverture hebdomadaire, entre 15 heures et 18 heures. Cependant, la surprise est toujours au rendez-vous, car nous recevons sans inscription préalable. Les accueillants ne savent pas à l'avance quelles familles seront présentes, à quel moment, durant quel laps de temps, si elles se croiseront ou même si elles viendront. Parfois, il arrive qu'un enfant soit accompagné par ses deux parents et qu'ils reviennent la semaine suivante avec d'autres enfants de la fratrie et/ou les grands-parents. Cependant, les accueillants se montrent particulièrement attentifs lorsque certaines situations sont marquées par la répétition. Par exemple, lorsque des adultes, accompagnant le nourrisson, arrivent systématiquement lorsque celui-ci est endormi, au moment où il doit être nourri, ou encore quelques minutes avant la fermeture du lieu.

Un accueil en binôme et par roulement

Lors des réunions mensuelles, les membres de l'équipe se proposent de travailler certains jours afin de constituer des binômes de façon aléatoire. La présence simultanée de deux accueillants dans ce lieu s'avère utile car elle permet à chaque personne reçue de s'adresser à l'accueillant(e) de son choix, tandis que l'autre peut tisser un lien avec l'enfant. Cette configuration favorise la circulation de la parole et la diffraction du transfert. En effet, ce dispositif spécifique pourrait engendrer des effets car les familles ignorent à l'avance quels accueillants elles seront amenées à rencontrer.

Le respect de l'anonymat

Dès l'arrivée de l'enfant et de ses parents dans ce lieu, chaque accueillant(e) se présente en déclinant son identité, avant de serrer la main de l'enfant, quel que soit son âge, et de ses parents. S'adressant à l'enfant, l'accueillant(e) lui demande uniquement son prénom et son âge. Ces seules informations sont inscrites sur un petit tableau afin que les familles puissent venir tout à fait librement, sans crainte d'être « fichées ». Cependant, l'identité des personnes présentes et les relations qu'elles entretiennent sont toujours mentionnées, afin d'établir une distinction entre les sexes et les générations. Un(e) accueillant(e) pourrait, par exemple, annoncer la venue d'une famille, en disant : « Je vous présente Lucie, qui est une fille, âgée de trois mois et qui est accompagnée de son papa et de sa maman », et procéder de la sorte pour désigner les enfants évoluant dans l'atelier avec leurs parents.

La présence indispensable d'un adulte tutélaire

Les accueillants rappellent ce principe aux familles entrant dans cette structure, dans le but que l'enfant dispose d'une sécurité affective. Cette règle produit des effets. Les personnes de l'équipe ont observé que certains enfants, se cramponnant fermement au corps de l'un des parents, se mettaient à desserrer leurs petites mains, aussitôt qu'ils entendaient cette parole. Étant donné que l'*infans* s'exprime avec et par son corps, il convient de dire au tout-petit ce qui a été observé afin de le reconnaître comme un être de langage. Cette traduction des mouvements corporels en langage verbal est importante pour le nourrisson et ses partenaires de vie. Après qu'ils ont constaté que la parole intéresse l'enfant et qu'elle permet d'instaurer une relation, les parents sont conduits à substituer le « dire » au « faire ».

En outre, la présence d'un ou de plusieurs adultes tutélaires s'avère nécessaire car elle garantit la « sécurité de base » de l'enfant, en préservant son intégrité. Françoise Dolto l'explique clairement, en disant :

> « l'image de base est ce qui permet à l'enfant de se ressentir dans une "mêmeté d'être", c'est-à-dire dans une continuité narcissique ou dans une continuité spatio-temporelle qui demeure et s'étoffe depuis sa naissance, malgré les mutations de la vie et les déplacements imposés à son corps et en dépit des épreuves qu'il est amené à subir » (Dolto, 1984/1992, p. 50).

Autrement dit, s'il est entendu que des séparations peuvent être structurantes pour l'enfant, c'est uniquement à la condition qu'elles puissent être préparées, sans quoi elles provoqueraient des effets pathogènes.

La participation financière

Le paiement d'un euro symbolique est demandé aux familles, chaque fois qu'elles sont accueillies dans ce lieu. Cet aspect contribue certainement à mettre en évidence la particularité de cette structure. Il offre également la possibilité à des familles en situation précaires ou non, d'investir ce lieu en s'étant acquittées d'une dette éventuelle.

Enfin, il apparaît que l'ensemble de ces principes, relatifs à l'organisation du lieu, participe à l'établissement d'un cadre impliquant un accord et un engagement entre les différents partenaires.

La création d'un espace d'élaboration

Bien entendu, un nourrisson n'entre jamais seul dans cette structure. Ce sont ses parents qui entreprennent la démarche de venir à notre rencontre, soit parce qu'ils ont entendu parler de ce lieu par leurs proches, soit parce qu'ils sont adressés par la directrice du jardin d'enfants, par des pédiatres ou des médecins, ou encore par des institutions, telles que la Protection maternelle et infantile, ou bien le Centre médico-psycho-pédagogique. Les accueillant(e)s ont connaissance de ces informations, si et seulement si les familles les communiquent spontanément. Cependant, un tel espace n'a pas de vocation thérapeutique à proprement parler, car sa fréquentation n'est pas nécessairement motivée par un symptôme. Comme le précise Françoise Dolto à propos de la « Maison verte » :

> « nous avons bien spécifié que ce n'était pas un lieu de consultation […] mais qu'il s'agissait d'un lieu de loisirs entre parents et enfants, pour le plaisir de jouer et de se détendre » (Dolto, 1986, p. 406).

Néanmoins, il semble que si ce type d'espace est propice au(x) loisir(s), c'est dans le sens d'une libre disposition. En effet, il permet aux parents, déchargés de leurs occupations habituelles, de se sentir autorisés à partager, s'ils le désirent, un moment de jeu en toute tranquillité avec leur(s) enfant(s). Mais cette unique motivation est-elle suffisante pour inciter des parents à entrer dans ce lieu avec leur nourrisson ?

Dans cette structure, la demande peut être émise de façon très variée. Certains parents nous annoncent qu'ils viennent à notre rencontre parce qu'ils éprouvent le besoin d'être soutenus dans leur fonction ou de rompre avec leur solitude, parce qu'ils souhaitent que leur enfant puisse rencontrer des pairs, ou bien parce qu'ils sont préoccupés par les insomnies de leur enfant, la question du sevrage, de l'acquisition du langage ou de la propreté, de la rivalité survenue à l'occasion de la naissance d'un puîné, ou encore par rapport à son entrée en collectivité (crèche ou école maternelle). Voici quelques illustrations cliniques qui pourraient permettre de cerner la fonction de cette structure.

Un lieu d'adresse

Un après-midi, nous recevons pour la première fois Margaux, une fille âgée de 8 mois, sa mère ainsi que son père, venu les accompagner toutes les deux avant de retourner à ses occupations professionnelles. À peine entrée dans le lieu, cette mère prend place à nos côtés avec sa petite fille, lovée dans ses bras depuis leur arrivée, en déclarant :

> « Depuis la naissance de Margaux, je fréquente régulièrement une ludothèque, dans laquelle nous côtoyons beaucoup de mamans avec leurs bébés, mais là, ce n'est pas pareil… J'ai vraiment besoin de parler… de m'adresser à quelqu'un… »

En effet, réalisant qu'elle allaitait toujours sa fillette qui tétait seulement le sein, cette mère vivait cette situation de façon conflictuelle, divisée entre son désir de prolonger le partage de ces moments charnels et intimes avec celle qui serait « sa dernière enfant » et le malaise qu'elle éprouvait, étant donné qu'il ne s'agissait plus seulement de nourrissage.

Ainsi, se profilait la question du sevrage, envisagée comme une perte du côté maternel. Finalement, il est probable que ce soit une interrogation adressée à l'enfant, en lui demandant : « Et ton papa, qu'est-ce qu'il en dit ? », qui ait permis à sa mère d'entrevoir autrement cette problématique.

Cette question apparemment anodine a certainement favorisé l'introduction d'une dialectique. Évoquer le dire du père est une manière de l'inviter à prendre part à cette réflexion et de se positionner par rapport à Margaux et à sa mère, qui pouvait à nouveau s'envisager comme la partenaire de son conjoint.

Un lieu de soutien à la parentalité

Ce lieu d'accueil enfant(s)-parent(s) est une structure qui s'inscrit également dans le cadre des REAAP[1], créés en 1999 à la suite d'une conférence sur la famille, organisée par l'État. Cette initiative, permettant un accompagnement des parents, correspond aux modifications du paysage familial actuel.

Jusqu'à une période récente, la famille « classique », académique, était associée à un idéal harmonieux : un homme, une femme et l'enfant. Cependant, il semblerait que la contemporanéité ait fait voler en éclats l'utopie de cette structure traditionnelle et que ce soit désormais l'enfant qui définisse les contours d'une configuration familiale devenue protéiforme. Ainsi, il semble opportun de prendre en compte les nouveaux modes de parenté et de parentalité.

Par ailleurs, il apparaît fréquemment qu'hommes et femmes se sentent désemparés face à leur statut de parent et aux nouvelles responsabilités qui leur incombent. Ils éprouvent parfois bien des difficultés à trouver une place juste auprès de leur nourrisson. Une séquence clinique explicitera ce propos.

> *Un samedi, dès 15 heures, la sonnerie de l'interphone retentit. Je décroche le combiné et une femme m'annonce son arrivée, en disant : « Bonjour, c'est la première fois que je viens pour la porte ouverte. Oh, pardon ! Je voulais dire pour le lieu d'accueil enfant(s)-parent(s) ». Je lui réponds donc : « Je vous ouvre la porte... »*
>
> *Me dirigeant ensuite vers l'entrée principale de la maison, j'accueille cette femme et sa fillette de 10 mois, prénommée Kenza, mais avant d'entrer dans l'atelier, cette mère me demande si elle « doit se déchausser ». Lui répondant que cela n'est pas indispensable, j'ajoute : « Mais si vous le souhaitez, vous pouvez vous déchausser. »*
>
> *Cette femme, portant un long voile noir qui dissimulait sa chevelure et son corps, m'apporte quelques précisions : « Oui, je préfère retirer mes chaussures, comme ça, Kenza saura qu'on va rester ici un moment. Chez moi, j'enlève mon voile aussi. Là, elle va comprendre qu'on est ni dehors ni chez nous, mais qu'on est dans une autre maison ».*

1. Réseaux d'écoute, d'appui et d'accompagnement des parents.

Cette mère motive sa venue, en déclarant : « Cela fait plusieurs mois que mes sœurs me conseillent de me rendre dans ce lieu, car je ne sais plus comment faire avec ma fille qui n'arrive pas à se détacher de moi. Elles m'ont dit que cet espace était comme la "Maison verte" de Françoise Dolto, mais j'avais peur de venir ici et de parler de moi. »

Après quelques secondes de silence, émue, elle ajoute : « Le problème, c'est que j'en fais toujours trop ou pas assez. » Observant Kenza qui scrutait le visage de sa mère, je lui dis : « Tu sembles très attentive aux dires de ta maman qui raconte combien c'est difficile pour elle de faire suffisamment pour toi. » Cette mère intervient, en s'écriant : « Exactement ! C'est compliqué. Et, cela me fait du bien d'entendre que c'est difficile, parce qu'en écoutant mes sœurs j'avais l'impression qu'elles savaient s'occuper de leurs enfants naturellement. En plus, je réalise que ce n'est peut-être pas ma fille qui n'arrive pas à se "décoller", mais plutôt que je veux la garder pour moi toute seule. »

Quelques instants après, Kenza se dirige, en marchant à quatre pattes, vers des bacs contenant des jouets. Sa mère la rejoint et s'assied auprès de l'enfant pour partager un jeu avec elle. Un peu plus tard, la mère annonce à la fillette qu'elle peut continuer à jouer tranquillement, pendant qu'elle s'apprête à découvrir les différents espaces de l'atelier. Ce déplacement du corps met une distance entre la mère et l'enfant. Enthousiaste, la mère commente sa visite à Kenza qui paraît calme, comme si elle découvrait également que la parole lui permettait de maintenir un lien avec sa fille, même en l'absence du regard ou de contacts physiques.

Cette vignette met en lumière l'une des préoccupations centrales des parents, qui doutent de leur capacité à être et/ou devenir « suffisamment bons » pour leur nourrisson. Mais, aussitôt qu'ils se sentent confiants, ils peuvent s'autoriser à se distancier progressivement de leur enfant, en toute tranquillité. De son côté, l'*infans* peut alors faire « l'expérience d'être seul en présence » de son/ses parent(s), tout en étant en compagnie d'autres adultes et enfants (Winnicott, 1958/2003, p. 327).

Un lieu de rencontre et de socialisation. Un lieu de « Kultur »

Les familles sont sensibles à l'ambiance conviviale et chaleureuse qui règne dans cette structure. Parents et enfants évoluent librement dans ce lieu, aux espaces multiples, leur offrant l'opportunité de se mettre à l'écart ou de se joindre à d'autres. Les possibilités sont variées. Un enfant peut jouer avec un ou plusieurs de ses pairs, alors que son/ses parent(s) échangent avec un(e) ou des accueillant(e)s, ou bien avec d'autres parents. Régulièrement, lorsqu'un parent partage un moment de jeu avec son enfant, d'autres, plus jeunes ou plus âgés que lui les observent un temps, avant de s'associer à ces participants.

En ces circonstances, les enfants peuvent donc exprimer leur plaisir ou leur mécontentement et éprouver de l'amitié ou de la jalousie, en se sentant en sécurité puisque leurs parents se trouvent dans cet espace et que les quelques principes, édictés en direction des adultes et des enfants, régulent la vie en collectivité de cette « microsociété ». Les accueillant(e)s peuvent, par exemple, rappeler qu'il est interdit de mordre ou de jeter des objets depuis la mezzanine, en expliquant que ces règles concernent toutes les personnes présentes, car elles sont destinées à en assurer la protection.

Françoise Dolto suggère : « il s'agit d'une Loi qui, si même elle paraît momentanément répressive pour l'agir, est en fait une Loi promotionnante du sujet pour son agir dans la communauté des humains » (Dolto, 1984/1992, p. 79-80). Ainsi, le fait de rappeler une loi peut être considéré comme un don, à partir du moment où l'adulte y est soumis et qu'il effectue une transmission.

Par ailleurs, nous avons constaté que des parents, éloignés de leurs proches et/ou migrants, et des mères souffrant d'une grande solitude, se trouvaient avec leur nourrisson dans un état d'isolement soit parce qu'elles se sentaient en rupture avec leur vie sociale habituelle au cours de leur congé maternité, soit parce qu'elles vivaient sans le père de leur enfant. Utile, ce lieu fonctionne comme un espace d'étayage pour l'enfant et ses parents. Ce que pourrait confirmer l'instantané clinique suivant :

Adressé par la pédiatre de la PMI, Celestino est un très jeune garçon, âgé de 4 mois, lorsqu'il découvre le lieu d'accueil enfant(s)-parent(s), pour la première fois.

Ce très jeune garçon est accompagné par sa mère qui annonce rapidement aux accueillants qu'elle s'exprime difficilement en français. Elle précise également que leur arrivée dans notre pays est très récente. Mais, ce jour-là, Celestino et sa mère sont reçus par deux accueillants, dont l'un est hispanophone. Lorsqu'à certains moments, celui-ci accepte d'échanger avec la mère dans sa langue maternelle, il prend soin de traduire chaque propos à l'accueillante présente.

Cependant, ces personnes de l'équipe sont interpellées par cet enfant au regard fuyant qui, depuis son entrée dans le lieu, est resté immobile dans les bras de sa mère, sans pleurer ni esquisser le moindre sourire et sans prononcer le moindre phonème.

De son côté, la mère ajoute que leur venue en France s'est effectuée dans des conditions pénibles, qu'elle se sent harassée et terriblement isolée du fait que sa famille réside dans son pays d'origine, et qu'elle est séparée du père de Celestino depuis de nombreux mois.

Tout à coup, le jeune enfant se met à pleurer. Sans lui adresser aucune parole, sa mère l'agite plus qu'elle ne le berce. Ne pouvant le tranquilliser, elle se tourne ensuite vers l'accueillant et « dépose » Celestino dans ses bras.

Sur ces entrefaites, l'accueillant se lève, en assurant le portage de ce nourrisson, et il lui dit : « Ta maman m'a confié la responsabilité de te prendre dans mes bras et je suis d'accord pour te porter, mais je te précise que tu marches avec mes jambes. » L'accueillant se promène dans cet espace, en commentant son parcours. L'enfant s'apaise rapidement et semble enfin s'éveiller au monde qui l'entoure. Puis, en se dirigeant vers cette mère, il explique à Celestino qu'il va retourner auprès d'elle. Celle-ci paraît très étonnée de constater que son enfant se montre attentif aux paroles qui lui sont adressées puisque jusqu'alors, elle considérait qu'« il n'était pas nécessaire de lui parler », étant donné qu'« il n'avait pas l'âge de comprendre ce qu'on lui disait ». Au moment de son départ avec son enfant, cette mère déclare qu'elle s'est sentie « en confiance et qu'elle reviendra régulièrement avec Celestino ». En effet, nous les avons reçus de façon hebdomadaire durant trois années, au cours desquelles nous avons observé de nombreuses modifications chez Celestino et chez sa mère. Nous avons aussi remarqué que cette mère avait accepté d'échanger avec d'autres parents, après qu'elle a établi un lien avec chaque accueillant.

À la faveur de ce tissage relationnel, Celestino s'est ouvert au monde. Ses mouvements d'autonomie ont été soutenus et valorisés par l'ensemble de l'équipe qui s'est également occupée de sa mère. Puis, à notre grande surprise, lorsque l'enfant a fêté ses 2 ans, sa mère a émis le souhait de l'inscrire au jardin d'enfants, alors qu'elle était disponible pour s'occuper de lui.

Il semblerait qu'en prenant appui sur cet espace de rencontre, une séparation féconde ait eu lieu pour la mère comme pour l'enfant, puisque la dernière fois que nous les avons rencontrés, ils ont fait une apparition furtive, car « le père de Celestino les attendait ».

Un espace autre

Ce lieu de rencontre informelle met en lumière les enjeux des relations intersubjectives et révèle l'importance des liens précoces entre les parents et leur nourrisson. Comme le montre le cas clinique suivant, l'écoute et la parole, telles qu'elles sont envisagées dans cet « espace autre », peuvent produire un effet de dédramatisation et contribuer au dénouement de certaines tensions.

Portée par sa mère, Léa, une petite fille de 2 mois, arrive alors qu'elle est endormie. Sa mère s'assied et découvre l'enfant qu'elle berce lentement, en la regardant. Après être restée silencieuse durant quelques minutes, celle-ci m'explique qu'elle est préoccupée par Léa, qui « souffre d'un reflux gastro-œsophagien ». À la suite de quoi, je la questionne sur le moment où ce symptôme est apparu. Celle-ci répond que depuis sa naissance, sa fille régurgite fréquemment et qu'elle ressent de vives « douleurs qui l'empêchent de dormir », au point que toutes deux restent éveillées une bonne partie de la nuit. À cet instant précis, l'enfant commence à geindre, son visage devient grimaçant, elle ébauche quelques mouvements et se réveille en pleurant. La mère s'exclame : « Qu'est-ce que je vous disais ! » M'adressant à cette très jeune fille, je lui dis : « Alors, au moment où tu entends ta mère parler de la façon dont se passent tes nuits, toi, tu te réveilles... » Les pleurs de Léa, qui avaient pourtant cessé, reprennent et ils sont désormais accompagnés de cris. Le regard embué, la mère confie son désarroi, en disant : « C'est terrible, je ne sais plus quoi faire... » Rebondissant sur les précédents propos de la mère, lorsqu'elle avait précisé que sa fille « souffrait depuis sa naissance », je lui demande : « Comment la naissance de Léa s'est-elle déroulée ? » À son tour, elle se met à sangloter, en évoquant cet événement qui l'a beaucoup affectée. À mesure que cette mère raconte son histoire et celle de son enfant, les pleurs et les cris de Léa s'amplifient. Je remarque tout de même que Léa s'apaise, certes brièvement, mais de façon quasi instantanée, chaque fois que je scande le discours de sa mère pour lui dire : « ta maman vient de raconter telle ou telle situation qu'elle trouve douloureuse et tu entends aussi qu'elle parle de toi, en disant ceci ou cela ». Intriguée par les hurlements stridents de l'enfant, l'accueillante, avec laquelle je travaillais, nous rejoint. Elle s'adresse à l'enfant, en lui disant : « Je crois que ça a dû être douloureux pour toi aussi ». L'enfant se calme le temps d'écouter ses paroles ; puis, elle pleure de nouveau, jusqu'au moment où, en pensant à ses ré-veil(lle)s, je lui dis : « Léa, tu peux te sentir tout à fait tranquille maintenant que tu sais que d'autres personnes que toi veillent sur ta maman. » La petite fille tourne alors sa tête vers moi, me regarde de façon intense et recouvre peu à peu la sérénité.

Conclusion

Bien qu'ayant été inspiré par l'idée de Françoise Dolto, ce lieu d'accueil enfant(s)-parent(s) comporte une part d'originalité, tant par sa création que par son mode d'organisation inédit. Si les linéaments, qui sous-tendent l'existence et le fonctionnement de ce lieu intermédiaire entre le milieu familial et le milieu social, sont clairement définissables, il reste plus difficile de circonscrire l'ensemble de ses potentialités.

Dans cet espace hétérotopique, où l'accueillant(e) incarne un type de lien original en prise directe sur le social, chaque rencontre comprend une part d'inconnu car nous ne savons pas ce que le sujet en fera ou pas. Cependant, il est fondé de penser que l'écoute analytique rend possible la constitution d'un espace intersubjectif, ce qui produit des effets sur l'espace intrapsychique du nourrisson comme sur celui de ses proches.

Bibliographie

Dolto, F. (1992). Schéma corporel et image du corps. In *L'image inconsciente du corps* (p. 7-61). Paris : Gallimard (Publication originale 1984).

Dolto, F. (2003). *La difficulté de vivre*. Paris : Gallimard (Publication originale 1986).

Einstein, A. (1976). *La théorie de la relativité restreinte et générale*. Paris : Gauthiers-Villars (Publication originale 1916).

Foucault, M. (1984). Des espaces autres. In *Dits et écrits* (t. IV, p. 752-762). Paris : Gallimard (Publication originale 1967).

Freud, S. (2010). Inconscient et conscience : la réalité. In *L'interprétation du rêve* (p. 652-664). Paris : Seuil (Publication originale 1900).

Freud, S. (2009). *L'avenir d'une illusion*. Paris : Flammarion (Publication originale 1927).

Quignard, P. (2012). *Les désarçonnés*. Paris : Grasset.

Winnicott, D. W. (2003). La capacité d'être seul. In *De la pédiatrie à la psychanalyse*. Paris : Payot (Publication originale 1958).

Winnicott, D. W. (2003). La théorie de la relation parent-nourrisson. In *De la pédiatrie à la psychanalyse*. Paris : Payot (Publication originale 1960).

Résumé. En prenant appui sur la clinique, cette étude propose d'envisager un lieu d'accueil pour les nourrissons et leurs parents comme une hétérotopie ou un espace intermédiaire entre le milieu familial et social. Dans le cadre de ce dispositif original, l'écoute analytique peut favoriser le tissage de liens et la création d'un espace interpsychique qui engendre des effets sur l'espace intrapsychique.

Mots-clés. Accueil, nourrissons-parents, psychanalyse, hétérotopie, espace psychique.

Abstract. Supporting to the clinic, this study purposes to consider a reception centre for infants with their parents as a heterotopia or an intermediate place between the family and social environment. Within this innovative framework, psychoanalytical listening can contribute to build ties and to create an interpsychic space which produces effects on the intrapsychic space.

Keywords. Reception, infants-parents, psychoanalysis, heterotopia, psychic space.

Varia

Espaces d'enfants, espaces d'adolescents : de la *domus* à l'*agora* ? Ou de la nécessaire (re)création d'un espace commun

Aurélie Maurin *

Préambule

Ma proposition est d'évoquer, au cours de cet article, à la fois un parcours de recherche, en explicitant notamment certains dispositifs originaux qui l'ont soutenu, ainsi qu'un des principaux résultats de cette investigation, relevant la conjugaison de l'espace privé et de l'espace public dans la construction, (re)création, d'un « espace commun » au sein des institutions éducatives accueillant des adolescents.

En guise de préambule je souhaite apporter quelques précisions relatives au titre de cet article placé sous l'égide de deux termes appartenant à des langues différentes. Pourquoi avoir choisi un terme latin pour parler de l'espace privé et un terme grec pour évoquer l'espace public ? Pourquoi ne pas avoir proposé « de l'oikos à l'agora » ou « de la domus au forum », et respecter ainsi une certaine unité de langue, comme le voudrait l'usage ?

Ces questions seront mon fil d'Ariane, fil qui devra courir tout au long de ce texte. Non que je sois certaine de pouvoir y répondre complètement, je m'efforcerai d'en répondre, au-delà d'un effet de style ou de rhétorique, car il est bien entendu question ici de

* Psychologue clinicienne, maitresse de conférences en psychosociologie clinique, Université Paris 13, Sorbonne Paris Cité, UTRPP (EA 4403).

démocratie et de participation à la vie des institutions du côté des jeunes générations. Autant dire qu'il est question de transmission, en ce qu'elle comporte de nécessaire transformation (et changement de registres donc).

Un projet de recherche aux marges des institutions éducatives

La recherche sur laquelle repose le présent texte se trouve être la thèse de doctorat que j'ai soutenue en novembre 2010[1] et dont la ligne principale peut se résumer comme suit : l'adolescence est un temps de subjectivation qui implique une inscription corporelle, c'est-à-dire un mode d'habiter des adolescents, dans les espaces et les temps que je nomme ici informels. Ce mode d'habiter fait partie du processus de la construction psychique de soi. Je poursuivrai en soutenant que les espaces et les temps informels, dans lesquels s'inscrit une certaine corporéité, renvoient à l'aire transitionnelle et avec elle à la capacité de rêver, de créer et de penser.

Thèse qui était associée à un projet de recherche de plus grande envergure, qui faisait l'objet d'un financement ANR, dirigé par deux professeurs, représentant deux disciplines mais avec un même ancrage épistémologique. Il s'agissait de Serge Lesourd, psychologue spécialiste de l'adolescence et de Laurence Gavarini[2], sociologue spécialiste des institutions, rattachée aux sciences de l'éducation. Tous deux partageaient une démarche clinique d'orientation psychanalytique. Cette recherche portait sur « la construction psychique et psychopathologie de l'enfant dans les nouveaux liens familiaux et sociaux », autrement dit sur « la construction œdipienne aujourd'hui ». Mon apport singulier dans ce vaste ensemble fut peut-être de reconnaître l'importance d'opérateurs autres aux côtés de ceux correspondant à la différence

1. Aurélie Maurin, *Les couloirs de l'adolescence*, thèse de doctorat soutenue le 30 novembre 2010.
2. Qu'ils soient ici remerciés, ainsi que l'ensemble des chercheurs ayant participé à cette recherche, pour m'avoir permis de les accompagner dans cette aventure.

des sexes et des générations dans les processus de construction identitaire à l'adolescence, et en particulier les opérateurs mobilisés par ma recherche que sont l'espace et le temps, ainsi que, et par conséquent, la mobilité et la motilité (au sens de motion).

Cet axe de recherche m'a conduite à questionner les motions, les mobiles et les motifs pulsionnels, tels qu'ils s'engagent à l'adolescence et en particulier la pulsion à sortir comme corollaire d'une pulsion à entrer, en lien avec des vécus conjoints et paradoxaux d'exclusion et d'enfermement ; la pulsion à se mouvoir et à se déplacer comme corollaire d'une pulsion à rester à la même place, à attendre ; la pulsion de toucher et d'être touché, en lien avec les rapprochements érotiques et sexuels mais aussi avec les passages à l'acte violents.

C'est enfin le questionnement des possibilités et des modalités de sublimation de ces pulsions dans les espaces-temps informels des institutions éducatives qui m'a permis d'aborder, d'une part l'articulation du pare-excitation au rôle contenant et régulateur d'un environnement socio-éducatif « suffisamment bon », et d'autre part la dynamique transformationnelle propre au pubertaire et aux mouvements adolescents dans ces liens avec le travail du préconscient.

C'est depuis une approche clinique, et à partir d'un corpus théorique pluridisciplinaire (psychanalytique, psychosociologique et philosophique) que j'ai interrogé et tenté de conceptualiser, ce que je nomme espaces et temps informels, dans les institutions éducatives pour adolescents, en regard des processus de construction identitaire propres à cet âge de la vie. Au fil de mes observations mais également au moyen des outils originaux de recherche que je me suis donnés, j'ai été amenée à comprendre l'informel tel qu'on peut le repérer dans les institutions éducatives, particulièrement investi et habité par les adolescents, comme pouvant être un « espace potentiel » (Winnicott, 1971), s'ouvrant sur et à la créativité en même temps qu'il permet une rencontre intersubjective et donc un processus de socialisation. Or, partant du constat[3] que les politiques éducatives actuelles, arguant

3. Voir sur ce sujet la pléthorique littérature dite « grise » sur la thématique du décrochage scolaire et les moyens d'y remédier (pour exemple http://eduscol.education.fr/pid23269/prevention-decrochage-scolaire.html), ainsi

d'une augmentation des incivilités[4], semblent s'accorder pour exercer un contrôle de plus en plus serré de ces espaces et de ces temps, je postule au contraire, et à l'issue de mes investigations de terrain, qu'il s'agit de faire, ou de laisser, une place à cet autre-cadre capable d'accueillir les corps et de voir naître une culture adolescente, afin que les cadres-pédagogiques puissent, par jeu dialectique, recouvrir d'autres fonctions non moins indispensables.

J'ai d'abord pu vérifier, au moyen d'observations non-intervenantes inspirées de la méthode de Bick (2007), ainsi que d'observations intervenantes, proches des principes de la recherche-action, que les adolescents habitent effectivement ces espaces-temps informels, qui ne seront pas cités de manière exhaustive, puisque mes observations ont en effet pris place dans des établissements singuliers, depuis un point de vue subjectif et réflexif, ainsi que le postule la démarche clinique qui sous-tend mon travail. Je peux dès lors préciser que les lieux qui ont fait l'objet d'un intérêt particulier sont la cour de récréation, les halls, les couloirs, les cages d'escaliers, ainsi que les marches de ces derniers, certains recoins particulièrement abrités, certains espaces mixtes, c'est-à-dire en partie aménagés par les adultes, comme le foyer et la salle d'étude, les salles ou lieux d'attente, etc. Quant aux moments, il s'agit des récréations, des interclasses, des arrivées et des sorties, des pauses déjeuner, etc. J'ai pu constater la permanence d'une présence adolescente dans ces lieux à tout moment de la journée, y compris en dehors des moments cités.

Je formulais alors l'hypothèse que le caractère informel des espaces et des temps que je souhaitais étudier, favorisait les rencontres, en abolissant certaines règles et en en construisant d'autres, notamment autour de la question délicate de la sexualité en institution et de la construction de l'identité sexuée et du genre, ou autour des rapports

---

que les différents bulletins officiels portant sur la vie scolaire et les questions relatives à la discipline et aux sanctions, en particulier les exclusions (http://eduscol.education.fr/pid25976-cid47481/les-punitions-scolaires-et-les-sanctions-disciplinaires.html).

4. Voir le récent rapport ministériel réalisé par le député Claude de Ganay : http://www.assemblee-nationale.fr/14/rapports/r0731.asp.

entre générations[5]. Mais, il pouvait être objecté à cela que le caractère paradoxal de ce qui est informel est qu'il pourrait aussi bien être vécu comme source de créativité (au sens winnicottien du terme) que comme potentiellement anxiogène. Chez les adolescents, l'angoisse naîtrait de ce qu'ils y seraient livrés à eux-mêmes, à leur solitude, à leurs pulsions, à leurs transformations.

Ces hypothèses s'étayent sur une autre, plus vaste et plus fondamentale, également soutenue par d'autres chercheurs travaillant sur des thèmes connexes. La notion de *topiques projetées* que l'on doit à Anzieu (1984) à propos des phénomènes groupaux et de sa thèse du groupe interne, tantôt développée par Kaës comme « appareil psychique groupal », fut sans doute le moteur, au départ non identifié, de mes hypothèses de travail et de mes dispositifs cliniques. Il est question ici d'envisager le rapport à l'espace-temps externe – l'en-dehors – comme une surface de projection d'un espace-temps interne – l'en-dedans. Cette approche permet en outre d'aborder un champ bien spécifique de connaissance, ou une catégorie particulière de phénomènes, relevant de l'intermédiaire et qui touche donc aux processus relatifs à l'activité de penser et avec eux aux enjeux de la créativité (psychique).

Ainsi Fourment (2003) écrit-elle à propos d'une recherche visant les représentations de l'espace urbain chez les enfants et les adolescents : « nous avons fait l'hypothèse de l'existence d'un lien entre l'espace urbain et la construction de l'espace psychique, ce dernier étant à la source de la construction du lien social. [...] », et d'ajouter encore :

> « dans notre recherche, nous avions émis l'hypothèse selon laquelle il existerait des interrelations entre la construction de l'espace psychique interne, conçu comme un lieu d'articulation entre le dehors et le dedans, et le vécu de l'espace environnemental » (p. 171).

Cette recherche se basait essentiellement sur l'analyse de dessins, et en particulier pour les adolescents autour de la perspective, que je relie pour ma part à l'articulation de l'horizon d'attente et de l'espace

5. Les hypothèses ayant trait à la différence des sexes et des générations étaient également soutenues dans le cadre du projet de recherche plus vaste dans lequel ma thèse s'est en partie inscrite, à savoir Copsy-enfant (ANR) pilotée par Serge Lesourd et Laurence Gavarini.

d'expérience, termes empruntés à Ricœur, qui lorsque l'un s'ouvre trop et l'autre se rétrécie trop provoque une crise : la crise du lien social mais aussi la crise du sujet.

J'avais antérieurement fait le constat que les professionnels de l'institution pouvaient être saisis d'angoisse lors de la confrontation à l'informel, peut-être parce que dans les espaces et les temps informels ils redeviendraient de simples sujets, démis d'une part de leur fonction ou de leur statut, sans protection et sans masque, directement confrontés à la réalité adolescente. Ces lieux et ces moments les renverraient à la part d'incontrôlable et d'incontrôlé et donc à leurs propres manquements. Cependant, ces espaces peuvent tout aussi bien être générateurs d'un élan vers l'autonomie des uns et des autres, vers la subjectivité et la créativité, vers la transmission entre les générations ; en un mot, ils peuvent être un espace d'interlocution.

Je formulais encore plusieurs hypothèses découlant de celle-ci (je précise ici que ma démarche est inductive et que mes hypothèses sont le résultat de mes rencontres avec les adolescents, il s'agit néanmoins toujours d'hypothèses interprétatives dans le sens ou leur formulation m'est singulière) :

- Les adolescents pour se construire identitairement ont besoin d'espaces intermédiaires qui sont des espaces communs.
- Les adolescents habitent ces espaces communs parce qu'ils sont les seuls susceptibles d'accueillir l'informel dans lequel ils sont pris et qui constitue le socle de la subjectivité, c'est-à-dire de la capacité créatrice et imaginatrice.
- Ce sont les corps, et la pulsionnalité, des adolescents qui peuvent trouver à se déposer dans les espaces-temps informels.
- Les espaces intermédiaires sont des espaces potentiels en ce qu'ils sont contenants sans faire contention. C'est encore la capacité de penser qui y est rendue possible.

Une approche méthodologique plurielle

Les rencontres avec les adolescents, pendant le temps empirique de recherche, se sont construites à la manière de ce que Winnicott (1971) décrit comme « trouver-créer », d'abord parce que la rencontre est toujours intersubjective et ne peut donc s'inventer qu'en se faisant, ensuite parce qu'elle ne peut pas ne pas faire advenir l'inattendu et la transformation, dès lors qu'une place peut leur être laissée et à condition de ne pas attendre qu'un tel événement se produise.

Ce qui est d'ores et déjà à noter, c'est que c'est bel et bien la rencontre, dans ce qu'elle a d'effectif, qui a structuré mon travail et les dispositifs de recherche qui ont été mis en place. Ceux-ci sont des constructions, bâties sur des fondations théoriques solides, et dont chaque étage s'étaye sur le précédent pour mieux porter le suivant. Pourtant, pour que cela tienne, ces dispositifs doivent être une coconstruction. Ils font construction parce qu'ils sont coconstruits, c'est-à-dire partagés et partageables parce que résultant d'un processus de liaison nouant les trois espaces psychiques décrits par Kaës (2007) : le sujet singulier, l'intersubjectif et le groupe.

Il m'apparaît, encore une fois, avoir procédé par cercles concentriques dans mon « approche » des adolescents pris en charge par les institutions dans lesquelles s'est inscrite ma recherche. Je me suis d'abord attelée à la délicate tâche de l'observation, *in situ*, depuis une approche non intervenante jusqu'à une méthode participante, avant de solliciter les adolescents en grands groupes réunis « pour parler ». C'est seulement dans un second temps que j'ai imaginé pouvoir réduire ces groupes à quelques sujets, et enfin introduire une médiation avec les plans du collège, la photographie. Les entretiens individuels avec les adolescents sont arrivés en fin de parcours, alors que j'avais sollicité des professionnels dès les prémisses de ce travail.

Les observations que j'ai choisies de mettre en œuvre répondaient à la méthode de Bick, que j'ai dû adapter à mon objet. Cette méthode en trois temps a la particularité de prendre place dans le milieu de vie des sujets observés, originellement les bébés dans leur famille. Le choix de cette méthode partait sans doute déjà d'un présupposé, qui venait poser et répondre tout à la fois à la question première qui me préoccupait : quel peut être le milieu de vie des adolescents ?, en situant d'emblée mes observations dans les espaces dévolus à la « vie scolaire » à l'intérieur des établissements éducatifs.

Les groupes, dits à médiation, ont quant à eux pris la forme de deux ateliers intitulés « collège idéal » et « photos d'ados ». Ils visaient l'approfondissement de ce questionnement premier, et furent le fruit d'une coconstruction engageant les adolescents dans ce questionnement et dans la tentative d'y répondre par des processus créatifs. Ces deux dispositifs reposent sur les principes du mécanisme de projection. Ce postulat est celui des méthodes cliniques projectives soutenues actuellement par des chercheurs tels que Chabert (1998) mais aussi celui des méthodes dites à médiation qui sont « avant tout un espace d'expérience et un processus transformationnel » devant permettre le chemin allant « de l'image au symbole », ainsi que les décrit Vacheret (2002).

Ils sont donc des dispositifs doublement originaux. D'une part, le cadre mis en place a été l'objet d'une réflexion théorique et clinique en amont, menant à la proposition d'un protocole spécifique. D'autre part, ce cadre a fait l'objet d'élaborations *in vivo*, dès lors qu'il a été soumis aux transformations, aux apports et aux appropriations des adolescents participants. Des événements, au sens d'imprévus avec lesquels il faut faire et qui deviennent producteurs de sens, ont ainsi pu donner lieu à des modifications du protocole (séances supplémentaires, temporalités modifiées, idées nouvelles mises en application immédiatement, etc.) sans pour autant que le cadre ne soit attaqué, mais bien plutôt suffisamment intériorisé, par les animateurs mais aussi par les participants, pour être rendu plus malléable et plus propice à la création qu'à la répétition.

C'est pour moi une éthique clinique, qui relève de la *promesse* comprise dans le *contrat narcissique*, tel que définit par Aulagnier (1975) et qui me semble parfaitement convenir aux problématiques adolescentes. Car c'est aussi cette promesse, qui lorsqu'elle se charge de trop d'incertitude, confronte le sujet aux différentes configurations de ses relations aux objets sociaux, tels qu'ils portent en eux l'efficience et la potentialité de cette promesse. C'est ici sans doute que doit s'engager le processus de transformation qui suppose, à la manière d'une philosophie deridienne, de faire se rejoindre la différEnce et la différAnce dans un « horizon d'attente » troué par l'événement, en l'occurrence celui que constitue la rencontre avec un adulte qui n'attend pas autre chose que ce qu'il sera possible de mettre en partage.

Cette promesse peut, et doit sans doute, être transposée dans la sphère publique, où elle peut trouver à se concrétiser. Dans la perspective du registre de l'infantile et après lui du pubertaire (Gutton, 2003), cette promesse doit, si l'on suit encore Aulagnier (1979), passer l'épreuve du doute et l'inconformité entre le « je » et ce qui le nomme.

Où sont les adolescents ? qui sont les adolescents ? qu'est-ce que l'adolescence ?

Ainsi que le disait Winnicott en 1952 (in 1969), « un bébé ça n'existe pas », sans quelqu'un pour s'occuper de lui, pas plus qu'un adolescent n'existe en dehors d'un environnement familial et plus largement social. Dans ces conditions, peut-être qu'avant de me demander *où sont* et *qui sont* les adolescents, il m'a fallu tenter, après d'autres, de dégager quelques pistes de réponse à la question : *qu'est-ce que l'adolescence ?*

J'ai proposé une (re)lecture[6] de certaines théories psychanalytiques avec, en sous-main, l'idée principale de penser non pas les processus adolescents en eux-mêmes et pour eux-mêmes, mais bien d'articuler, à partir de ce qui a préalablement été décrit sur ce thème, les modes d'habiter adolescents en lien avec les processus de construction identitaire, ainsi que je les ai observés.

Il s'agit ici de s'éloigner un peu de ce qui a déjà été dit pour reconnaître l'importance de l'historicité et de la corporéité des processus adolescents.

C'est *l'être* comme question fondamentale à l'adolescence qui s'articule à *l'être où* comme question non moins fondamentale de la vie sociale et collective, puisque dans nos sociétés contemporaines le *où* désigne aussi une part du *qui*, en le situant dans une généalogie et dans une hiérarchie sociale, ainsi que dans sa consistance corporelle.

Le paradoxe adolescent

Le paradoxe de la situation adolescente serait que le processus adolescent, conjointement à ce qu'impose la société, somme le sujet

6. In Thèse de doctorat, 2010.

adolescent de *se* choisir une forme au moment même où il *se* vit comme informe et alors même que cette forme devra par la suite se déformer et se reformer à maintes reprises pour que la vie psychique perdure.

Freud (1905) intitule son essai consacré à la puberté « Les métamorphoses de la puberté » et commence son texte par la phrase suivante : « L'avènement de la puberté inaugure les transformations qui doivent mener la vie sexuelle infantile à sa forme normale définitive ».

Ce moment de transformation sera celui de l'avènement du sujet dans sa confrontation, et dans sa combinaison, avec un autre et avec plus d'un autre, c'est-à-dire avec le groupe, que cela soit dans le registre de l'amour, de l'amitié, de l'indifférence ou de la haine. Ce qui existe dans les espaces-temps informels des institutions, c'est la relation en devenir de sujets en devenir.

L'adolescence peut, d'un certain point de vue, être comparée à ce que Bion (1965) désigne par un « changement catastrophique » qui serait tel qu'allant jusqu'à produire « une subversion de l'ordre ou du système des choses ; catastrophique encore en ce qu'il s'accompagne d'un sentiment de désastre chez les participants ; catastrophique enfin en ce qu'il est soudain violent de manière quasiment physique ».

Avec Winnicott (1949/1969, p. 137) :

> « nous supposerons que la santé, dans le développement premier de l'individu va de pair avec une continuité d'existence. Le développement du psyché-soma primitif suit un certain cours, à condition que la continuité d'existence ne soit pas troublée ; en d'autres termes, pour son bon développement, un environnement parfait est nécessaire ».

Un environnement « parfait » est d'abord un environnement « suffisamment bon », c'est-à-dire ni trop ni pas assez présent, contenant, mais surtout activement adaptable « aux besoins du psyché-soma nouvellement constitué ». Cela pour dire que c'est finalement l'activité mentale de l'enfant qui transforme un environnement suffisamment bon en un environnement parfait. Il en va de même pour l'adolescent et son environnement institutionnel – qui nous intéresse – : il faut que l'adolescent puisse penser son environnement en même temps qu'il est pensé par lui, il lui faut inventer ce qui lui préexiste afin qu'il puisse l'intégrer et en faire usage.

Cet environnement doit favoriser « le sentiment continu d'être soi », fondamental, selon Winnicott, à la constitution du *self.* Ce sentiment est comme remis en question, fragilisé au moment de l'adolescence, période, passage qui, comme je l'ai esquissé, est marqué par la discontinuité. Or, c'est peut-être plus qu'ailleurs dans l'informel des institutions que l'adolescent peut expérimenter son soi et la pérennité de celui-là en se confrontant à lui-même, à l'autre de même sexe et aux différents groupes auxquels il appartient en même temps qu'il s'envisage comme toujours différent et en partie étranger à lui-même, qu'il va à la rencontre des autres de générations et de sexes différents – puisque s'y côtoient jeunes, filles et garçons en présence d'adultes, femmes et hommes – et qu'il passe d'un groupe d'appartenance à un autre sans que cela soit nécessairement perçu et vécu comme déloyal ou source de conflit. Dans l'informel, les antagonismes se rencontrent sans s'annuler et confèrent ainsi une valeur renouvelée à la conflictualité psychique. Les espaces-temps informels offrent aux adolescents la possibilité de trouver et de créer une continuité dans la discontinuité. Véritables espaces potentiels, ils sont à l'interface de l'autre et du soi.

Jeammet (1980), dans un article princeps sur les rapports de l'adolescence et de l'environnement, pose la question :

> « En somme faut-il donner la priorité à notre action sur le monde interne de l'adolescent ? Ou faut-il la réserver aux aménagements de la réalité externe en faisant confiance à la capacité de celle-ci de permettre l'évolution de celui-là ? ». (p. 482)

C'est le fait même d'être « constamment sollicités par les adolescents à travailler à la frontière de ces deux faces de la réalité » qui doit amener les professionnels à considérer la nécessité de réfléchir sur l'articulation entre monde interne et monde externe, entre sujet et institution, et ce en particulier à l'adolescence. Pour Jeammet :

> « Il ne serait plus alors question de priorité, ni de débat sur l'importance respective du psychologique et de l'éducatif dans la maturation de l'adolescent, mais plutôt de comprendre comment ces deux faces de la réalité retentissent l'une sur l'autre, et quels liens dynamiques les unissent, afin de les utiliser conjointement et complémentairement ». (p. 482)

La clinique, en particulier celle utilisant les médiations, m'amène à adhérer au fait que la réalité externe est toujours-déjà le support des projections des sujets. Aussi est-elle toujours relative à une réalité interne : c'est la *topique projetée*, si tant est qu'elle soit projetable, c'est-à-dire qu'elle puisse trouver une surface de projection adéquate.

Les problématiques des adolescents touchent à leur place dans la société relativement à l'urgence d'un choix identitaire. Ils rencontrent la double injonction externe et interne à se projeter dans l'avenir et doivent contrecarrer pour eux-mêmes et face aux autres les déterminismes de tous bords.

Les espaces et les temps informels, parce qu'ils permettent une forme d'être solitaire, semblent rendre possible le passage d'un corps à l'autre dans une forme de lutte contre la solitude de l'être adolescent. Winnicott (1962/1969) affirme que l'adolescent, comme le petit enfant est un « isolé ». C'est depuis son isolement qu'il va tenter de construire sa relation aux autres isolés. Or dès que cela est possible, ils se constituent ensemble comme des groupes-grappes : ensemble de solitudes agglutinées les unes aux autres. Les observations ont montré que les trios non mixtes sont les plus plébiscités, mais des couples, plus en retrait, se dessinent, ainsi que des grands groupes plus impersonnels et souvent plus immobiles et silencieux. C'est ce que j'ai pu observer avec un groupe de lycéens qui se retrouvaient de manière systématique, à chaque temps de pause (récréation, pause déjeuner). C'est donc la groupalité qui est encore au cœur des pratiques adolescentes dans les espaces-temps informels.

Les éléments issus de mes observations peuvent être compris de bien des manières. Par exemple, ils peuvent être envisagés comme relevant de l'éros, de la pulsion, mais aussi comme pouvant évoquer la *philia*, l'amitié. Rayou (2003) propose de considérer les modes de construction du social des lycéens au travers de la conception aristotélicienne de l'amitié, une amitié par ailleurs substrat de la vie politique. Les adolescents y trouveraient « un moyen fiable et rassurant de tester la nature des liens humains et de les tisser à leur tour » (p. 108).

Cet espace favorable au jeu doit pouvoir trouver un lieu topologique où se matérialiser, en dehors du contrôle des adultes, c'est-à-dire en leur présence mais en dehors de l'exercice de leur pouvoir. C'est, il me semble, effectivement ce qu'il advient dans les couloirs et autres cours de récréation où les adultes passent tandis que les adolescents y échangent dans le jeu de l'intersubjectivité.

La présence de l'adulte, figure tutélaire, doit garantir la permanence du cadre et ainsi faire fonction de contenant. La fonction contenante (Bion, 1962) du cadre dont l'adulte se porte garant est à différencier d'une mission de contrôle ou de surveillance qui serait du registre de la contention. Si la présence est immuable et que la loi est effectivement incarnée, présentifiée dans une figure d'adulte, enseignant, éducateur, surveillant, etc., alors l'intériorisation de celle-ci ne pourra se réaliser. Le processus de symbolisation comprend celui du manque et de l'absence. Lorsque la présence-absence de l'adulte, c'est-à-dire sa présence symbolique et non réelle, est rendue impossible, en raison de politiques institutionnelles ou sociétales, les seuils, couloirs et autres parvis, ne remplissent plus leur fonction de respiration et de rencontre intersubjective, mais deviennent les lieux de contention des pulsions, qui ne manqueront pas de réapparaître bientôt sous d'autres formes.

C'est enfin la figure de Thanatos, aux côtés de celles d'Eros et de Philia, qui est évidemment aussi bien présente pour les jeunes de l'hôpital de jour que pour les lycéens. Elle ne doit pas être délaissée et encore moins déniée. En effet, c'est bien par différenciation d'avec l'autre et donc par la reconnaissance de l'autre, véhiculée par la rencontre de son corps dans l'espace commun, que le lien peut devenir tangible et que la construction du sujet devient possible. Cela va évidemment à l'encontre de la déliaison portée par la pulsion de mort.

Le moment adolescent me semble être pris dans ce nouage, pour ne pas dire qu'il est ce nouage, entre éros, *philia* et Thanatos. Je place ici volontairement *philia*, à entendre comme une pulsion de partage, entre éros, pulsion de vie, et Thanatos, pulsion de mort. C'est l'idée d'une communauté, qui se donne à elle-même, dans la groupalité et dans le quotidien des espaces et des temps partagés.

Des institutions garantes de la loi

Les institutions éducatives sont garantes de la loi et des interdits qui la fondent. Elles seraient ainsi médiatrices entre l'être à éduquer et ses éducateurs. Dans l'informel, la confrontation à cet interdit se trouve à l'interface entre un interdit imposé par le social, l'autre, les autres, et un interdit ressenti comme fondateur en soi et donc imposé du dedans, par l'autre soi-même. Ainsi Freud (1938) fait-il du surmoi une instance intermédiaire entre le ça et le monde extérieur. L'informel est le lieu de l'apprentissage par l'expérience, c'est-à-dire par intériorisation des interdits qui fondent la civilisation. L'informel est le lieu de la possibilité de satisfaction pulsionnelle et en même temps le lieu d'un renoncement consenti à cette satisfaction. Cela conduit à penser l'informel comme le lieu de la naissance de la sublimation et avec elle de la créativité.

Ainsi que le dit Marty (2007), à propos de l'institution soignante, l'institution éducative et, dans le cas présent, l'institution scolaire doit concourir à « l'établissement de cette conflictualité interne » nécessaire au sujet pour élaborer la violence de ses fantasmes mais encore de ses pulsions. Aussi Marty avance que l'institution est un espace-temps relais, venant pallier celui que le sujet n'a pas pu, ou pas encore construit à l'intérieur de la famille. C'est en cela qu'il fait de l'institution de soin une seconde latence et que nous pouvons également envisager l'institution scolaire sous cet angle. À condition, cependant, d'entendre qu'une seconde latence ne serait pas une simple évacuation des pulsions, ainsi réduites au silence par une forme de contention externe, mais bien l'occasion d'un second temps ou d'une seconde chance pour trouver un espace-temps contenant dans lequel le repos soit possible. Marty énonce que dans l'espace de l'institution, les agirs équivalent à des projections du monde interne des sujets. Aussi propose-t-il de les recevoir et de les percevoir comme des « ambassadeurs du monde interne », autrement dit, comme des « productions brutes de l'inconscient », qui devront être transformées par la fonction alpha institutionnelle. Si la capacité pare-excitante de l'institution fait défaut, alors la violence, celle de l'institution elle-même comme celle des acteurs de celle-ci, aura tout loisir de se répandre.

Pour limiter cette possible hémorragie, il faut que l'institution se dote d'un dispositif institutionnel faisant tiers. J'ai déjà défini les espaces-temps informels comme facteur de la fonction contenante institutionnelle. Marty ajoute à cela une fonction de latence dont l'objet serait la violence pulsionnelle. Les adolescents qui ont à faire face à la levée du barrage constitué par la latence ont besoin que les digues soient solides. Ce qui fait la solidité d'une digue ce n'est pas sa rigidité mais bien sa souplesse. Les espaces-temps informels favorisent la souplesse institutionnelle.

Balint (in Cifali 1937/1993) propose de voir un lien logique, une « relation intime » entre ce qu'elle désigne par « allongement du temps nécessaire à l'obtention de la maturité sociale » et l'importance croissante accordée au travail et aux valeurs qui lui sont associées, ainsi qu'au « système de contraintes » que l'enfant connaît dès son plus jeune âge au travers de l'instauration d'horaires très stricts (pour la tété, le coucher, etc., puis plus tard à l'école) venant générer en lui autant de « légers traumatismes » œuvrant pour le détachement de la mère et de l'enfant, c'est-à-dire pour son individuation. Balint pointe à ce propos une contradiction propre à l'éducation qui, d'une part s'efforce de détacher l'enfant et sa mère en ne reculant pas devant l'impact de la répétition de ces « légers traumatismes », et d'autre part reproche à l'enfant, devenu adolescent, d'avoir suffisamment intériorisé cette nécessaire séparation pour la désirer à son tour. Malgré sa nouvelle maturité, l'autonomie lui est à présent refusée alors qu'elle fut ardemment souhaitée durant son enfance. Ainsi résume-t-elle son idée :

> « on peut représenter la double exigence de notre système de la façon suivante : dans la prime enfance, on réprime les manifestations de l'instinct de symbiose chez la mère et chez l'enfant; plus tard, on paralyse les aspirations à l'autonomie, et parmi elles les énergies pulsionnelles qui apparaissent à la puberté et qui poussent l'adolescent à conquérir un statut d'adulte ». (p. 240)

Pourtant, des usages de l'informel à des fins pédagogiques viennent modérer cette contradiction. Les utopies et les hétérotopies des communautés d'enfants, de la pédagogie institutionnelle, de l'éducation nouvelle, de l'école de plein air, etc., en sont des exemples patents. Ce qui fonde ces démarches c'est le questionnement profond des relations subjectives, intersubjectives, entre les sujets en présence qui vont au-delà de la relation maître-élève ou adulte-enfant ou bien d'un entre-soi, mais du vivre ensemble et plus fondamentalement peut-être du vivre créativement ensemble.

L'adolescent sur la scène publique

Dans nos sociétés contemporaines, l'adolescent n'est plus un enfant qui n'a pas encore sa place d'adulte, cela en raison du décalage entre maturité sexuelle et maturité psychoaffective ancré dans le contexte socioculturel. L'adolescent peut être perçu comme un étranger, « étranger à lui-même, mais aussi étranger par rapport aux relatives assurances de la latence, étranger aux adultes qu'après un temps imprévisible il aura un jour à rejoindre » (Cahn, 1998, p. 19).

L'adolescent, de part sa compétence nouvellement acquise – la réflexivité, drainant avec elle la rencontre avec l'altérité –, se met et est mis aux prises avec sa « place dans le monde ». Il est amené à se représenter ce qu'il est et ce qu'il est pour l'autre en même temps qu'il se représente qui est l'autre et ce que lui-même est pour lui. C'est donc d'une rencontre intersubjective qu'il s'agit. Et cette rencontre prend le plus souvent place dans l'espace public dont l'adolescent fait l'expérience, en ce qu'il y acquiert une visibilité nouvelle.

En effet, à l'adolescence de nouvelles libertés sont concédées et, parmi elles, figure la possibilité d'occuper, seul ou entre pairs, partiellement et ponctuellement, les espaces publics. L'adolescent est donc celui qui apparaît, au sens que Arendt (1951) donne à ce terme.

Pourtant, s'il fait son apparition sur la scène publique, il n'en est toujours pas véritablement un acteur : il peut occuper cet espace mais ne peut pas agir sur lui. En outre, l'espace privé qui fut le sien pendant l'enfance tend à se rétrécir, c'est-à-dire qu'il se recentre, voir se replie sur la chambre, souvent très investie, alors que le reste du foyer demeure l'espace du couple parental ou de la fratrie plus jeune. Si l'espace habitable par l'adolescent tend à s'ouvrir considérablement vers la sphère publique, celle-ci se refuse encore à l'exercice de son opinion, de son « agentivité », alors que l'espace privé se réduit tout en se densifiant et en conférant à l'adolescent, dans le meilleur des cas, une plus grande intimité, mais le plus souvent un sentiment certain d'isolement.

L'adolescent serait-il en quelque sorte un apatride ? Rappelons la définition qu'en donne Arendt (1951, p. 72) : l'apatride est celui qui est « privé d'une place dans le monde qui rende les opinions signifiantes et les actions réelles ». De Mijolla-Mellor (2002), dans un article paru dans la revue *Topique*, tente la comparaison de l'apatride au cosmopolite, mais en vient bientôt à renoncer à sa validité car, dit-elle, « là où le cosmopolite multiplie et annule simultanément les cités d'appartenance, l'apatride est à l'inverse privé, déchu de sa citoyenneté d'origine, sans pouvoir s'en reconnaître une autre » (2002, p. 9).

Elle fait en outre l'hypothèse, en suivant le chemin tracé par Arendt, que le seul recours de l'apatride est le *particularisme* dont une des voies possibles serait celle de la pensée. Pensée, qui devient espace quand l'espace géographique, la patrie, fait défaut. Relire ces propositions à la lumière d'un vécu adolescent et d'un perçu social de l'adolescence, c'est ce que mon étude basée sur l'approche clinique du vécu quotidien a permis.

Le lieu adolescent

Le lieu, c'est aussi le lieu du corps, c'est la part d'espace dévolue au corps qui l'occupe. Les adolescents, avec les marginaux (le terme est volontairement générique), habiteraient donc les lieux laissés vacants et annihileraient ainsi leur vacuité. Parce qu'enfin il faut bien habiter quelque part, et peut-être parce que les *non-lieux* d'Augé (1992) sont les seuls lieux véritablement habitables par les adolescents car ils sont les seuls véritablement disponibles, non habités par le corps d'un autre. Le caractère instable, de ce que j'ai essayé de définir par « position adolescente » et qui comprend le « en mutation » de l'identité psychique, corporelle et sociale, conditionne pour une part leur manière d'être au monde ; leur manière d'habiter et donc de pratiquer les lieux qui seraient, ainsi qu'eux-mêmes, en construction.

Avec Mathis Stock (2004), « on peut alors dire que *l'habiter* désigne l'irréductible condition des êtres humains en tant qu'ils pratiquent des lieux » et ajouter qu'« un mode d'habiter fondé sur la mobilité semble avoir pour corollaire la capacité des individus à affronter les lieux étrangers et à rendre ceux-ci familiers. [...] Les lieux deviendraient ainsi des "lieux de projet", c'est-à-dire qui sont investis temporairement par les individus pour un projet ». C'est en cela qu'il me semble pouvoir trouver des corrélations entre les lieux adolescents et ce que par ailleurs je tente de définir comme *informel*.

Bibliographie

Anzieu, D. (1984). *Le groupe et l'inconscient*. Paris : Dunod.

Arendt, H. (1982). *Les origines du totalitarisme*. Paris : Fayard (Publication originale 1951).

Arendt, H. (2002). *Condition de l'homme moderne*. Paris : Calmann-Lévy (Publication originale 1958).

Augé, M. (1992). *Non-lieux : introduction à une anthropologie de la surmodernité*. Paris : Seuil.

Aulagnier, P. (1979). *Les destins du plaisir.* Paris : PUF.

Aulagnier, P. (1975). *La Violence de l'interprétation : du pictogramme à l'énoncé*. Paris : PUF.

Bion, W. R. (2001). *Aux sources de l'expérience*. 4 éd. Paris : PUF (Publication originale 1962).

Bion, W. R. (1982). *Transformations : passage de l'apprentissage à la croissance*. Paris : PUF (Publication originale 1965).

Cahn, R. (1998). *L'adolescent dans la psychanalyse : l'aventure de la subjectivation*. Paris : PUF.

Chabert, C. (1998). *Psychanalyse et méthodes projectives*. Paris : Dunod.

Cifali, M. (Éd.). (1993). *Pédagogie et psychanalyse*. Paris : Dunod.

Fourment-Aptekman, M.-C. *et al.* (2003). Espace psychique, espace urbain et nouvelles formes du lien social. In M. de Leonardis *et al.* (Éd.), *L'enfant dans le lien social* (p. 169-175). Ramonville-Saint-Agne : Érès.

Freud, S. (1987). *Trois essais sur la théorie sexuelle*. Paris : Gallimard (Publication originale 1905).

Freud, S. (1964). *Abrégé de psychanalyse*. Paris : PUF (Publication originale 1938/1940).

Gutton, P. (2003). *Le pubertaire*. Paris : PUF.

Jeammet, P. (1980). Réalité externe et réalité interne, importance et spécificité de leur articulation à l'adolescence. *Revue française de psychanalyse*, *3-4*, 482-521.

Kaës, R. (2007). *Un singulier pluriel : la psychanalyse à l'épreuve du groupe*. Paris : Dunod.

Marty, F. (2007). L'institution de soin : un espace psychique interne. *Psychotropes, 13 (1)*, 99-113.

Mijolla-Mellor, S. (2002). La pensée est-elle apatride? *Topique, 80, 3*, 7-13.

Rayou, P. (2003). Les lycéens entre espace public et vie privée. In C. Xypas (Éd.), *Les citoyennetés scolaires* (p. 105-117). Paris : PUF.

Stock, M. (2004). L'habiter comme pratique des lieux géographiques. *EspacesTemps.net*, http://espacestemps.net/document1138.html

Vacheret, C. (2002). *Pratiquer les médiations en groupes thérapeutiques*. Paris : Dunod.

Winnicott, D. W. (1975). *Jeu et réalité, l'espace potentiel*. Paris : Gallimard, (Publication originale 1971).

Winnicott, D. W. (1969). *De la pédiatrie à la psychanalyse*. Paris : Payot (Publication originale 1958).

Résumé. Dans nos sociétés contemporaines, l'adolescent n'est plus un enfant, mais n'a pas encore sa place d'adulte, cela en raison du décalage entre maturité sexuelle et maturité psychoaffective ancré dans le contexte socioculturel. L'adolescent, de part ses compétences nouvellement acquises, et en particulier la réflexivité, drainant avec elle la rencontre avec l'altérité, se met, et est mis, aux prises avec sa « place dans le monde », et cette rencontre s'actualise le plus souvent dans l'espace public dont l'adolescent fait l'expérience, en ce qu'il y acquiert une visibilité nouvelle. En effet, à l'adolescence de nouvelles libertés sont concédées et, parmi elles, figure la possibilité d'occuper, seul ou entre pairs, partiellement et ponctuellement, les espaces publics. Ainsi le foyer familial, *domus*, lieu de la vie privée, de l'intimité, espace protégé, espace de l'*infans* et de l'enfant, serait peu à peu désinvesti par l'adolescent pour qu'une place plus importante soit accordée à l'espace public, *agora*, lieu du débat, de la réflexivité, de la représentation et de la participation (citoyenne). Ce faisant, le sujet adolescent s'engage dans un processus dont les enjeux correspondent aux phénomènes de continuité et de discontinuité imposés par la persistance de l'infantile en soi articulés aux transformations propres à l'adolescence.

Mots-clés. Adolescent, lien social, espace public, foyer familial.

Abstract. In contemporary society, the teenager is no longer a child but not yet an adult, this is because of the gap between sexual maturity and psycho-emotional maturity rooted in the socio-cultural context. The teenager, from his newly acquired skills, in particular reflexivity, draining it with the encounter with otherness, starts and is being, struggling with his "place in the world" and this meetings' update more often in the public space is the adolescent experience, it acquires a new visibility. In fact, teen new freedoms are granted, and among them is the possibility to occupy alone or with peers, partially and selectively, public spaces. And the home, *domus*, place of privacy, protect space, space the infant and child, would gradually divests the teenager to a more prominent place is given the public space, *agora*, instead of debate, reflexivity, representation and participation. In doing so, the teenage subject engages in a process where the stakes are the phenomena of continuity and discontinuity imposed by the persistence of childhood in itself articulated to specific changes in adolescence.

Keywords. Teenager, social ties, public space, family home.

Prendre visage par le rythme. Réflexions sur la thérapie d'un enfant autiste

Pascal Dupond *

Cette étude formule quelques propositions sur les fondements dits « archaïques » de la vie psychique et sur l'autisme, qui, inspirées de l'enseignement de Françoise Dolto, se sont dégagées et articulées au cours d'un travail mené avec un enfant reçu en hôpital de jour (âgé de 8 ans au moment où la thérapie commence) et qui a duré environ une année et demie.

Un sujet naît à soi au moment où il « prend visage »

Une naissance a lieu quand le sujet qui va naître désire prendre corps :

> « L'enfant, même s'il n'en porte pas le patronyme, est la réponse d'un père au désir d'une mère; mais il n'est pas moins sujet dans son désir à lui de prendre corps (d'homme ou de femme) de l'étreinte de ses géniteurs » (Dolto, 1985, p. 131).

La naissance charnelle – acte d'un sujet dans son désir de prendre corps – n'implique pas pour autant, comme s'il s'agissait d'une conséquence nécessaire, l'acte d'exister comme sujet; exister comme sujet, cela suppose l'entrée dans l'ordre symbolique, la naissance symbolique :

> « [...] les enfants autistes, chez qui le sujet est absent – nous ne savons pas où il est, il est dans tous les azimuts, mais où? personne

---

*. HDR en philosophie, psychologue clinicien. Courriel : pascal.dupond@wanadoo.fr.

> n'en sait rien – ont un corps qui va très bien et n'est jamais malade, parce qu'il est presque entièrement dans les pulsions de mort [en note : "peut-être s'agit-il de celles qui jouxtent l'immédiateté de la jouissance d'être éprouvée lors de la scène primitive conceptionnelle 'sujet-non sujet', hésitant entre prendre chair ou non, sexe masculin ou féminin, être pour qui ?"]. Dès qu'un autiste va mieux, il attrape rhume sur rhume, otite sur otite et toutes les maladies enfantines classiques… » (Dolto, 1985, p. 131).

L'entrée dans l'ordre symbolique s'annonce dans la vulnérabilité d'un corps qui s'expose à la relation.

Ce corps relationnel, vulnérable, c'est le visage. Le sujet existe comme sujet au moment où il devient visage – par et pour un autre visage. Cette relation des visages est « pré-spéculaire » au sens où soi et l'autre, tout en se différenciant déjà, ne sont pas encore séparés : la mère est pour l'enfant « lui-même-l'autre », selon la formule de F. Dolto; par contraste, et Lacan l'a souligné, l'expérience spéculaire est celle d'une séparation, d'une solitude – qui s'éprouve devant le miroir ou lorsque le visage de l'autre devient masque, c'est-à-dire pur miroir.

Le visage apparaît dans la réciprocité de l'expérience de satisfaction

René Roussillon distingue quatre figures du plaisir qui sont quatre composantes de cette expérience :

- le plaisir lié à une décharge de tension dans la sphère de l'auto-conservation;
- le plaisir sexuel lié à la zone érogène;
- le plaisir lié à la réciprocité du plaisir entre mère et enfant :

> « le partage de plaisir, écrit René Roussillon, la réciprocité du plaisir, ce qui ne veut pas dire la symétrie ni la similitude des deux, les deux sont souvent confondus à tort, est une condition *sine qua non* pour que l'affect de plaisir de ce que J. Laplanche a appelé "la situation anthropologique fondamentale" se "compose", c'est-à-dire qu'il soit éprouvé comme tel, qu'il construise des représentations psychiques » (Roussillon & Golse, 2010, p. 45);

c'est donc au niveau de la réciprocité que l'affect de plaisir est éprouvé comme tel et construit des représentations psychiques;

– le plaisir « lié aux aspects énigmatiques du plaisir de la mère » (Roussillon, 2008, p. 115), de la sexualité adulte et du tiers qui s'y annonce.

Parmi ces figures du plaisir, qui sont mutuellement dépendantes, on ne saurait sous-estimer la troisième : la réciprocité fait apparaître à la fois une première forme d'intersubjectivité et une première forme de représentation psychique du plaisir. Elle donne à la vie psychique une première structure où le même « est » l'autre, où l'opposition « est » liaison.

Cette structure est à la fois la toute première forme d'intersubjectivité et l'émergence dans la vie de l'ordre symbolique. L'intersubjectivité et l'ordre symbolique ont pour structure commune d'exiger une opposition qui « lie » ou une liaison qui « oppose », c'est-à-dire une structure dialectique – et c'est cette structure qui permet à un *soi* d'apparaître.

L'autisme peut être compris, sans préjudice d'autres déterminations, comme une difficulté à « prendre visage »

Au sens d'une relation originaire à soi et à l'autre, à l'autre en tant que soi ou à soi en tant que l'autre. F. Dolto le donne à entendre dans l'énoncé suivant :

> « À propos d'identification avec des animaux, j'étais en train de penser à un trait particulier commun entre les enfants autistes et les animaux mammifères. Lorsqu'un animal se blesse un membre ou une partie du corps, il ne la regarde jamais. Les autistes font de même, alors qu'un être humain normal observe la partie blessée de son propre corps et questionne du regard le visage de l'autre, si quelqu'un est près de lui.
> Je pense que c'est la place du visage dans notre corps qui nous permet de nous regarder. Pour l'enfant, le visage de ses parents qui le regardent avec amour est le miroir de son corps en ordre. Avoir mal au visage de ses parents peut entraîner chez un enfant l'entrée dans la schizophrénie. » (Dolto, 1982, p. 210)

Cette difficulté à prendre visage est de grande conséquence au sens où elle prive l'enfant de la clé du symbolique, clé que l'on peut appeler « liaison oppositive » : l'union qui sépare, la séparation qui unit.

Échouant à assumer la liaison oppositive, l'existence autistique s'épuise à neutraliser les opposés

Le rapport de l'enfant autiste au langage peut en donner une illustration. Ce rapport, qui a été parfois présenté sous le nom de « carence énonciative » peut être compris comme une difficulté à prendre en charge le principe de fonctionnement du langage, le principe de la liaison oppositive.

Saussure a montré qu'il y a deux façons de penser la signification : la signification d'un signe est comprise ou bien comme le rapport à ce qu'il désigne, ou bien comme lui venant de sa relation diacritique aux autres signes.

Dans la vie du langage, selon Saussure, les deux vecteurs de la signification se composent : en reprenant la métaphore de la pièce de monnaie, on dirait qu'une pièce de deux euros s'échange contre deux pièces d'un euro aussi bien que contre un croissant; le premier échange nous donne la valeur du signe, le second sa signification ou sa référence.

Mais les deux vecteurs n'en sont pas moins tendanciellement opposés : le signe n'acquiert sa valeur oppositive ou diacritique qu'en se détachant de la chose.

On peut situer les signes sur une échelle. À l'un des pôles de l'échelle, le signe et la chose coïncident et la « valeur » tend à disparaître : dans la pensée magique, l'action sur le signe de la chose est aussi une action sur la chose; pour la foi chrétienne, l'hostie, le vin sont aussi le corps, le sang du Christ.

Le fonctionnement du langage, dans l'autisme, paraît se rapprocher de cette première polarité; il s'agit d'un langage « corporel » dans lequel le signe et la chose sont dans une sorte d'indivision.

L'enfant dont la thérapie a suscité cette étude, en donne un exemple. Cet enfant – appelons le Martial – a présenté dès le premier mois de sa vie un eczéma généralisé qui a ensuite régressé mais sans jamais disparaître. Cet eczéma n'est sans doute pas étranger au tableau autistique. Il a perturbé dès la naissance les échanges tactiles avec la mère; en rendant problématique la prise de l'enfant dans les bras, il a vraisemblablement favorisé le retrait autistique ; mais il *exprime* aussi le retrait autistique : l'enfant oppose à ce qui serait vécu comme une intrusion de l'autre non pas un signifiant (tel qu'un geste de refus ou un « va t'en ») mais la barrière de douleur d'une peau à vif.

La tâche du thérapeute serait donc d'aider l'enfant à séparer le signe et la chose. C'est ce qui a lieu dans la séquence suivante : Martial a découvert une corde à sauter et fait glisser l'une des poignées mobiles d'une extrémité à l'autre ; comme le mouvement est relatif, on peut aussi bien dire que la corde entre d'un côté de la poignée et ressort de l'autre. Je l'associe verbalement aux substances qui entrent et sortent du corps, et Martial, qui n'a pas prononcé dix mots en un an et demi ponctue mon commentaire d'un « caca » bien audible. Le langage surgit lorsque le signe se décolle de la chose.

Cela nous conduit à l'autre pôle de l'échelle, où le signe et la chose se séparent, où le signe est même le meurtre de la chose et n'est plus alors qu'une valeur.

Le jeu avec la bobine est un moment fécond de l'émergence du signifiant en tant que valeur diacritique. Il montre que cette émergence n'exige pas seulement « deux » : deux signifiants opposés (le *fort* et le *da*), mais « trois » : un troisième terme, qui est le mouvement entre ces opposés : « *fort* », ce n'est pas « au loin », mais plutôt le passage du proche au lointain, comme le « *da* » signifie le passage du lointain au proche ; le mouvement doit venir en tiers afin que chacun des opposés se lie assez à l'autre pour s'y opposer. Le sens surgit au moment où, par le mouvement, la présence s'allège d'absence (le lancer de la bobine), comme l'absence se leste de présence (le retour).

L'émergence de ce mouvement qui lie ce qu'il oppose et oppose ce qu'il lie, c'est l'enjeu de la première période (dite « archaïque ») de la vie psychique : il s'agit pour l'enfant de se relier à son objet en s'y « opposant » ou de s'y opposer en s'y reliant : l'objet est ainsi « lui-même-l'autre ».

C'est cette dialectique qui paraît échouer chez l'enfant autiste. Rappelons la position de Tustin selon laquelle il y aurait à la racine de l'autisme une unité fusionnelle qui se renverse en séparation mortelle. On pourrait ajouter aussi bien : une séparation mortelle qui se renverse en relation fusionnelle. Ni l'une ni l'autre n'offrent un lieu où exister : la fusion parce qu'elle est une présence qui s'étouffe de son propre excès, la séparation parce qu'elle est une absence qui s'effondre dans son propre vide (Laznik, 1993, p. 109). C'est pourquoi, faute de choisir l'un et l'autre des opposés (donc aussi le mouvement qui les unit), l'enfant autiste tente la voie de la double exclusion, tente de neutraliser l'opposition.

Le sujet qui neutralise ainsi l'opposition ne peut lui-même exister que dans une sorte d'indécision entre présence et absence, ce que F. Dolto appelle jouissance d'être sujet-non sujet. Rey-Flaud écrit dans le même sens (2008, p. 39) :

> « [...] le refus des émotions manifesté par l'enfant autiste est l'expression de sa peur d'être, selon le destin assigné à tout humain, pris et entraîné dans la dynamique subjective mise en branle par le langage à l'orée de la vie. Cette peur exprime ainsi, au dernier terme, un recul devant la sortie de l'état originel d'indifférence que ces petits êtres s'efforcent de maintenir au quotidien ».

Certains traits du comportement de Martial m'ont conduit à la supposition que l'enfant tentait de neutraliser l'opposition du dedans et du dehors.

Dans les séances, j'y reviendrai, les balancements dans le hamac ont joué un rôle important. Or j'ai souvent constaté la réticence de Martial à s'abandonner à l'espace contenant du hamac : il demandait impérieusement le hamac, mais quand il y était, il avait le plus souvent un pied ou une jambe dehors ou bien la tête ou la moitié du buste ; il se penchait, il laissait traîner la main sur le sol ou bien agrippait le tapis ; il ne parvenait pas à trouver un lâcher prise dans le drap ou à habiter la pesanteur de son corps.

L'enfant ne se tenait d'ailleurs presque jamais au milieu du hamac, il était toujours décalé vers un bord, et si nous le faisions glisser vers le centre, il ne tardait pas à revenir au décalage initial. Il se tenait dans un perpétuel entre-deux : sans être à l'extérieur, il n'était pas non plus vraiment à l'intérieur.

Les difficultés de l'enfant autour de la miction et de la défécation pourraient relever de la même neutralisation des opposés.

À son entrée dans le centre, les soignants voyaient Martial, au moment de la miction, prendre dans la main et serrer compulsivement le pénis et les bourses, comme pour contrôler de façon « physique » un écoulement qu'il ne pouvait contrôler symboliquement en opposant et en reliant le dedans et le dehors. Vers 6 ans, il a commencé à demander à aller aux toilettes en prononçant la série phonématique pipipipi…, d'une durée indéfinie, comme pour nommer un flux qui pourrait ne jamais s'interrompre.

Ce qui est frappant, c'est l'absence du redoublement phonématique (man-man, pa-pa, pi-pi, etc.), qui marque habituellement l'entrée dans la parole.

Ce dédoublement est la trace d'un premier décollement vis-à-vis de l'objet où se marque le passage de la symbiose à la dyade, de l'unité sans différence à l'unité différenciée. F. Dolto en a souligné l'émergence dans les termes suivants :

> « Je crois que justement cette doublure qu'il est de la mère, et cette symbiose suivie de dyade, avec les rythmes préférentiels à deux temps, tout fait de cette époque une époque de rythme à deux temps. Évidemment, cela s'origine dans le cœur et ses battements, mais surtout dans le fait qu'il faut être double, se dédoubler avec déplaisir quand la mère s'en va, se réunifier avec plaisir quand on se retrouve double et se redédoubler tout à coup pour que le symbolique advienne à la notion de sentiment, différent des sensations avec la mère et sans elle […]. C'est l'ensemble de cette métaphorisation des présences d'objets partiels doublés par la présence – absence de la mère qui me semble expliquer la syllabisation double qui va constituer les premiers signifiants entre les enfants et leur nourrice. » (Dolto, 1984, p. 103)

L'apparition d'une répétition indéfinie à la place du dédoublement donne à entendre que « l'objet » ne constitue pas ici un point de butée, un « reflétant » à partir duquel le sujet reviendrait à soi et trouverait ainsi une contenance, une sécurité contre l'angoisse de vidage du corps. C'est donc le jeu primordial et structurant du pareil / pas pareil qui paraît ici en défaut.

Concernant la défécation, les difficultés sont encore plus grandes : jusqu'à plus de 9 ans l'enfant n'a pu s'exonérer qu'à la maison, avec une couche. On peut supposer que la couche, comme une sorte de second « contenant », neutralise le moment du détachement avec l'objet fécal, maintenu par la couche au contact de la peau. En outre, selon la mère, les matières ont été souvent étalées sur les murs. Si la chambre est, comme cela est probable, une projection de l'espace du corps, on voit qu'il s'agit pour l'enfant d'effacer une séparation et le passage dans l'extériorité.

La relation de l'enfant autiste au langage peut être éclairée aussi sous ce jour : la carence, cela a été souvent souligné, frappe, non pas le langage considéré comme code ou système signifiant, mais la parole ou même plus précisément l'adresse, avec ce qu'elle exige de consentement à l'altérité. Pour parler, je dois en effet consentir à un certain détachement vis-à-vis de l'objet vocal, consentir à la prise que l'autre exerce, en le recevant, sur cet objet, et c'est ce consentement à la prise de l'autre qui paraît si difficile chez l'enfant autiste. L'écriture est dans une situation différente : elle neutralise, du moins en partie, l'opposition entre retenir et donner; et c'est pourquoi la médiation de l'écriture peut, chez certains enfants autistes, favoriser l'expression.

Martial a donné de nombreux témoignages de son entente de la parole de l'autre, alors que l'énonciation est très réduite. Et quand elle a lieu, c'est sous le signe du même et non dans une dialectique du même et de l'autre.

Il est ainsi arrivé, quand nous disions en partant : « à tout à l'heure » aux autres enfants, que Martial reprenne la formule en écho. La parole lui venait dans une situation où (comme dans beaucoup d'échanges conventionnels) il suffit de retourner à l'autre sa parole (en écho ou en miroir) pour lui répondre.

C'est la liaison oppositive qui fait défaut.

Le rythme conduit au symbolique par la composition des opposés

Nous pouvons appeler rythme la composition des opposés car le rythme est une séquence où se lient en une trame unique continuité et discontinuité, régularité et variation, présence et absence. Le rythme compose le même et l'autre.

La stéréotypie est le degré zéro du rythme, c'est un rythme fossilisé, prisonnier d'une répétition indéfinie : le même neutralise l'autre, l'invariance la variation.

La thérapie se propose d'établir ou rétablir une composition du même et de l'autre en rétablissant la médiation qui les unit.

La composition du dedans et le dehors

Dans la salle de psychomotricité il y a de nombreuses possibilités de balancement, en particulier avec des dispositifs suspendus, ballon ou hamac. Les séquences de balancement, très fréquentes, ont été l'occasion d'un travail psychique important sur l'opposition du dedans et du dehors.

Le balancement s'accompagnait en effet souvent du renversement du hamac et de l'enfant sur un matelas de mousse. Deux variations de ce scénario se sont présentées et leur intérêt est d'avoir permis à l'enfant de travailler l'opposition.

Au cours d'une séance, Martial entreprend de faire entrer à l'intérieur du hamac le matelas de mousse qui était auparavant le réceptacle de la chute (donc le « signe » du dehors) et il s'allonge alors sur le matelas placé dans le hamac. L'espace contenant se transforme ainsi en une surface quasi plane sur laquelle il s'agit de conserver son équilibre et sa place, malgré les mouvements de balancement plus ou moins désordonnés que nous lui communiquons, avant de choir en douceur *in fine* sur le tapis de sol. L'enfant accepte avec plaisir les deux phases du jeu : l'équilibre instable et la chute, dans une relation animée et heureuse.

Ce jeu s'est réitéré la semaine suivante, sans hamac cette fois, sans autre support que le matelas : nous transportions Martial comme sur un tapis volant et l'enjeu était à nouveau d'y conserver et d'y perdre son assiette. Au lieu de n'être ni dedans ni dehors, l'enfant accepte le dehors, l'ouvert.

Dans l'autre variation, c'est l'inverse : l'enfant accepte le dedans. C'est un jour où, comme souvent, Martial demande à être balancé, mais cette fois, nous modifions le volume contenant, nous rapprochons nos prises et créons ainsi dans le drap une sorte de nacelle qui enveloppe assez étroitement son corps. Martial prolonge alors notre initiative en fermant le drap bord à bord au-dessus de sa tête. Nous agitons la nacelle qui finit par s'effondrer sur le tapis et, en s'ouvrant, fait réapparaître l'enfant.

Cette mise en scène se poursuit la semaine suivante, en prenant un sens un peu différent. Même proposition de nacelle, même fermeture bord à bord ; mais, cette fois, quand Martial rapproche les bords de la nacelle, je mime la respiration du dormeur et Martial se prête au jeu : il ferme les yeux et se cache le visage, puis le redécouvre et ouvre la nacelle comme si était venu le moment du réveil. L'opposition n'est plus neutralisée, elle est reconnue comme telle.

La composition du haut et du bas et le point de retournement

Le travail avec les enfants autistes donne souvent à penser que l'existence autistique cherche son appui dans une accroche en hauteur. La marche sur la pointe des pieds, la contraction musculaire qui l'accompagne, pourraient exprimer le refus du corps d'acquiescer à sa propre pesanteur et d'assurer sa « tenue » par la fermeté de l'assise sur le sol.

C'est comme si l'enfant était sous la menace permanente d'une chute sans fin dans le vide et tentait de s'en protéger non pas par un appel à l'autre mais par un agrippement solitaire à tout ce qui fait « point haut », en soi ou hors de soi.

Il ne parvient pas à composer le haut et le bas. Il n'est donc pas étonnant que la « direction de sens » de l'ascension et de la chute – selon la formule de Binswanger (1930/1971, p. 199 et suiv.) – ait traversé comme une tonalité fondamentale les dix-huit mois de la thérapie. La composition (psychique) de l'ascension et de la chute a été travaillée selon des modalités multiples en séance et hors séance.

En voici un exemple.

À la fin d'une séance, Martial s'assoit sur une chaise, devant la table, et se penche en arrière avec l'intention évidente de tester le point de basculement. Un jeu se propose alors : Martial approche précautionneusement le point de basculement, il le franchit, je retiens la chaise, l'accompagne jusqu'au sol et puis la relève. Il me semble que Martial rencontre et « teste » son angoisse autour du point de basculement, il teste aussi la mienne, celle que me donne l'idée que la chaise bascule sans que je sois là pour la retenir...

Ce qui le mobilise, me semble-t-il, dans ce jeu, je le lui ai dit, c'est ce qu'il ressent d'émotion (la sienne mais aussi la mienne) quand se rapproche de plus en plus le point de basculement avec le brusque passage d'une situation où le corps est maître à une autre où il perd toute maîtrise.

Il s'agit bien de se risquer à une composition des opposés, avec une attention particulière au point de retournement.

Cette attention était tout à fait visible dans les moments où Martial montait à l'échelle des barres fixes puis, parvenu au plus haut, risquait une volte-face pour amorcer ce qui allait devenir une chute – retenue par nos bras. Il donnait toute son attention au déplacement du centre de gravité de son corps qui devait affronter, pour le retournement, la perpendiculaire au plan de la montée. Il y avait ainsi tout un travail sur la troisième dimension de l'espace. Et ce travail se reflétait de façon frappante dans son visage, la « contenance » de son visage, comme si, à la frontière entre maîtrise et abandon, la composition des opposés éveillait une sorte de réflexion. Cette réflexion, je l'ai retrouvée dans certaines séquences de balancement où Martial faisait l'expérience que les choses renvoient par inertie le mouvement qui leur est communiqué; la composition du mouvement « actif » ou volontaire et du mouvement « passif », inertiel, donnait à son ressenti du mouvement une dimension de réflexion dont témoignait son visage.

La composition du même et l'autre et le rapport interrogatif au toucher

Nous sommes dans une séquence de hamac-balancement et, comme d'autres fois, la cothérapeute demande que l'enfant tape dans nos mains comme pour signifier l'accord et situer le balancement dans une tonalité relationnelle, intersubjective. Martial tape alors la main de la cothérapeute mais refuse de taper la mienne. Je ne vois dans le contexte immédiat qu'une seule raison de ce refus : une légère décharge d'électricité statique qui s'était produite un peu avant dans le contact de nos mains.

Une situation voisine s'est présentée à peu près dans le même temps : un certain jour – jour de séance, Martial me demande, dès que j'entre dans la salle, de le faire rebondir sur un gros ballon (il me l'a déjà demandé antérieurement, exclusivement au jour de séance, comme une façon de me dire qu'il sait bien que c'est « son » jour et qu'il l'attend). Sa main s'approche de la mienne, mais hésite comme s'il y avait un danger à s'approcher ou plutôt comme si le toucher de la main de l'autre n'allait plus de soi. Comment l'entendre ?

Il peut s'agir, c'est une première hypothèse, de ce qui a été appelé par Marcelli (1986) le signe du « cube brûlant » : lorsque l'enfant est dans une identification adhésive au monde ambiant, sa main devient, au moment où elle saisit l'objet, une sorte d'organe nouveau et monstrueux, l'objet et la main, collés ensemble, formant une réalité inconnue et effrayante. L'enfant perdrait l'identité de sa main en saisissant l'objet.

Je crois qu'il s'agit ici d'autre chose, que je présenterais comme une relation interrogative au toucher. Martial, me semble-t-il, se dégageant d'une relation instrumentale à la main de l'autre, découvre le paradoxe d'un toucher *intersubjectif* : d'abord, en touchant, je suis touché, l'activité se renverse en passivité ; ensuite le toucher lie ce qu'il sépare et sépare ce qu'il lie ; il exige une composition des opposés.

À la fin, la main de Martial, hésitante, approche puis touche la mienne ; elle prend son temps, elle prend le temps d'éprouver ce qui me paraît être une nouvelle expérience, et une expérience où – je le lis sur son visage – s'annonce un sujet.

Je retrouve une interrogation du toucher, dans une autre modalité, à l'avant dernière séance.

> *Martial passe un long moment dans un grand tunnel transparent. Il ne demande pas cette fois à y être roulé ; il a le dos appuyé sur la surface inférieure du cylindre dont son corps suit la courbure, il appuie ses mains et ses pieds sur la surface interne supérieure du « contenant » et fait ainsi apparaître de l'autre côté, sur la surface externe, des reliefs en mouvement.*

Et je réponds à sa proposition en touchant depuis la face externe et en nommant les doigts qui se déplacent : mes associations à haute voix me conduisent vers ce qui se dessinait de ses mouvements, avant naissance, sur le ventre maternel, vers ce qu'il offrait ainsi à son père de présence vivante, je pense aussi à la migration que tout humain naissant au monde doit entreprendre pour aller de l'intérieur vers l'air libre.

Martial est très présent, rassemblé, concentré, autour de ce toucher subtil de part et d'autre de la paroi avec son contrepoint de parole.

Le toucher accompagne ici ce que j'ai pensé être une interrogation de Martial sur la naissance : la vie en symbiose intra-utérine, l'être-un avec la mère, puis la venue au monde, la séparation, l'interdit du toucher, l'individuation – et la question du père accompagnant le chemin d'individuation.

La composition de la présence et de l'absence

Les séances avec Martial ont eu lieu le plus souvent avec deux thérapeutes. Il est arrivé néanmoins que l'un ou l'autre soit absent, de façon irrégulière et parfois imprévisible. En affrontant l'absence, Martial a donc dû apprendre à composer l'absence et la présence. L'absence a été vécue, en effet, selon plusieurs modalités.

L'absence indifférente

Pendant une période qui s'étend sur la première année de la thérapie, l'absence de l'un ou l'autre des thérapeutes ne suscite aucune réaction *visible*, elle paraît indifférente à l'enfant pour autant que la séance ait son déroulement habituel.

L'absence insoutenable

À l'issue de cette année survient une petite révolution. Un certain jour de séance, Martial apprend que la cothérapeute ne sera pas là. Sur le chemin comme dans la salle, il est triste et comme absent. Quelques minutes après le début, la soignante appelle au téléphone dans la salle et annonce qu'elle peut finalement venir nous rejoindre. Martial l'accueille avec un évident plaisir.

Une quinzaine de jours plus tard, nouvelle absence, mais cette fois Martial n'en est prévenu, comme moi, qu'au moment où nous partons pour la séance.

Cette séance est très difficile, Martial refuse absolument de se déchausser, césure rituelle marquant le début de la séquence, il est comme aimanté par la porte et les fenêtres, surveillant tout ce qui pourrait venir de l'extérieur, sa colère est quasi continue (et se prolongera d'ailleurs après la séance une bonne partie de la journée) ; il refuse sans transiger toutes les activités qui sont habituellement pour lui source de plaisir. Dans d'autres situations, Martial sait trouver la butée faisant contenance pour ce qui le déborde ; cette fois, cela paraît impossible.

Le seul moment d'apaisement est celui où, plusieurs fois de suite, je dessine au tableau un trait à la craie puis l'efface avec le doigt ; cela retient son attention un moment, il esquisse même un sourire, avant que la colère ne reprenne.

Ce qui a eu un effet de contenance, c'est vraisemblablement l'*alternance rythmée entre la trace et l'effacement de la trace, l'inscription d'un signifiant de la présence, suivie de son effacement.*

Sur le moment, je n'ai ni saisi, ni formulé que la trace et son effacement transmutaient symboliquement la disparition en absence et que Martial devenait « sensible » à l'opposition de la présence et de l'absence. J'étais dans une sorte de sidération douloureuse inhibant la pensée. Haag (1986) souligne qu'il est important pour l'enfant en proie à cette crise émotionnelle de ressentir en l'autre une *réception* de son flux émotionnel :

> « […] cette réception par l'autre forme un point de butée qui renforce le sentiment d'enveloppe en train de se constituer. Je réprouve fermement le conseil donné par certains courants cognitivistes préconisant l'indifférence pour obtenir ce qu'ils appellent la réaction d'extinction. On a peu de chance d'avancer vraiment par rapport à la construction de l'enfant, même si l'on peut comprendre qu'une telle attitude soit dérivée du constat que toute tentative trop physiquement "approchante" soit vécue comme persécutoire et fasse redoubler la "crise". Avec la compréhension proposée ici, nous pouvons mieux nous ajuster et traverser ces

> épreuves avec l'enfant ; c'est même un moment fécond, marquant un tournant et s'accompagnant d'une amélioration patente du contact et des échanges ».

Néanmoins cette crise a été le signe d'un grand progrès.

Tustin a écrit au sujet de l'enfant autiste :

> « Ce type d'enfant ne fait jamais l'expérience du manque. Il vit concrètement l'absence d'une autre personne comme si cette absence était un trou susceptible d'être comblé immédiatement par un objet autistique. » (1986, p. 133)

Si tel est le cas, la « crise » de Martial pourrait être un premier pas vers une sortie de l'autisme, elle vient à la place de ce qui aurait été, auparavant, une accentuation des stéréotypies.

Certains soignants, témoins d'une crise qui s'est prolongée longtemps après la séance, se sont demandé s'il fallait maintenir la séance quand l'un des cothérapeutes est absent… La réponse ne fait guère de doute : la variation, même quand elle est, comme ici, contingente, non planifiée, non portée par un projet thérapeutique, a favorisé, à travers la reprise que nous en faisions, un travail psychique que n'aurait pas permis la stricte régularité.

L'absence douloureuse

Lors d'une séance de la fin du printemps où, à mon tour, je suis absent, Martial passe, comme la cothérapeute me le rapporte un peu plus tard, un long temps devant la fenêtre à attendre celui qui ne vient pas, sans entrer dans la séance, si ce n'est vers la fin. D'après ce que je comprends, la disposition de l'enfant est, cette fois, moins de colère que de tristesse ; celui des deux thérapeutes qui est présent n'est plus persécuteur, comme s'il avait sciemment fait disparaître l'autre, il devient le partenaire d'un travail de deuil – dont le résultat est de permettre à la séance, à la fin, d'avoir lieu.

L'absence entrant dans la symbolisation

À l'avant-dernière séance, peu de temps avant mon départ de l'institution, je suis seul avec Martial. J'ai pu l'informer de l'absence de la cothérapeute bien avant le temps de la séance. C'est une séance intense (sous l'horizon de mon proche départ, dont Martial a été informé).

Cette séance, dont j'ai parlé plus haut à propos du toucher dans le cylindre transparent se termine par un jeu symbolique. Martial va chercher dans un placard une sorte de minibus et trois personnages qu'il pose sur un matelas. Il fait rouler le bus, entrer et sortir les personnages.

Il met en scène une histoire, sans parole dont l'enjeu pourrait bien être les retrouvailles du « trois » dans la représentation là où dans la réalité se marque le vide d'une perte, d'une absence. Je le lui dis, dans une parole minimale en respectant ce qui se structure dans le jeu lui-même. C'est ainsi que nous nous sommes dit au revoir.

Conclusion

En travaillant autour de la composition des opposés, la thérapie de Martial a favorisé la mise en place de ce que Dolto a appelé les « castrations symboligènes ».

Elle a sollicité la castration ombilicale, la césure d'une naissance symbolique qui limite la jouissance d'être sujet-non sujet.

Elle a sollicité la castration orale qui limite la jouissance du cri et favorise le tournant du cri à la parole.

Elle a sollicité la castration anale qui limite la jouissance de retenir en soi et initie la division entre le dedans et le dehors.

On peut donc dire que cette thérapie a permis à Martial d'entrer dans la structure dialectique de la relation et dans la réflexivité qui l'accompagne. Et comme le corps prend visage en s'exposant à cette structure dialectique, on peut dire que Martial y a pris peu à peu visage. En témoigne son consentement croissant à rencontrer le visage de l'autre et parfois une joie, dérobée mais visible, qu'une lumière s'allume dans la croisée des regards.

Bibliographie

Binswanger, L. (1971). Le rêve et l'existence. In *Introduction à l'analyse existentielle* (p. 199-225). Trad. J. Verdeaux & R. Kuhn. Paris : Minuit (Publication originale 1930).

Dolto, F. (1984). *L'image inconsciente du corps*. Paris : Seuil.

Dolto, F. (1982). *Séminaire de psychanalyse d'enfants*. T. I. Paris : Seuil.

Dolto, F. (1985). *Séminaire de psychanalyse d'enfants*. T. II. Paris : Seuil.

Haag, G. (1986). Hypothèse sur la structure rythmique du premier contenant. *Gruppo, 2*, 45-54.

Laznik, M. C. (1993). *La clinique de l'autisme*. Paris : Point Hors Ligne.

Marcelli, D. (1986). *Position autistique et naissance de la psychè*. Paris : PUF.

Rey-Flaud, H. (2008). *L'enfant qui s'est arrêté au seuil du langage : comprendre l'autisme*. Paris : Aubier.

Roussillon, R. (2008). *Le jeu et l'entre-je(u)*. Paris : PUF.

Roussillon, R., & Golse, B. (2010). *La naissance de l'objet*. Paris : PUF.

Tustin, F. (1986). *Les états autistiques chez l'enfant*. Paris : Seuil.

Résumé. Prolongeant certaines positions de F. Dolto, cette étude formule l'hypothèse que l'enfant autiste échoue à « prendre visage » en s'inscrivant dans un lien au premier objet où il serait « lui-même l'autre ». Manquant la liaison oppositive, le lien qui sépare, la séparation qui unit, enfermé dans un excès de présence qui se renverse constamment en excès d'absence, il s'épuise à neutraliser les opposés et demeure sur le seuil du symbolique. Cette hypothèse a été mise à l'épreuve dans une thérapie qui a tenté d'apprivoiser la liaison oppositive et de faire surgir du rythme en accompagnant, amplifiant, formulant tout ce qui, dans le dire sans parole de l'enfant, s'essayait à une composition des opposés : le dedans et le dehors, le haut et le bas, le même et l'autre, la présence et l'absence.

Mots-clés. Autisme, visage, sujet, rythme.

Abstract. Extending further the view points of F. Dolto, this study formulates the hypothesis that autistic child fails “taking face” by being linked to the first object where he can be “himself the other one”. Without an opposing connection, the link that separates, the separation that unites, enclosed in an excess of presence that constantly reverses into an excess of absence. He wears himself out by neutralising opposing forces and remains on the edge of symbolism. This hypothesis has been tested in therapy that tries to tame the oppositive connection and make emerge rhythm.

Keywords. Autism, face, self, rythm.

Note filmographique

Acteur ou sujet, réel ou transformé : le bébé au cinéma

Kelly Abramson *

Il y a des sujets naturellement disposés à être filmés : le cinéma, capteur d'images dans le temps, cherche les formes en mouvement, c'est-à-dire les choses qui vont exprimer (une sensation, une idée, un sentiment) par leur matière et l'évolution de cette matière (que celle-ci soit quasi immatérielle comme un nuage, ou très proche comme un geste, la formation d'une expression dans le visage, ou encore presque abstraite comme le son de ce feu qui craque ou le timbre de cette voix). Des choses qui dégagent des idées, de la pensée, mais en second lieu seulement puisque leur expression est d'abord sensorielle (au cinéma pour l'instant, cela passe uniquement par la vue et l'ouïe). Le bébé est un de ces sujets propices au cinéma puisque la compréhension de son comportement, ne pouvant passer par la parole, nécessite de l'observer et de l'écouter dans la durée, c'est-à-dire en étudier les mouvements et les évolutions.

Et pour l'étude à distance (dans une salle de cours ou par les livres), comparée à la parole ou l'écrit, c'est peut-être la plus fine des descriptions. Pourtant, peu de films documentaires sur les bébés ont été réalisés jusqu'à présent.

Il est facile de faire de la vidéo avec une caméra personnelle et de filmer son propre bébé ou celui de son entourage, de la même manière que l'on crée un souvenir ou fait un reportage. Alors pourquoi le cinéma documentaire? Dans les vidéos personnelles, même s'il peut y avoir des moments très « justes », il s'agit en général d'une captation froide, extérieure aux sensations et au temps vécu, et qui ne

*. Cinéaste.

parvient donc pas à retranscrire l'intensité d'une durée. Le documentaire, en revanche, installe un regard, et de ce regard se déduit l'unité du film. Cette idée devient évidente si l'on pense au documentaire *Bébés*, réalisé en 2010 par Thomas Balmès, qui suit l'évolution de quatre bébés issus de quatre cultures différentes : si les différences sont évidentes et surprenantes, ce regard qui fait se rencontrer le vécu de ces bébés si éloignés en fait surgir toutes les ressemblances.

Inversement, le bébé apporte inévitablement une part de documentaire au cinéma puisqu'en tant qu'acteur, son jeu ne peut être que naturel. Il suffit de nous rappeler ce plan de *Sciuscìa* (Vittorio de Sica, 1946) qui s'ouvre sur un bébé à demi-nu qui entre en riant dans une pièce; la caméra le suit, le plan s'élargit et le mêle aux autres acteurs. Pourquoi riait-il vraiment? Comment cette marche a-t-elle été coordonnée avec tant de fluidité avec le panoramique de la caméra? Ce moment de joie réelle, ce moment donc documentaire, s'intègre naturellement à la diégèse fictionnelle du film, c'est-à-dire à l'univers créé par le film.

Le bébé est également très présent dans la fiction mais peut-être là où on ne l'attend pas, puisque nous allons le trouver dans de nombreux films de monstres, êtres qui vont matérialiser les peurs parentales.

Dans *Rosemary's baby* (Roman Polanski, 1968), nous suivons la grossesse du bébé, mais celui-ci n'apparaît jamais à l'écran; de là naît sa présence imaginaire monstrueuse. Le mal-être de Rosemary, et d'ailleurs tout l'environnement du film nourrissent cet imaginaire et font croître un sentiment de solitude renvoyant alors évidemment à la mère, qui malgré tout le soutien de son entourage, est seule face à cet être nouveau. Un être aussi fragile que douloureux, aussi proche qu'absent, aussi fascinant que terrifiant et qui est ici associé à nul autre que le diable (il est en fait le fils du diable, ce dernier incarnant alors les peurs de la sexualité masculine cachée derrière le doux visage du mari). Mais quelle est cette chose qui vit sans être née, qui est un autre mais un bout de moi, qui attaque?

Ce sont les mêmes peurs et questions que soulève la quadrilogie *Alien* (*Alien*, Ridley Scott, 1979; *Aliens*, James Cameron, 1986;

Alien 3, David Fincher, 1992 ; *Alien, la résurrection*, Jean-Pierre Jeunet, 1997). Seulement là elles sont exprimées de manière beaucoup plus directe et concrète : une sorte d'œuf s'accroche à la tête de sa victime humaine afin d'y inséminer l'« alien » ; il se développe en lui et « naît » par le chemin le plus court, simplement en déchirant la peau du ventre, tuant en même temps son porteur. Cette fois il s'agit de matière, de visuel et de direct, pas de suggestion et de constant questionnement comme dans le film de Polanski. C'est un chemin opposé, tout aussi subtil. Une autre différence est qu'ici, puisque l'« alien » se développe aussi bien dans le corps d'une femme que dans celui d'un homme, on considère le père autant que la mère emprunt aux angoisses de la maternité.

Le premier épisode, en quelque sorte, pose le problème : on découvre l'« alien », monstre qui naît en prenant possession d'un corps humain, avant de le détruire. Dans le deuxième épisode, l'héroïne sauve une petite orpheline et alors que naît une relation mère-fille, on rencontre en parallèle la reine-mère des « aliens », et avec elle tout un système reproductif (voire affectif) fascinant. Dans le troisième épisode, c'est notre héroïne qui devient porteuse d'un « alien » et qui doit le protéger. Le dernier épisode inverse les rôles, puisque c'est un « alien » qui donne naissance à un monstre mi-« alien », mi-humain, occasion d'ailleurs de révéler des êtres doués de sentiments. Occasion également de s'interroger sur la différence entre génétique et parenté : à travers un « alien », dont la naissance a été planifiée et observée scientifiquement, qui détruit sa mère, à travers une femme génétiquement reconstituée, ou encore un robot dégoûté de ses propres circuits électriques.

C'est une question qui tourmente aussi évidemment la créature de *Frankenstein*. Et des diverses adaptations (nous retiendrons celle de James Whale en 1931 et celle de Kenneth Branagh de 1995), l'idée qui demeure est celle d'un corps nouveau qui encombre le monde, du moins en a le sentiment (d'où le potentiel cinématographique que beaucoup ont vu dans le récit de Mary Shelley). Car il s'agit bien du point de vue de la créature, conté à travers l'histoire de son créateur (qui d'ailleurs semble à la fois la porte d'accès à la subjectivité du monstre en même temps que sa barrière infranchissable). Alors peut-être cette subjectivité, et donc cette identification à ce nouveau-né, rappelle-t-elle cette manière des parents de se débarrasser de leur peur de/pour leur enfant en lui accordant à lui aussi ses propres peurs.

Batman : le défi de Tim Burton (1992) introduit le personnage du « Pingouin » d'une manière classique, sauf peut-être pour un monstre : la naissance. Plus que comprendre comment le personnage est devenu ce qu'il est, ce qui importe est de savoir pourquoi, et à cause de qui. Les parents sont évidemment les accusés, et après les airs de dégoût des géniteurs devant le nouveau-né, le générique, au fond duquel le berceau glisse sur une rivière dont le chemin tortueux est aussi long que seront grandes les conséquences du rejet de l'enfant, n'en est que plus tragique.

Réflexion semblable dans *L'Étrange Histoire de Benjamin Button* de David Fincher (2008) puisque le bébé « vieux », à l'apparence monstrueuse, est immédiatement abandonné.

David est aussi un enfant abandonné par ses parents, en particulier par sa mère : il est le premier modèle de robot-enfant doué de sentiments dans *A.I.* (2001), douloureux film d'anticipation de Steven Spielberg, où les « mécas » cohabitent avec les humains. Et quelle belle trouvaille qu'un enfant-robot, c'est-à-dire un être doué de parole et d'intelligence, mais aussi novice de la vie et des émotions qu'un bébé. David, « méca » programmé pour recevoir de l'amour, rencontre Gigolo Joe, programmé pour en donner, et l'étrange binôme part à la recherche de la fée de *Pinocchio*. Seulement, au cours du voyage, David se transforme de lui-même en un vrai petit garçon en prenant conscience qu'il n'est pas unique ; il n'est pas lié à sa mère par un fil incassable mais un parmi d'autres semblables. Cette prise de conscience n'est pourtant que la prise de conscience de lui-même. Ou comment donner la parole au stade du miroir.

Si le bébé est peu présent dans le cinéma documentaire, probablement en raison des difficultés d'exposer un discours psychanalytique au travers de « simples » prises de vues (d'autant plus qu'il est rare de trouver un réalisateur / auteur et un psychanalyste en une seule personne), les questions à son sujet sont pourtant riches dans la fiction, celle-ci pouvant habilement combiner les points de vue des parents, du bébé, ainsi que du professionnel, parfois sans que l'on s'en doute au premier abord.

Instructions aux auteurs

Les *Cahiers de l'Infantile* sont ouverts aux praticiens et aux chercheurs des psychologies, de la psychanalyse, de l'anthropologie et de l'histoire des sciences humaines, dans les champs de l'enfance et de l'adolescence, de l'infantile et du juvénile.

La revue est thématique. Chaque parution comporte, en plus, une partie de textes originaux hors thématique (*varia*), une partie faisant le point sur l'actualité des recherches en psychologie, et enfin une partie consacrée aux notes de lecture d'ouvrages. Le comité de rédaction invite les lecteurs à réagir aux numéros publiés et à proposer des manuscrits, thématiques ou hors thématiques.

Les manuscrits sont soumis de manière anonyme à deux lecteurs appartenant au comité scientifique. La décision de publier ou non un manuscrit appartient au comité de rédaction. Des modifications ou corrections peuvent être proposées aux auteurs. Le manuscrit corrigé sera alors soumis à une seconde lecture. Les manuscrits sont à adresser en envoi électronique et en envoi papier (trois exemplaires) à :

Marie-Claude Fourment-Aptekman
Directrice de rédaction des *Cahiers de l'Infantile*
25 Villa Daviel - 75013 Paris
Courriel : marie-claude.fourment@wanadoo.fr

Présentation des articles

Ils seront présentés sous forme dactylographiée au moyen d'un traitement de texte format d'échange RTF, police Times New Roman 11 points. Le nombre maximal de caractères est de 30 000. Les articles originaux présentés doivent être suivis de deux résumés de cinq lignes chacun, un en français et un en anglais (*abstract*), suivis d'une liste de trois à cinq mots-clés, traduits également en anglais (*keywords*).

Les titres des auteurs ainsi que leur adresse institutionnelle (ou privée) seront également précisés. Le manuscrit devra comporter un titre, lequel pourra être révisé par le comité de rédaction, en accord avec l'auteur. Éviter les notes de bas de pages. Les notes de lecture doivent se limiter à trois pages.

Bibliographie

Les renvois à la bibliographie dans le texte seront indiqués entre parenthèses par le nom de l'auteur suivi de l'année de publication. Toutes les références bibliographiques citées, et celles-là seulement, devront être présentées à la fin du manuscrit.

La bibliographie sera rédigée selon les normes de l'APA (American Psychological Association).

La référence d'un ouvrage devra comporter, dans l'ordre : nom de l'auteur en minuscules, virgule, initiale du prénom, point, année de l'édition consultée entre parenthèses, point, titre de l'ouvrage en italique, point, lieu de l'édition, deux points, éditeur, point. La collection ne sera pas indiquée.

Exemple : Leclerc, G. (1979). *L'observation de l'homme.* Paris : Le Seuil.

La référence d'un article devra comporter, dans l'ordre : nom de l'auteur en minuscules, virgule, initiale du prénom, point, année de l'édition consultée entre parenthèses, point, titre de l'article, point, nom de la revue en italique, virgule, tome et/ou numéro du fascicule en italique, virgule, première et dernière pages de l'article séparées par un tiret, puis un point.

Exemple : Netchine, S. (1970). Sur les notions d'enfance et de changement dans le débat entre rationalistes et empiristes. *Enfance, 3-5,* 303-324.

La référence d'un chapitre dans un ouvrage collectif devra comporter, dans l'ordre : nom de l'auteur du chapitre en minuscules, virgule, initiale du prénom, point, année de l'édition consultée entre parenthèses, point, titre du chapitre, suivi de la mention « In », puis initiale du prénom, point, nom en minuscules (de l'auteur ou des auteurs), suivi de la mention « (Ed.) » ou « (Eds.) », virgule, titre de l'ouvrage en italique, virgule, tome en italique, première et dernière pages du chapitre, séparées par un trait d'union, le tout entre parenthèses, point, lieu d'édition, deux points, éditeur, point.

Exemple : Harnish, R. M. (1975). Logical forme and implicature. In T. G. Bever, J. J. Katz & C. T. Langer (Eds.), *An Integrated Theory of Linguistic Ability* (p. 315-320). New York : Crowell.

Les titres des ouvrages et des revues citées apparaîtront en italique, les titres d'articles et de chapitres en romain (police normale). Ils ne prendront de majuscule qu'au premier terme. S'il y a plusieurs auteurs, les noms des deux derniers seront séparés par une esperluette (&).

Tout article accepté ne peut faire l'objet d'une publication sur un autre support sans l'accord préalable du comité de rédaction. Les auteurs disposent de huit jours pour la relecture des épreuves. Au-delà de ce délai, l'article sera considéré comme bon à publier. Les manuscrits, acceptés ou non, ne sont pas restitués.

Cahiers de l'Infantile

Numéros parus

Numéro 1 (2002) : **L'enfant et la transmission culturelle**

Auteurs : Janine Altounian, Michelle Cadoret, Ana Maria da Costa, Olivier Douville, Marie-Claude Fourment-Aptekman, Leandro de Lajonquière, Philippe Lévy, Jean-Charles Nayebi, Maria Cristina Poli-Felippi, Monique Schneider.

Notes de lecture sous la direction de Éric Bidaud.

Numéro 2 (2003) : **Le lien fraternel**

Auteurs : Éric Bidaud, Joël Birman, Leslie Conquy, Patrick De Neuter, Olivier Douville, Leda Mariza Fischer Bernardino, Maria Cristina Kupfer, Rosa Maria Marini Mariotto, Jean-Jacques Rassial, Ouriel Rosenblum, Yann Tostain.

Notes de lecture sous la direction de Éric Bidaud.

Numéro 3 (2004) : **L'enfant, l'animal et le primitif**

Auteurs : Claude Baudoin, Patrice Bidou, Élisabeth Chapuis-Ménard, Bertrand Deputte, Marie-Claude Fourment, Émile Jalley, Pierre Jaisson, Pascal-Henri Keller, Philippe Lévy.

Notes de lecture sous la direction de Éric Bidaud.

Numéro 4 (2005) : **Visages**

Auteurs : Claude Baudouin, Jean-Yves Baudouin, Samia Benouniche, Éric Bidaud, Bertrand Deputte, Olivier Douville, Anne-Marie Drouin-Hans, Karine Durand, Mathieu Gallay, Marion Hacquin, Marie-Christine Laznik, David Le Breton, Pascal Le Maléfan, Olga Luna, Céline Masson, Olivier Ouvry, Gérard Pommier.

Notes de lecture sous la direction de Éric Bidaud.

Numéro 5 (2006) : **Langue(s) maternelle(s)**

Auteurs : Éric Bidaud, Anne Bourgain, Magali Chétrit, Abram Coen, Aminata Diop-Ben Geloune, Olivier Douville, Mario Fleig,

Brigitte Haie, Marc Hatzfeld, Max Kohn, Stéphanie Mousset, Clotilde Perrève, Odile Reveyrand-Coulon, Max Zins.

Notes de lecture sous la direction de Éric Bidaud.

Numéro 6 (2007) : **L'adolescente**

Auteurs : Julien Bancilhon, Michèle Benhaïm, Éric Bidaud, Anne Bourgain, Steve Bueno, Élisabeth Chapuis, Jean-François Chiantaretto, Anna Costa, Laurence Croix, Olivier Douville, Marie-Claude Fourment-Aptekman, Philippe Gutton, Brigitte Haie, Marc Hatzfeld, Marie Rose Moro, Maria Cristina Poli, Jean-Jacques Rassial, Arnaud Tellier.

Notes de lecture sous la direction de Éric Bidaud.

Numéro 7 (2008) : **Langages**

Auteurs : Irit Abramson, Robert Calvora, Stéphanie Ducrot, Céline Dugua, Ronara Ferreira, Dominique Fresneau, Michel Hoen, Charlotte Marcilhacy, Fanny Meunier, Mathilde Muneaux, Fabrice Robichon, Alix Seigneuric, Elsa Spinelli, Cosimo Trono, Jacques Vargioni.

Notes de lecture sous la direction de Éric Bidaud.

Numéro 8 (2012) : **Cliniques et écritures**

Auteurs : Patricia Attigui, Prunelle Aziosmanoff, Éric Bidaud, Catherine Bon, Anne Bourgain, Jean-François Chiantaretto, Louise Grenier, Marie Jejcic, Leandro de Lajonquière, Vladimir Marinov, Marie-Christine Pheulpin, Jean-Pierre Pinel, Abderrahmane Si Moussi, Julia Soares.

Notes de lecture sous la direction de Éric Bidaud.

L'HARMATTAN ITALIA
Via Degli Artisti 15; 10124 Torino

L'HARMATTAN HONGRIE
Könyvesbolt ; Kossuth L. u. 14-16
1053 Budapest

L'HARMATTAN KINSHASA
185, avenue Nyangwe
Commune de Lingwala
Kinshasa, R.D. Congo
(00243) 998697603 ou (00243) 999229662

L'HARMATTAN CONGO
67, av. E. P. Lumumba
Bât. – Congo Pharmacie (Bib. Nat.)
BP2874 Brazzaville
harmattan.congo@yahoo.fr

L'HARMATTAN GUINÉE
Almamya Rue KA 028, en face du restaurant Le Cèdre
OKB agency BP 3470 Conakry
(00224) 60 20 85 08
harmattanguinee@yahoo.fr

L'HARMATTAN CAMEROUN
BP 11486
Face à la SNI, immeuble Don Bosco
Yaoundé
(00237) 99 76 61 66
harmattancam@yahoo.fr

L'HARMATTAN CÔTE D'IVOIRE
Résidence Karl / cité des arts
Abidjan-Cocody 03 BP 1588 Abidjan 03
(00225) 05 77 87 31
etien_nda@yahoo.fr

L'HARMATTAN MAURITANIE
Espace El Kettab du livre francophone
N° 472 avenue du Palais des Congrès
BP 316 Nouakchott
(00222) 63 25 980

L'HARMATTAN SÉNÉGAL
10 VDN en face Mermoz, après le pont de Fann
BP 45034 Dakar Fann
33 825 98 58 / 33 860 9858
senharmattan@gmail.com / senlibraire@gmail.com
www.harmattansenegal.com

L'HARMATTAN BÉNIN
ISOR-BENIN
01 BP 359 COTONOU-RP
Quartier Gbèdjromèdé,
Rue Agbélenco, Lot 1247 I
Tél : 00 229 21 32 53 79
christian_dablaka123@yahoo.fr

Achevé d'imprimer par Corlet Numérique - 14110 Condé-sur-Noireau
N° d'Imprimeur : 111458 - Dépôt légal : septembre 2014 - *Imprimé en France*

www.ingramcontent.com/pod-product-compliance
Lightning Source LLC
LaVergne TN
LVHW011308061026
849535LV00005B/1457
9782343043296